So werden Kinder natürlich gesund

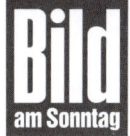

RUTH JAHN

SO WERDEN KINDER NATÜRLICH GESUND

**Kinderkrankheiten sanft
und wirksam behandeln**

Ein BILD am SONNTAG-Ratgeber – kompetent, umfassend, topaktuell

Die Autorin

Ruth Jahn (*1963), ist Umweltnaturwissenschaftlerin, freie Journalistin mit den Spezialgebieten Medizin/Gesundheit und Autorin des BILD am SONNTAG-Ratgebers „Natürlich gesund mit Hausmitteln". Sie lebt mit Mann und Tochter in Bern (Schweiz).

Ratgeber Edition der BILD am SONNTAG
1. Auflage 2013
© 2013 Axel Springer Schweiz AG
Titel der in der Beobachter-Edition erschienenen Originalausgabe: Kinder sanft und natürlich heilen
© 2008 Axel Springer Schweiz AG
Alle Rechte vorbehalten

Redaktion der BILD am SONNTAG Ratgeber Edition:
Stephanie Quandt
Lektorat: Christine Klingler Lüthi
Umschlaggestaltung: Wunderhaus
Foto Umschlag: gettyimages
Fotos Inhalt: Julian Salinas
Illustrationen: Daniel Röttele
Typografie: Bruno Bolliger
Druck und Weiterverarbeitung: CPI Books GmbH, Ulm

ISBN 978-3-906185-05-7

Autorin und Verlag danken:

Dr. med. Gian Bischoff, Facharzt für Kinder- und Jugendmedizin FMH, Zürich; Elfi Seiler, Drogistin und Geschäftsleitungsmitglied der St. Peter-Apotheke Zürich; Christoph Müller, Erste-Hilfe-Experte vom Deutschen Roten Kreuz; Dr. med. Arnold Bächler, Facharzt für Kinder- und Jugendmedizin FMH, St. Gallen; Max Bandle, Apotheker, St. Peter-Apotheke Zürich; Professor Dr. med. Christian P. Braegger, Kinderarzt und Leiter Gastroenterologie und Ernährung, Kinderspital Zürich; Bärbel Georgii, Hebamme, Grenzach-Wyhlen (D); Fritz P. Günther, Diplom-Psychologe, Beratungsstelle für Eltern, Kinder und Jugendliche, Lörrach (D); Dr. med. Gudrun Jäger, Oberärztin Intensivstation/Neonatologie Kinderspital St. Gallen; Manuela Meyer-Mäder, Schweizerischer Verband der Mütterberaterinnen; Noëlle Müller-Tscherrig, Kinderärzte Schweiz Zürich; Donatella William, Ernährungsberaterin, Kinderspital Zürich

Die im Ratgeber gemachten Angaben entsprechen dem aktuellen Wissensstand in Medizin und Naturheilkunde. Indikation, Dosierung, Anwendungen und Nebenwirkungen von Arzneien und Hausmitteln können sich verändern. Erkundigen Sie sich bei einer Fachperson (Arzt, Apotheker).

Inhaltsverzeichnis

	Vorwort	11
1	**Was gesunde Kinder brauchen**	**12**
1.1	Sanfte Selbsthilfe	14
	Training für den kleinen Organismus	14
	Bewährte Naturmedizin	15
	Heilen mit Bedacht	16
	Wehwehchen oder ernste Krankheit?	17
	Wie Sie dieses Buch benutzen	18
1.2	Gesund werden	22
	Zuwendung ist die beste Medizin	22
	Ruheinseln für kleine Patienten	22
	Baby, Kleinkind, Schulkind: das hilft	25
	Gesundzwerge	**28**
1.3	Gesund bleiben	32
	Vorbeugen ist besser als heilen	32
	Gesunde Ernährung – von Anfang an	34
	Gesunde Zähne	38
	Purzelbaum ins Leben	39
	Dem Rücken Sorge tragen	41
	Die Abwehr stärken	44
	Impfen: Ja oder nein?	46
	Beim Kinderarzt	**52**
2	**Naturmedizin kinderleicht**	**56**
2.1	Kneipp für Kinder	58
	Inhalieren	58
	Gurgeln	60
	Dusche für die Nase	61

	Warme Bäder	61
	Ansteigende Bäder	63
	Wechselwarmes Fußbad	64
	Kaltes Armbad	65
	Mit Kindern in die Sauna	66
	Darmeinlauf	66
2.2	**Kleines Wickel-Einmaleins**	**68**
	Kalte Wickel	70
	Wadenwickel und Zitronensocken	72
	Warme Wickel	72
2.3	**Heilkräuter für Kinder**	**76**
	Gesundheit aus der Teetasse	76
	Tee für Wickel, Waschungen und Bäder	78
	Tinkturen und ätherische Öle	78
	Mitmach-Medizin	**80**
2.4	**Homöopathie**	**84**
	Individuell und beliebt	84
	Eine kleine, feine Auswahl	86
	Homöopathie richtig anwenden	86
2.5	**Anthroposophische Medizin**	**88**
	Wirksam auf vier Ebenen	88
	Gar nicht so versteinert	89
	Anthroposophische Medizin richtig anwenden	90
2.6	**Spagyrik**	**92**
	Alchemie im Spray	92
	Spagyrik richtig anwenden	93
2.7	**Entspannung kinderleicht**	**96**
	Ruhen, atmen, träumen	96
	Autogenes Training	98
	Progressive Muskelrelaxation	99
	Yoga	100
	Schlafen lernen	**102**

2.8	**Massagen**	**104**
	Streicheln verbindet	104
	So genießt Ihr Kind die Massage	104

3 Was fehlt meinem Baby? 108

3.1	Wann mit dem Baby zum Arzt?	110
3.2	Babys Beschwerden von A–Z	112
	Bronchiolitis	112
	Dreimonatskoliken	113
	Gelbsucht	118
	Hautprobleme beim Neugeborenen	120
	Milchschorf (Säuglings-Ekzem)	121
	Nabelpflege	122
	Spucken	123
	Windeldermatitis, Mundsoor	125
	Zahnen	128

4 Was fehlt meinem Kind? 132

4.1	Wann mit dem Kind zum Arzt?	136
4.2	Allergien	138
	Hausstaubmilben-Allergie	138
	Heuschnupfen	141
	Insektengift-Allergie	145
	Kontaktallergie	146
	Nahrungsmittel-Allergie	148
	Neurodermitis	150
	Für das Baby	*155*
	Tierhaarallergie	156
	Allergien	**158**
4.3	Atemwege	162
	Asthma	162
	Bronchitis	167

	Husten	170
	Für das Baby	*173*
	Pseudokrupp	174
4.4	**Augen, Mund**	**176**
	Aphthen	176
	Bindehautentzündung	178
	Für das Baby	*180*
	Fieberblasen (Lippenherpes)	181
	Gerstenkorn	183
4.5	**Gelenke, Muskeln**	**186**
	Gelenk- und Muskelschmerzen	186
	Muskelkater	188
	Sehnenscheiden-Entzündung	190
4.6	**Hals, Nase, Ohren**	**192**
	Hals- oder Mandelentzündung	192
	Heiserkeit	196
	Nasenbluten	197
	Nasennebenhöhlen-Entzündung	198
	Mittelohrentzündung	201
	Schnupfen	205
	Für das Baby	*207*
	Heilsames Fieber	**210**
	Für das Baby	*213*
4.7	**Harnwege**	**214**
	Bettnässen, Einnässen	214
	Blasenentzündung	217
4.8	**Haut**	**220**
	Akne	220
	Fußpilz	223
	Insektenstiche	225
	Kopfläuse	227
	Nagelbett-Entzündung	230

	Sonnenbrand	231
	Warzen	234
	Zeckenstich	236
	Kinderhaut	**240**

4.9 Psychische und psychosomatische Beschwerden — 244

	Kranke Kinderseele	244
	ADHS, ADS	244
	Angst, Prüfungsangst	247
	Depressive Verstimmung	251
	Kopfschmerzen, Migräne	255
	Schlafstörungen	259
	Für das Baby	*262*

4.10 Verdauungstrakt — 264

	Blähungen	264
	Für das Baby	*266*
	Durchfall, Brechdurchfall	267
	Für das Baby	*269*
	Erbrechen	271
	Für das Baby	*274*
	Verstopfung	274
	Für das Baby	*277*
	Krankenkost	**278**

5 Klassische Kinderkrankheiten — 282

5.1 Kinderkrankheiten von A–Z — 284

	Dreitagefieber	284
	Hand-Fuß-Mund-Krankheit	286
	Keuchhusten	288
	Masern	290
	Mumps	292
	Mundfäule (Herpes)	294
	Pfeiffersches Drüsenfieber	295
	Ringelröteln	297

Röteln	299
Scharlach	301
Windpocken	302
Für das Baby	*304*
Trinken ist wichtig	**306**
Für das Baby	*309*

6 Unfälle und Erste Hilfe 310

Erste Hilfe 312

6.1 Unfälle von A–Z 318

Gehirnerschütterung	318
Für das Baby	*319*
Prellungen	320
Verbrennungen	321
Vergiftungen	323
Verschlucken von Fremdkörpern	324
Verstauchungen	327
Wunden, Schürfungen, Splitter	328
Zahnverletzungen	331
Unfälle verhüten	**334**

Checkliste: Ihre Hausapotheke 338

Homöopathische Kinderapotheke 341

Anhang 343

Liste der erwähnten Heilpflanzen	344
Adressen und Links	352
Literatur	353
Stichwortverzeichnis	355

Vorwort

Dieses Buch ist ein nützliches Nachschlagewerk für den Familienhaushalt. Gut verständlich werden Krankheiten und Symptome sowie heilende Maßnahmen aus verschiedenen Blickwinkeln erklärt. Auch Warnzeichen, die zu einem Arztbesuch führen müssen, werden übersichtlich aufgelistet.

Wir alle hoffen und geben unser Bestes dafür, dass Kinder gesund, fröhlich und unbeschwert in einer Umgebung aufwachsen können, die für sie optimal ist. Trotzdem bleibt vieles unvorhersehbar. Krankheiten und Unfälle gehören zum Aufwachsen und stellen Kinder und Eltern immer wieder vor schwierige Herausforderungen. Was muss und kann ich als Mutter oder Vater tun? Wann handelt es sich um einen Notfall?

Im Zweifel wenden Sie sich an Ihren Kinder- oder Hausarzt. Je mehr Erfahrung Sie mit Kindern haben, desto weniger werden Sie auf ärztlichen Rat angewiesen sein. Dieser Ratgeber wird es Ihnen leichter machen, die richtigen Entscheidungen zu treffen. Die häufigsten Fragen im Zusammenhang mit Krankheiten und Unfällen werden erörtert und die verschiedenen Heilmethoden samt ihrer praktischen Anwendung beschrieben. Mit Ihrer Geduld und liebevollen Zuwendung wird es den Kindern meistens gelingen, aus eigener Kraft wieder gesund zu werden. Falls trotzdem keine schnelle Besserung eintritt, muss das Kind vom Arzt untersucht werden.

Kinderärzte sind Spezialisten für alle Gesundheitsfragen von der Geburt bis zum Ende der Pubertät. Ein wichtiger Bestandteil ihrer Arbeit sind neben Diagnostik und Therapie auch die Vorsorgeuntersuchungen zur Krankheits- und Unfallprophylaxe und zur Beurteilung von Wachstum und Entwicklung. Es ist unser Anliegen, Eltern möglichst viel Kompetenz in der Beurteilung ihrer Kinder zu vermitteln. Das vorliegende Buch ist dabei eine große Hilfe.

Dr. Rolf Temperli
Kinderarzt, März 2013

1. WAS GESUNDE KINDER BRAUCHEN

Ihrem kranken Kind helfen Sie am besten mit einer Extraportion Zuwendung und sanfter Naturmedizin. Was Sie bei der Selbsthilfe beachten müssen und wie Sie Ihr Kind vorbeugend unterstützen, damit es gesund bleibt, erfahren Sie in diesem Kapitel.

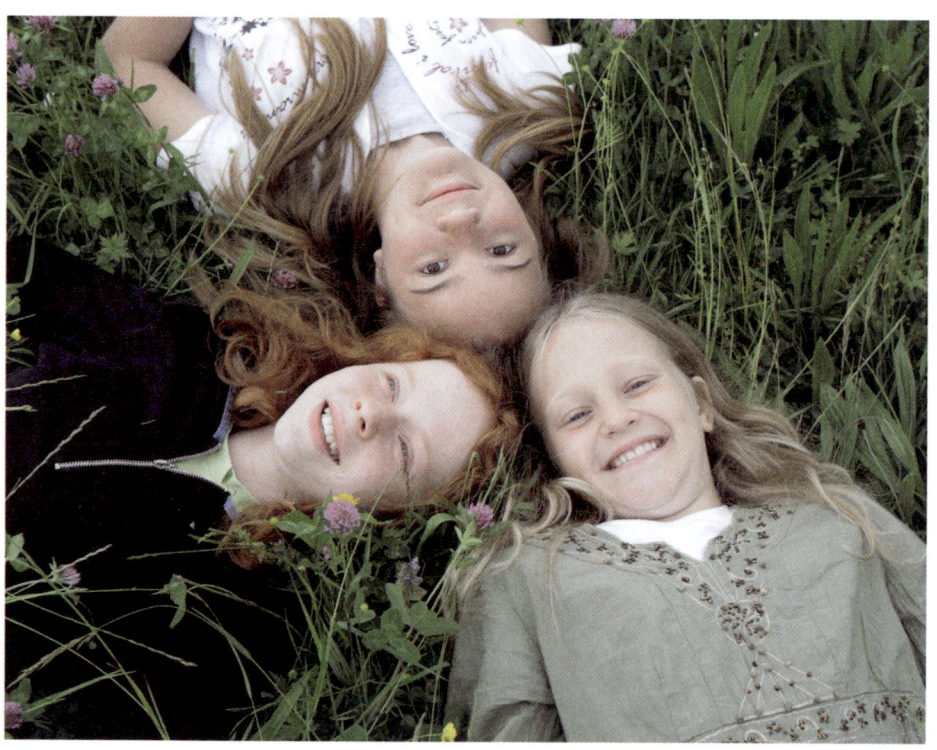

1.1 Sanfte Selbsthilfe — 14
Training für den kleinen Organismus — 14
Bewährte Naturmedizin — 15
Heilen mit Bedacht — 16
Wehwehchen oder ernste Krankheit? — 17
Wie Sie dieses Buch benutzen — 18

1.2 Gesund werden — 22
Zuwendung ist die beste Medizin — 22
Ruheinseln für kleine Patienten — 22
Baby, Kleinkind, Schulkind: das hilft — 25
Gesundzwerge — **28**

1.3 Gesund bleiben — 32
Vorbeugen ist besser als heilen — 32
Gesunde Ernährung – von Anfang an — 34
Gesunde Zähne — 38
Purzelbaum ins Leben — 39
Dem Rücken Sorge tragen — 41
Die Abwehr stärken — 44
Impfen: Ja oder nein? — 46
Beim Kinderarzt — **52**

1. WAS GESUNDE KINDER BRAUCHEN

1.1 Sanfte Selbsthilfe

Ob Babys Nase läuft, das Kleinkind mit einer Magen-Darm-Grippe im Bett liegt oder das Schulkind ein verstauchtes Bein hat – Krankheiten gehören zum Kindsein, sind sozusagen Teil der Entwicklung. Sie können aber den Alltag der Familie mächtig durcheinanderbringen: Die Betreuung des kleinen Patienten muss organisiert werden, Freizeitpläne verschoben, Besorgungen delegiert werden. Oft leidet nicht nur das kranke Kind, sondern auch die Eltern – weil sie sich um die Gesundheit ihres Sprösslings sorgen. Und sind Geschwister da, müssen sie sich mit ihren Wünschen, Sorgen und Nöten manchmal etwas gedulden.

Training für den kleinen Organismus

Ein Trost: Mit den Jahren wird Ihr Kind immer seltener eine Rotznase haben, dann hat es die meisten Kinderkrankheiten hinter sich gebracht. Denn der kindliche Organismus lernt und reift bei der Bekanntschaft mit Viren, Bakterien und Parasiten: Erreger, die das kindliche Abwehrsystem einmal kennen gelernt hat, kann es später im Leben schneller und besser bekämpfen. Das heißt nicht, dass man Kinder bewusst Infektionserregern aussetzen sollte. Aber der Gedanke, dass das Kranksein nicht nur negative Seiten hat, kann tröstlich sein. Manche Eltern erleben sogar, dass ihr Kind nach durchgestandener Krankheit einen Entwicklungsschub macht.

Sicher ist: Wenn die Kräfte, der Appetit und die Lust am Spielen langsam zurückkehren, ist das Leiden schnell vergessen. Ihr Kind ist um eine – oft auch gute – Erfahrung reicher. Und vielleicht ist in ihm mit dem Krankwerden und wieder Gesunden eine innere Sicherheit gewachsen, mit Schwierigkeiten im Leben umgehen zu können.

Eine Zeit der Nähe

Die meisten Eltern nehmen sich extra viel Zeit für ihr krankes Kind. Mehr als sonst stellen sie sich auf seine Bedürfnisse und Wünsche ein. So sind die Tage, in denen

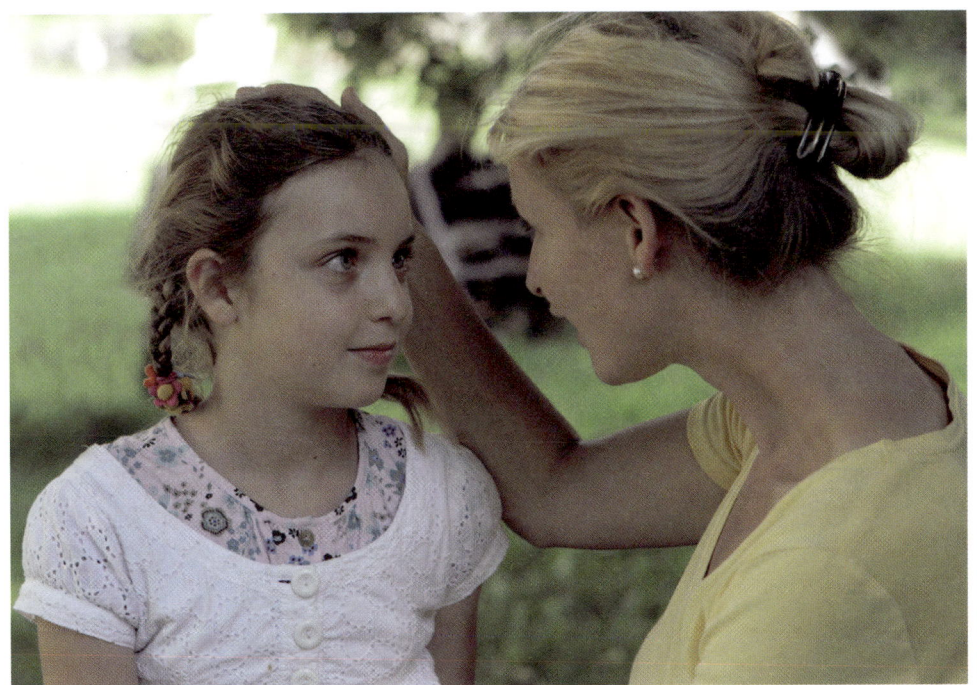

Mama so viel am Bettrand sitzt und Papa das Lieblingsessen für das Kind kocht, auch eine ganz besondere Zeit, in der sich Eltern und Kind näher sind als sonst. Und in der Kinder wie auch Erwachsene vielleicht sogar wieder Kraft tanken können für den Alltag.

Bewährte Naturmedizin

Naturmedizin und Hausmittel hatten in den ländlich geprägten Gebieten Deutschlands schon immer einen großen Stellenwert. Auch heute wollen viele Eltern ihr Kind in kranken Tagen möglichst natürlich heilen. Oder sie beugen noch in gesunden Tagen mit sanften Mitteln vor. Denn sie möchten sich um die Gesundheit ihres Kindes auf ganzheitliche Art und Weise kümmern – und möglichst ohne Nebenwirkungen.

Dabei bekommen Sie auch Unterstützung von medizinischer Seite: Viele Kinder- und Hausärzte hierzulande ermuntern Mütter und Väter zum Ausprobieren von Zwiebelwickel und Hustentee oder empfehlen ihren kleinen Patienten Kneippsche Bäder zur Stärkung der Abwehr. So manches Kräuterrezept oder Hausmittel der Großmutter, das schon fast vergessen war, wird so zu neuem Leben erweckt. Außerdem bieten immer mehr Mediziner – in Ergänzung zur Schulmedizin – sogenannte komplementäre Methoden an: also Heilmethoden wie Homöopathie, anthroposophische oder pflanzliche Medizin.

Hohe Erwartungen

Eine Studie der Universität Bern (Schweiz) zeigt: Vor allem Krankheiten bei Babys und kleineren Kindern, Hautkrankheiten wie Neurodermitis, diverse chronische und nicht so einfach einzuordnende Krankheiten, aber auch psychische Störungen und Verhaltensauffälligkeiten führen Eltern zu Ärzten, die sowohl schulmedizinisch als auch naturheilkundlich praktizieren. Und: Eltern, die einen solchen Patchwork-Mediziner wählen, erwarten eher, dass ihr Kind geheilt wird als Eltern, die ihr Kind zu einem reinen Schulmediziner bringen. Außerdem gehen sie oft davon aus, dass die Therapie für das Kind angenehm sein wird und nur wenig Nebenwirkungen hat.

Heilen mit Bedacht

Quarkwickel, Melissentee, Pulsatilla und Co. haben fast keine Nebenwirkungen. Zudem sind die meisten Hausmittel sowie pflanzlichen und homöopathischen Arzneimittel „Multitalente", mit denen Sie eine Vielzahl von Beschwerden bei Kindern lindern oder heilen können. Mit den Mitteln und Heilmethoden in diesem Ratgeber können Sie nicht viel falsch machen: Sie sind danach ausgewählt, ob sie gut wirken, erprobt sind, möglichst wenig unerwünschte Wirkungen haben – und ob Kinder sie gerne anwenden. Deshalb fehlen in diesem Buch hautreizende Substanzen und bittere Tees genauso wie kalte Kneipp-Güsse oder Heilpflanzen, die bei längerer Anwendung schaden könnten.

Natürlich ist nicht immer harmlos

Bei ätherischen Ölen (Seite 79), Mitteln, die das Immunsystem anregen (Seite 46), und alkoholhaltigen Tinkturen für den innerlichen Gebrauch (Seite 79) ist ein sorgsamer Umgang wichtig, damit das Kind keinen unnötigen Risiken ausgesetzt wird. So sollten zum Beispiel ätherische Öle nicht an Schleimhäute des Kindes gelangen und niemals bei Babys oder Kleinkindern angewendet werden (siehe Seite 79). Kamillentee oder Tinkturen sollten Sie nicht in die Augen des Kindes kommen lassen, um Allergien beziehungsweise eine Reizung des Auges zu verhindern. Dieser Ratgeber macht Sie auf die jeweiligen Vorsichtsmaßnahmen aufmerksam.

Achtung: Auch Heilmittel, die „reine Natur" enthalten, können überdosiert werden oder Allergien auslösen. Halten Sie sich deshalb genau an die Dosierungen, die in diesem Buch genannt sind: Sie sind, sofern nichts anderes erwähnt ist, an Kinder ab 2 Jahren angepasst. Bei Unsicherheiten fragen Sie den Kinderarzt oder den Apotheker. Auch falls Sie ein Heilmittel länger als ein paar Tage oder als Kur bei Ihrem Kind anwenden möchten: Beraten Sie sich vorher mit einer Fachperson.

Vorsicht, unerwünschte Wirkung
Setzen Sie ein Heilmittel sofort ab, falls Sie eine unerwünschte Wirkung wahrnehmen, besonders eine allergische Reaktion. Dass ein Kind zum Beispiel mit einer Allergie auf Kamillentee oder den Schafgarbenwickel reagiert, kommt – wenn auch selten – vor. Daher sollten Sie die möglichen Symptome von Allergien kennen. Sie treten Minuten oder Stunden nach dem Kontakt mit dem entsprechenden Allergen auf:

> große rote, leicht erhabene runde Flecken, die jucken
> trockene, schuppende, juckende, manchmal auch nässende Ekzeme
> Atemnot (sofort zum Arzt!)
> Schwellung der Lippen (sofort zum Arzt!)
> Übelkeit, Blässe, Schwindel (sofort zum Arzt!)

Wehwehchen oder ernste Krankheit?

Die Entscheidung, wann Sie Ihr krankes Kind dem Arzt zeigen oder den Notarzt rufen sollten, kann Ihnen dieser Ratgeber nicht abnehmen. Sie müssen (nach wie vor) die Verantwortung übernehmen. Neben den Ratschlägen in diesem Buch dürfen, ja müssen Sie sich auf Ihre Wahrnehmung, Ihr Gefühl und Ihre Erfahrung verlassen. Denn Sie kennen und verstehen Ihr Kind am besten.

Schwierige Diagnose
Kleinere Kinder kennen die verschiedenen Körperteile und deren Funktionen noch nicht so gut und können oft nicht genau sagen, was ihnen fehlt. Sie „verlagern" Schmerzen zum Beispiel gerne in den Bauch und sprechen von Bauchweh, wenn ihnen der

---

Kinder sind nicht einfach kleine Erwachsene

Je jünger das Kind, desto größer sind die Unterschiede zum Organismus von Erwachsenen. Kinder haben viel mehr Körperwasser (dafür weniger Fett) und sind gleichzeitig empfindlicher für Austrocknung. Sie haben eine dünnere und sensiblere Haut. Bei Babys ist die Hornschicht noch nicht voll ausgebildet, Salben und Cremes gelangen schneller in den Körper. Außerdem können gewisse Stoffe auch über das Blut leichter ins Gehirn gelangen. Das Immunsystem von Kindern ist noch im Aufbau. Auch die Ausscheidung von Giften funktioniert bei Babys und kleinen Kinder zunächst anders, da Nieren und Leber noch nicht ausgereift sind. Gründe genug für eine sorgsame, möglichst sanfte Behandlung von Babys und Kleinkindern!

1. WAS GESUNDE KINDER BRAUCHEN

Hals oder die Ohren wehtun oder es ihnen sonst unwohl ist. „Diagnosen" sind deshalb bei Kindern gar nicht so einfach.

Bei Babys ist es besonders schwierig herauszufinden, warum sie weinen oder überhaupt nicht trinken möchten. Besonders wenn Ihr Baby zum ersten Mal krank ist, macht Ihnen das als jungen Eltern wahrscheinlich Angst. Denn noch fehlt Ihnen die Erfahrung, die nötig ist, um den Ernst der Lage richtig einzuschätzen. Mit der Zeit klappt das aber immer besser. Tag für Tag lernen Mütter und Väter die Signale und Bedürfnisse ihres Kindes besser kennen. Gleichzeitig wachsen die Fähigkeiten des Babys, mit Ihnen zu kommunizieren.

Gut beobachten

Die Fieberhöhe allein ist übrigens kein guter Faktor, um zu beurteilen, wie krank Ihr Kind ist (siehe Seite 210). Viel wichtiger ist, wie stark sein Allgemeinbefinden eingeschränkt ist. Ist das Kind sehr schwach, wirkt es sogar apathisch? Hat es Schmerzen? Schläft es sehr schlecht? Will es nicht mehr trinken? Hat es neuartige, unklare Symptome, die Sie verunsichern?

Bei Zweifeln oder wenn Sie sich Sorgen machen: Lieber einmal zu viel zum Kinderarzt gehen als einmal zu wenig! Die meisten Kinderärzte geben auch gerne telefonisch Auskunft. Rufen Sie an und beschreiben Sie die Symptome Ihres Kindes (mehr dazu Seite 52, Beim Kinderarzt).

> **Wenn der Therapieerfolg ausbleibt**
> Nützt der Kräutertee oder das homöopathische Mittel nicht? Bleiben die Symptome Ihres Kindes trotz Selbstbehandlung bestehen, verändern oder verschlimmern sie sich sogar? Dann sollten Sie den Besuch in der Kinderarzt-Praxis nicht aufschieben.

Der Frage, wann ein Baby oder ein Kind dem Arzt gezeigt werden sollte, widmen sich die Kapitel Wann mit dem Baby zum Arzt? (Seite 110) und Wann mit dem Kind zum Arzt? (Seite 136).

Wie Sie dieses Buch benutzen

Die Empfehlungen in diesem Buch unterstützen Sie dabei, bei Ihrem Kind

> die körperliche Abwehr zu stärken, also Krankheiten vorzubeugen.
> alltägliche Krankheiten und „Wehwehchen" zu kurieren.
> Krankheitsrückfälle oder das Chronischwerden von Krankheiten zu verhindern.

Bei schweren Krankheiten, die von Anfang an die Hilfe des Kinderarztes nötig machen, verstehen sich die in diesem Ratgeber beschriebenen Tipps und Arzneien als Ergänzung zur schulmedizinischen Behandlung – in Absprache mit dem Arzt.

So gehen Sie vor

Im Kapitel Gesund bleiben (Seite 32) lesen Sie, wie Sie Ihrem Kind die besten Startbedingungen für ein gesundes Leben geben.

Dem Thema Erste Hilfe ist ein Sonderkapitel gewidmet (Seite 312). Informieren Sie sich gelegentlich – in einer ruhigen, „kinderfreien" Viertelstunde –, was Sie tun müssen, wenn Ihr Kind einen Unfall oder plötzlich lebensbedrohliche Krankheitssymptome hat. Und wie Sie sich optimal auf einen solchen Notfall vorbereiten.

Ist Ihr Kind krank, schlagen Sie in Kapitel 3, 4, oder 5 nach. Wenn es einen Unfall hat, in Kapitel 6. Die Beschwerden sind in Kapitel 3, 5 und 6 alphabetisch, in Kapitel 4 nach betroffenem Körperteil beziehungsweise nach Beschwerdegruppen gegliedert. Das Inhaltsverzeichnis und das Stichwortverzeichnis erleichtern Ihnen die Suche nach einem bestimmten Krankheitsbild.

Daneben finden Sie übers Buch verteilt Sonderkapitel zu Spezialthemen wie Heilsames Fieber, Beim Kinderarzt, Mitmach-Medizin, Trinken, Schlafen etc.

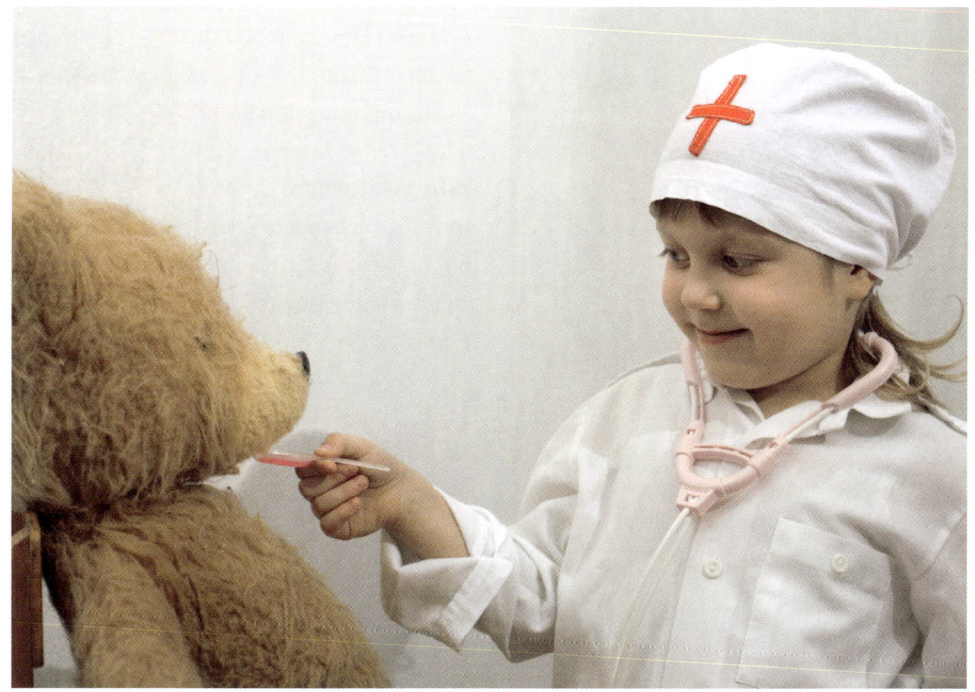

1. WAS GESUNDE KINDER BRAUCHEN

Wenn Ihr Kind jünger als 2 Jahre ist: Suchen Sie das Krankheitsbild des Kindes zunächst in Kapitel 3 (Was fehlt meinem Baby?). Hier finden Sie Informationen zu besonders häufigen Beschwerden der ganz Kleinen.

Auch die Tipps unter der Rubrik *Für das Baby* in den Kapiteln 4 (Was fehlt meinem Kind?), 5 (Klassische Kinderkrankheiten) und 6 (Unfälle und Erste Hilfe) betreffen Kinder unter 2 Jahren.

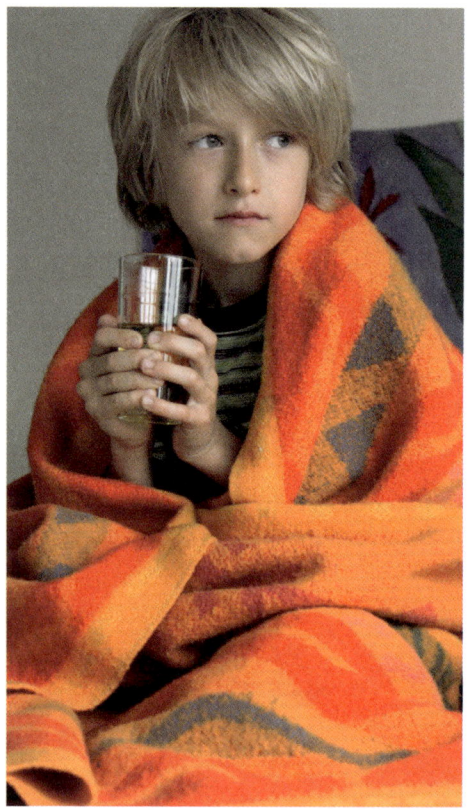

Wenn Ihr Kind 2 Jahre oder älter ist: Suchen Sie das Krankheitsbild des Kindes in Kapitel 4 (Was fehlt meinem Kind?), in Kapitel 5 (Klassische Kinderkrankheiten) oder in Kapitel 6 (Unfälle und Erste Hilfe).

Neben der Beschreibung der Symptome und des Hintergrunds einer Krankheit finden Sie hier allgemeine Tipps und Hinweise auf Heilmittel, die innerlich oder äußerlich angewendet werden. Lassen Sie sich von den Tipps inspirieren oder wählen Sie ein geeignetes Mittel für Ihr Kind aus. Die einzelnen Hausmittel, naturmedizinischen Mittel und Methoden lassen sich übrigens auch gut miteinander kombinieren. Aber: Mehr hilft nicht unbedingt mehr! Und auch natürliche Arzneien können unerwünschte Wirkungen haben. Beachten Sie deshalb die Hinweise zu Nebenwirkungen (Seite 16).

Zum Arzt, wenn ...

Im entsprechenden Krankheitsbild lesen Sie bitte jeweils – für Kinder unter 2 Jahren sowie auch für ältere Kinder – die Rubriken *Zum Arzt, wenn ...* und *Den Rettungsdienst 112 rufen, wenn ...* So wissen Sie, ab wann Sie für Ihr Kind medizinische Hilfe in Anspruch nehmen sollten. Und: Beachten Sie neben den innerlichen und äußerlichen Anwendungen auch die Empfehlungen unter der Rubrik *So helfen Sie Ihrem Baby* beziehungsweise *So helfen Sie Ihrem Kind*. Denn unter Umständen erreichen Sie mit gezielten Veränderungen im Verhalten oder beim Lebensstil mehr als mit einem ganzen Arsenal an Hausmittelchen und Globuli (Siehe auch: Nicht immer gleich ein Kügelchen!, Seite 24).

Gewusst wie
In Kapitel 2 (Naturmedizin kinderleicht) sind praktische Tipps versammelt: Wollten Sie schon lange mal einen Zwiebelwickel oder ein Haferstrohbad bei Ihrem Kind ausprobieren, haben aber Angst, etwas falsch zu machen? Hier lesen Sie, wie Sie Wickel und Bäder zubereiten, auf was Sie beim Dampfbaden mit Kindern achten müssen oder wie Ihr Baby Massagen genießen kann. Sie finden Faustregeln zur Dosierung von Tee, homöopathischen Globuli und Tinkturen – und Hintergrundinfos zu anthroposophischer Medizin, Homöopathie, Spagyrik und mehr.

1.2 Gesund werden

Manchmal kündigt sich eine Krankheit dadurch an, dass das Kind ungewöhnlich ruhig ist, nicht aus dem Haus gehen mag. Die meisten Eltern kennen es so: Am Vormittag spielt das Kind noch vergnügt und ausgelassen, mittags hat es keinen Appetit, dann wird es quengelig – und am Abend kommt das Fieber.

Zuwendung ist die beste Medizin

Kranke Kinder sind noch mehr auf Ihre Aufmerksamkeit und Zuwendung angewiesen als gesunde. Neben der nötigen medizinischen Behandlung nehmen Sie sich jetzt wahrscheinlich besonders viel Zeit für Ihr Kind und umsorgen es liebevoll. So unterstützen Sie es am besten: Ihre Nähe tut dem Kind gut und unterstützt den Heilungsprozess.

Wenn Kinder fiebern oder kränkeln, sind sie mitunter gerne wieder ganz klein – so wie früher. Selbst Größere genießen es, ausnahmsweise mal wieder Schnuller oder Schnuffeltuch hervorzunehmen oder nachts bei Ihnen im Elternschlafzimmer zu schlafen. Denn Krankheiten können bei Kindern Ängste auslösen. Kein Wunder, sie kennen diesen Zustand ja oft noch gar nicht – zum Beispiel Fieber, Schmerzen, Juckreiz oder Erbrechen. Und sie wissen vielleicht auch nicht, dass er in der Regel bald überstanden ist. Am besten erklären Sie dem kleinen Patienten – altersgerecht – die Krankheit und deren Verlauf. Bleiben Sie selbst ruhig und zuversichtlich und bereiten Sie Ihr Kind gegebenenfalls auf den Besuch beim Kinderarzt vor (Seite 52).

Ruheinseln für kleine Patienten

Manchmal genügt es schon, wenn Ihr Kind etwas mehr schläft als sonst. Fiebert es, sollte es sich schonen. Es darf sich von Ihnen pflegen und verwöhnen lassen. Das fördert die Genesung. Bettruhe ist nicht zwingend nötig, Zuhausebleiben allerdings vorerst ein Muss: Einerseits, damit sich das Kind nicht zu stark verausgabt und keinen belastenden Wetterreizen ausgesetzt ist – Wind, Kälte und Nässe, aber auch Sonne sind ungünstig. Andererseits soll Ihr Kind, falls es eine ansteckende Krankheit hat, ja keine anderen Kinder anstecken.

Nah am Geschehen

Am besten richten Sie Ihrem kranken Kind, wenn es nicht gerade schlafen will, ein Krankenlager in Ihrer Nähe ein – zum Beispiel im Wohnzimmer auf dem Sofa. Denn der kleine Kranke genießt jetzt wahrscheinlich Ihre Gesellschaft. Warum nicht gemeinsam ein Nest mit einem Dach aus Bettlaken auf dem Wohnzimmerteppich aufbauen? Oder das Indianerzelt aus dem Keller holen und ein Schaffell oder eine kleine Matratze hineinlegen?

Legt sich das Kind gerne in sein eigenes Bettchen oder macht es sich in Ihrem Schlafzimmer (im größeren, bequemeren Bett!) gemütlich, können Sie ihm auch ein Glöckchen geben, damit es Sie rufen kann, wenn es etwas braucht.

Nichts erzwingen

Achten Sie auf eine sanfte Therapie: Getränke und Wickel dürfen nicht zu heiß oder zu kalt sein. Respektieren Sie den Widerwillen Ihres Kindes. Beziehen Sie seine Wünsche und seine persönliche Vorstellung der Krankheit mit ein. Auch bei der Ernährung ist einiges zu beachten (mehr dazu Seite 278). Ideen, um kranke Mädchen und Jungen zu beschäftigen, finden Sie auf Seite 28.

Auch an sich denken

Ihr kleiner Patient beansprucht Sie jetzt mehr als sonst: Nachts wacht das Kind

---

Krankes Kind – und die Arbeit ruft?

Vom Gesetz her sind Arbeitgeber verpflichtet, Eltern für die Betreuung des kranken Kindes (bis 12 Jahre) Sonderurlaub zu gewähren (ärztliches Attest nötig). Eine einheitliche Regelung für die Dauer gibt es allerdings nicht. Üblich sind fünf Tage pro Jahr. Bei vielen Arbeitgebern sind Sie zum Teil auch länger von der Arbeit befreit.
Für die Tage, die Sie bei Ihrem Kind zu Hause verbringen, haben Sie nach der üblichen Rechtsprechung für fünf Tage Anspruch auf Lohnfortzahlung. Dieser Anspruch kann aber auch eingeschränkt oder sogar ganz ausgeschlossen werden. Dauert die Krankheit eines Kindes länger oder haben Sie keinen Anspruch auf Lohnfortzahlung, springt bei gesetzlich Versicherten die Krankenkasse ein: Sie zahlt Krankengeld für bis zu zehn Tage pro Jahr und Kind (max. 25 Tage). Bei Alleinerziehenden für 20 Tage (bei mehreren Kindern max. 50 Tage).

wahrscheinlich mehrmals auf. Tagsüber ist es anhänglich, will getragen, unterhalten, bemuttert werden, wünscht sich Körperkontakt. Kranke Kinder können auch grantig sein und viel quengeln. Bei aller Fürsorge sollten Sie nicht vergessen, auch an sich selbst zu denken: Stellen Sie Ihre Welt nicht auf den Kopf. Verteilen Sie die Betreuung auf mehrere Bezugspersonen – damit Sie nicht an den Rand Ihrer Kräfte geraten.

Wenn die Krankheit dauert

Eltern stellen für ihr krankes Kind die eigenen Bedürfnisse meist gerne zurück – zumindest vorübergehend. Aber was, wenn das Kind eine Krankheit hat, die nicht so schnell vorbei ist wie ein Schnupfen? Steht ein chronisch krankes Kind, das zum Beispiel unter Neurodermitis, Asthma oder unter einer Nahrungsmittelallergie leidet, dauernd im Mittelpunkt, kann das Eltern – und Geschwister – leicht überfordern. Sie reagieren gereizt – und das Kind kann Schuldgefühle entwickeln.

Versuchen Sie trotz aller Rücksichtnahme auf das kranke Kind der Familie so viel Normalität wie möglich zu bewahren. Setzen Sie sich auch für das kranke Kind bewusst Erziehungsziele. Gehen Sie so mit ihm um, wie Sie es mit einem gesunden tun würden. Auch ein Kind mit einem chronischen Leiden will von seiner Familie normal behandelt werden. Es wird gerne lernen, mit seiner Krankheit zu leben und ein Stück weit selbst Verantwortung für die eigene Gesundheit zu übernehmen.

Nicht immer gleich ein Kügelchen!

Bei Eltern ist es wie bei Ärzten: Sie haben gerne etwas in der Hand, das sie ihrem leidenden Patienten anbieten können. Und genauso wie der Arzt lieber nicht gleich den Rezeptblock zücken sollte, verfallen Sie besser nicht auf die Idee, Ihrem Kind bei jeder Schürfung, jedem Angstgefühl, jedem Bauchweh sofort ein homöopathisches Kügelchen oder einen Kräutertee anzubieten. Das Motto „Nützt es nichts, dann schadet es auch nicht" ist bei einem Kind fehl am Platz. Denn daraus lernt es vielleicht: Mir muss immer einer helfen. Oder: Ich brauche nur eine Medizin zu nehmen, dann wird alles gut. So kann das Kind die wertvolle Erfahrung nicht machen, dass es sich bei kleinen Blessuren selbst helfen und beruhigen kann – zum Beispiel, indem es sich kurz hinlegt oder auf seine Wunde pustet. Und ihm entgeht das schöne Gefühl, aus eigener Kraft wieder gesund geworden zu sein.

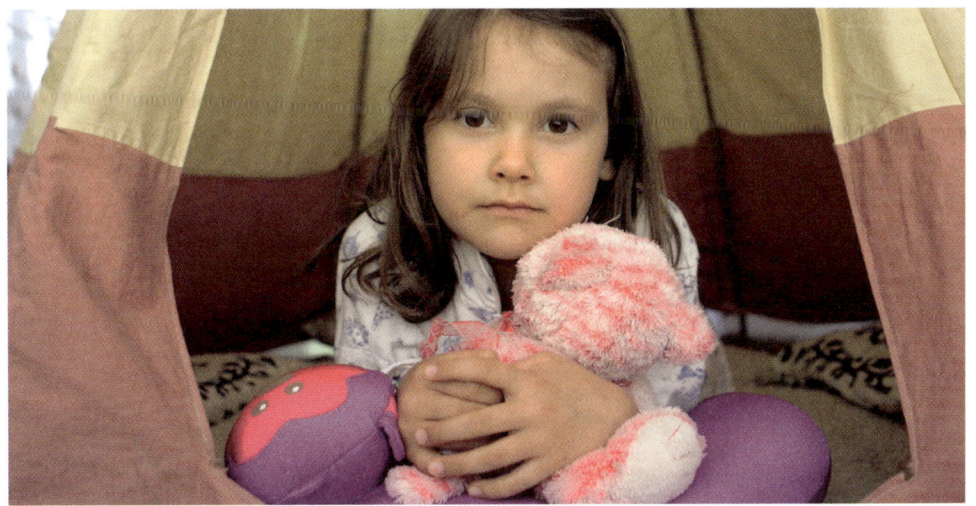

Baby, Kleinkind, Schulkind: das hilft

Im Laufe der Jahre machen Kinder unzählige Krankheiten durch. Jede Entwicklungsphase hat ihre typischen Krankheiten und kleinen Leiden. Und in jeder Phase tun dem Kind andere Hilfestellungen gut.

Das Baby – Geburt bis 12 Monate

Anfangs ist das Baby durch Antikörper, die es von der Mutter erhalten hat, vor Krankheiten geschützt und wenig krank. Diese Antikörper hat die Mutter als Reaktion auf früher durchgemachte Krankheiten gebildet und gibt sie zunächst über die Nabelschnur und dann – in geringerer Konzentration – auch über die Muttermilch an das Kind weiter. Der Nestschutz hält etwa sechs bis zwölf Monate an, dann „übernimmt" das Abwehrsystem des Babys und baut – mit dem Kontakt zu Viren, Bakterien und anderen Krankheitserregern – eigene Antikörper auf.

Babys leiden relativ oft an Verdauungsproblemen. Besonders bei Durchfall droht ihnen schnell eine Austrocknung. Ziemlich häufig haben Babys in den ersten Lebensmonaten auch leichte Symptome von Neurodermitis, die sich später aber auswachsen können.

Infektionen der Atemwege wie Schnupfen oder Husten treten bei Säuglingen ebenfalls oft auf. Wichtig zu wissen: Je kleiner das Kind, desto enger sind seine Atemwege. Wenn durch eine Infektion oder eine Allergie oder durch das Einatmen eines Fremdkörpers eine Schwellung entsteht, kann dies leichter als bei Erwachsenen zu Atemnot und Sauerstoffmangel führen.

Übrigens: Babys bis zu vier Monaten atmen gar nicht durch den Mund, sie sind Nasenatmer. Deshalb schlafen und trinken sie mit verstopfter Nase so schlecht – und sind darauf angewiesen, dass ihr Näschen gespült wird.

→ Siehe auch: Wann mit dem Baby zum Arzt? (Seite 110)

Das tut dem kranken Baby gut: In Sachen Beruhigungsstrategien gibt es nur eins: Experimentieren Sie! Frisch gebackene Eltern müssen erst lernen, was Ihrem Baby bei kleinen „Wehwehchen" wie Blähungen, Zahnen oder Schnupfen am besten tut. Die meisten Babys lieben es, getragen zu werden, mögen rhythmisches Schaukeln (im rollenden Stubenwagen, in der Babyhängematte oder im Tragetuch). Viele schätzen auch Hautkontakt oder das sanfte rhythmische Kneten und Streicheln von Massagen (Seite 104). Babys sind auch gerne eingehüllt oder baden warm – außer sie fiebern und sind bereits heiß. Ruhe und Schlaf wirken oft Wunder. Manchmal ist eher Ablenkung angesagt. Vielleicht hilft dem Baby bei einem kleinen Leiden auch ein Kleidungsstück, das nach Ihnen riecht, um besser einzuschlafen? Und: Mama beziehungsweise Papa sollten sich frühzeitig bei der Betreuung ablösen lassen. Das hilft dem Kleinen mehr, als wenn sich ein Elternteil bis zur Erschöpfung verausgabt.

Das Kleinkind – 1 bis 5 Jahre

Jetzt kommt es es Ihnen vielleicht so vor, als ob ein Schnupfen den anderen jagt. Das Kind macht in dieser Lebensphase immer wieder Erkältungskrankheiten durch. Meist kommen nun auch diverse klassische Kinderkrankheiten wie Windpocken oder Dreitagefieber auf das Kind zu. Doch damit nicht genug: Je nach Konstitution und Empfindlichkeit neigt Ihr Kind eventuell zu besonders langwierigem Husten (obstruktive Bronchitis oder Asthma) oder es hat öfter den typischen bellenden Pseudokrupp-Husten. Bei anderen Kindern wiederum wächst sich ein mehrwöchiger Schnupfen gerne zur Mittelohrentzündung aus. Eventuell tritt im Alter von 4 oder 5 Jahren auch schon Heuschnupfen auf. Und: Im Kleinkindalter passieren häufig Unfälle.

→ Siehe auch: Wann mit dem Kind zum Arzt? (Seite 136)

Das tut dem kranken Kleinkind gut: An kranken Tagen braucht Ihr Kind vor allem Pflege, Trost und Gesellschaft. Nutzen Sie die Krankheitszeit als ganz spezielle Auszeit, in der Sie sich möglichst von anderen Verpflichtungen ausklinken. Lassen Sie das Lieblingshausmittel des Kindes zur Familientradition werden. Erklären Sie ihm Krankheit und Heilmittel. Wenn das Kind seine eigenen, für das Kleinkindalter typischen „magischen" Vorstellungen von Krankheit und Gesundheit hat, beziehen Sie sich ruhig auf diese – Sie brauchen sie dem Kind nicht auszureden. Und falls sich Langeweile breitmacht: Spielideen für kranke Tage finden Sie auf Seite 28.

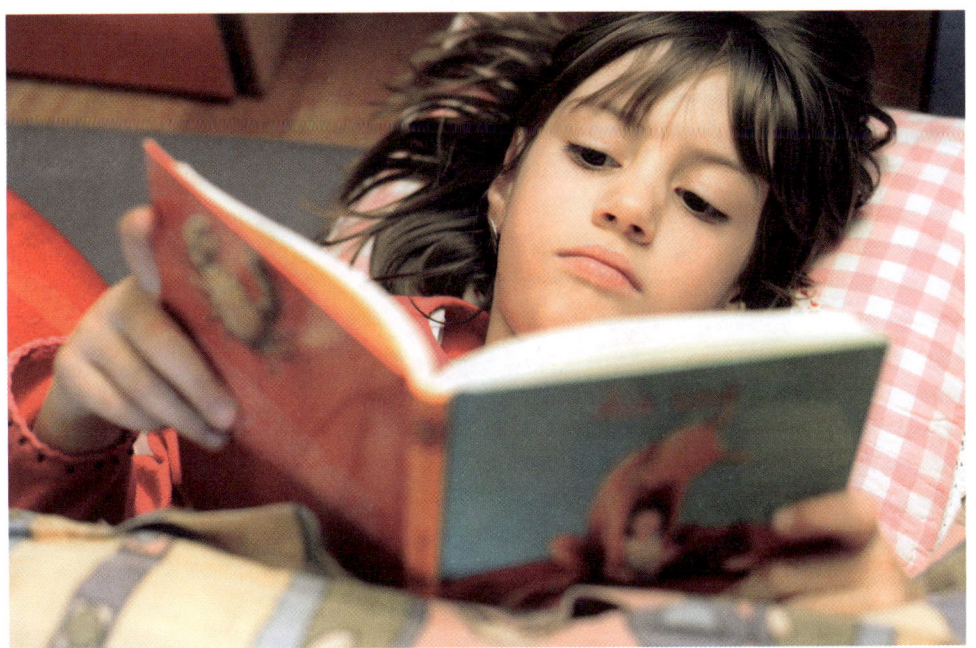

Das Schulkind – 6 bis 12 Jahre

Die Zeit der Kinderkrankheiten ist meist noch nicht ganz vorbei. Scharlach, Ringelröteln und andere ansteckende Krankheiten machen auch unter Kindergarten- und Schulkindern noch die Runde. In diesem Alter treten typischerweise Heuschnupfen oder Asthma auf. Mit Schulproblemen können auch psychosomatische Beschwerden wie Bauch- und Kopfschmerzen vorkommen. Die sollten Sie ernst nehmen und nicht als hypochondrische Vorstellungen abtun – selbst wenn nichts Organisches dahintersteckt. Auch bei anderen „leisen" Störungen wie Depressionen oder Ängsten sollten Sie professionelle Hilfe für Ihr Kind in Anspruch nehmen.

→ Siehe auch: Wann mit dem Kind zum Arzt? (Seite 136)

Das tut dem kranken Schulkind gut: Auch Kinder zwischen 6 und 12 Jahren genießen die volle Aufmerksamkeit der Eltern, die sie in kranken Tagen bekommen. Viele stressbedingte oder chronische Beschwerden lassen sich mit Entspannungsmethoden abfedern (siehe Seite 96). Liegt das Problem in der Schule? Gehen Sie der Sache auf den Grund: Eventuell ist Ihr Kind überfordert, unterfordert oder es hat eine besonders hohe Erwartung an seine Leistung.

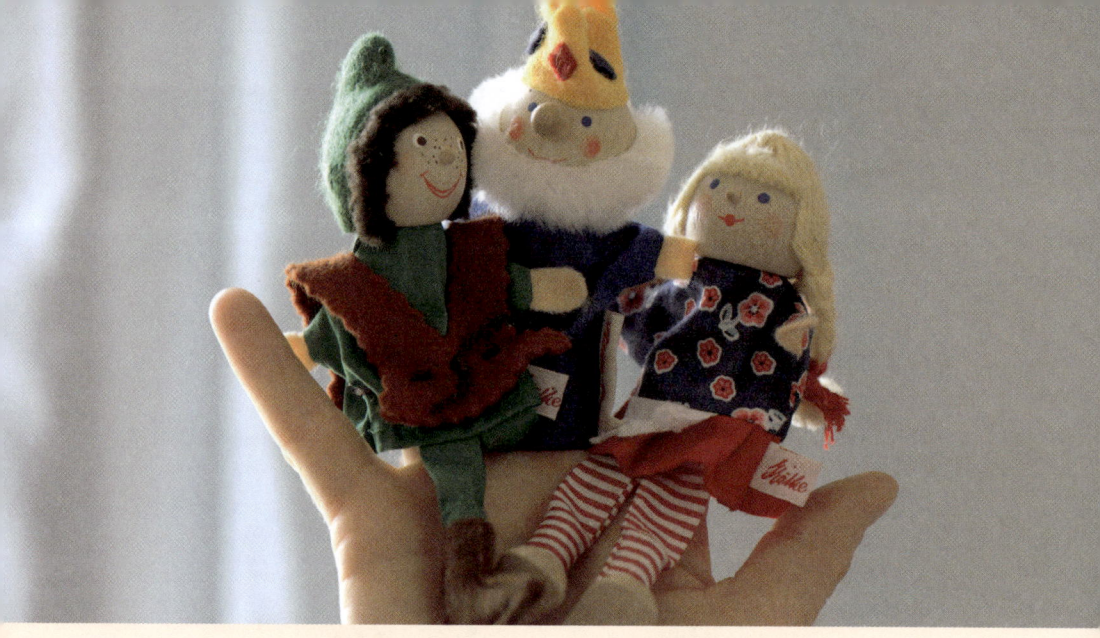

GESUNDZWERGE

Kranksein kann ganz schön langweilig sein – gerade für kleinere Kinder, die sonst viel herumtoben und in Bewegung sind. Mit guten Ratespielen, Fingerabzähl- und Tröstversen sowie selbst gebastelten Helferfiguren verbannen Sie die Eintönigkeit aus dem Krankenlager. Gut möglich, dass damit auch der lästige Husten oder der juckende Ausschlag in Vergessenheit geraten. Hier finden Sie die besten Ideen, um Ihrem Kind den Krankheitsalltag zu versüßen.

DAS BETT ALS SPIELWIESE

Beschäftigungen, die sich fürs Bett oder Sofa eignen, gibt es viele: Zeichnen, malen, basteln, kneten, puzzeln, Collagen kleben oder mit Klötzen spielen. Am besten klappt das auf einem kleinen Tischchen (siehe Bastelidee auf Seite 31) oder auf einem Tablett. Ihr Kind kann aber auch CDs hören, Geduldsspiele machen, Bücher lesen oder Bilderbücher anschauen, auf dem iPad Rätsel oder Sudokus lösen, Perlen aufziehen, weben oder sticken. Vielleicht auch Flöte spielen, über der Bettkante Jo-Jo üben, Rollenspiele mit den Dinos oder den Puppen machen, mit der Oma telefonieren etc.

MITSPIELER ERWÜNSCHT

Neben dem Klassiker „Ich sehe was, was du nicht siehst!" können kleine Patienten mit ihren Eltern oder Geschwistern zum Beispiel Begriffe malen und erraten oder Wörter von den Lippen lesen spielen. Variante: einen Satz laut sagen und ein Wort darin auslassen, das erraten werden soll. Oder Unsinn zusammenreimen: Sag einmal ohja! – ohja? – Bist du eine Paprika? Sag mal was! – Was? – Ein Fuchs ist kein Has! Sie können dem Kind Rätselfragen stellen: Welches Tier ruft seinen eigenen Namen? – Der Kuckuck. Welche Maus kann fliegen? – Die Fledermaus. Wer hat Beine und kann doch nicht laufen? – Tisch oder Stuhl. Vielleicht machen Ihrem Kind Rollenspiele Spaß (jetzt vielleicht: beim Arzt, im Krankenhaus). Sie können sich gegenseitig Witze erzählen, Zungenbrecher aufsagen oder mit wechselndem Erzähler eine Geschichte entstehen lassen.

FINGERABZÄHLVERS*

Das ist die Frau Doktor,
sie ist lieb und nett.

Das ist die Babett,
sie liegt mit Fieber im Bett.

Das ist der Thorsten,
er hat den Husten.

Das ist der Fritz,
er hat ein Bein in Gips.

… Und **die Kleinste** brüllt ohne Grund.

Die Frau Doktor macht sie alle gesund!

*nach Susanne Stöcklin-Meier:
Kranksein und Spielen (vergriffen)

MASSAGE-VERS

Ideal für Unterarm oder Unterschenkel,
zum Beispiel bei Wachstumsschmerzen
oder eingeschlafenen Gliedmaßen:

Butter stampfen, Butter stampfen!
(Die Hände fassen rund um den Unterarm
des Kindes – oben und unten – und
stoßen gleichzeitig zueinander hin.)

Bälle rollen, Bälle rollen!
(Mit den flachen Händen den Unterarm
hin und her rollen.)

Brötchen streichen, Brötchen streichen!
(Abwechselnd mit Handrücken und
Handfläche rauf und runter streichen.)

Salz drauf streuen!
(Mit den Fingerspitzen sanft auf die Haut
klopfen.)

… und aufessen!

„GUTE BESSERUNG"-VERSE

Heile, heile, Gänschen,
es wird bald wieder gut.
Heile, heile Mäusespeck,
in hundert Jahrn ist alles weg!

Auf dem Berge Sinai
saß der Schneider Kikeriki.
Seine Frau, die Margarete,
saß auf dem Balkon und nähte.
Fiel herab, fiel herab,
und das linke Bein brach ab.
Kam der Doktor angerannt,
mit der Nadel in der Hand,
näht es an, näht es an,
bis sie wieder laufen kann.

Jeder, jeder Kinderzahn
fängt einmal zu wackeln an.
Wackelt, wackelt, wackelt
hin und her in seinem Haus.
Bis der Wackelbruder
endlich, endlich, endlich
zieht von selbst aus!

Wo tut's weh?
Hol ein bisschen Schnee,
hol ein bisschen kühlen Wind,
dann vergeht es ganz geschwind!
Wo tut's weh?
Trink ein Schlückchen Tee,
iss 'nen Löffel Haferbrei,
morgen ist es längst vorbei!

BASTELIDEEN FÜR KLEINERE KINDER

Gesundzwerge und Schutzengel: Basteln Sie gemeinsam mit Ihrem kranken Kind Helferfiguren: aus Stoff, Wolle oder Watte, aus alten Streichholzschachteln oder Korken (am besten mit Heißkleber) oder Pfeifenputzern. Aus alten Fingerhandschuhen und Wollresten können Sie Fingerpuppen herstellen. Das Kind darf seiner Kraftfigur einen Namen geben. Vielleicht bringt der Gesundzwerg dem Kind dann – mit Papas Hilfe – den Tee? Oder Mama macht, dass der Schutzengel während des Fiebermessens auf der Bettdecke hüpft und singt, damit es dem kleinen Patienten nicht langweilig ist?

Kleine-Welt-Spiele: Fürs Bett ideal sind kleine mobile Welten im Schuhkarton: Zum Beispiel bunt beklebte und ausstaffierte Puppenhäuser, Tierställe, Schulhäuser, Zirkuszelte, Krankenhäuser oder Burgen. Darin kann das Kind dann mit seinen üblichen Puppenhaus-, Lego- oder Playmobilfiguren spielen.

Der eigene Laptop: Haben Mama oder Papa manchmal einen Laptop auf den Knien? Kinder im Kindergartenalter dürfen sich auch einen basteln! Falzen Sie ein hartes Kartonstück (Format A3) quer in der Mitte. Dann befestigen Sie die Hälften nahe des Falzes und der Außenseite mit Hilfe von etwas Schur so, dass der Laptop im rechten Winkel offen gehalten wird. Nun darf das Kind Knöpfe als Tastatur auf den Laptop kleben und den Bildschirmschoner malen. Für die Maus nehmen Sie ein längeres, etwa 4 cm breites Stück Wellkarton, rollen es auf und umwickeln es mit Klebstreifen. Befestigen Sie die Maus dann mit einer Schnur am Laptop. Und falls eine Maus mit Rollknopf erwünscht ist: Schneiden Sie einen Schlitz längs in die Maus und stecken Sie senkrecht einen großen Knopf hinein.

Bett-Tischchen: Sie brauchen dafür den unteren Teil einer Bananenkiste. Aus den zwei langen Seiten mit einem scharfen Küchenmesser jeweils einen großen Halbkreis aussägen – für die Beine. So kann das Kind im Bett sitzen und hat eine Schreib- und Malunterlage – und ein Tischchen zum Essen. Ist das Tischchen zu hoch: an allen vier Kanten etwas Karton wegschneiden.

1.3 Gesund bleiben

Die meisten Eltern tun intuitiv genau das Richtige, um die Gesundheit ihres Kindes zu stärken und Krankheiten vorzubeugen: Vom ersten Lebenstag an schenken sie dem kleinen Wesen Zuneigung, achten es, fördern und fordern es angemessen und schützen es vor Einflüssen, die ihm schaden könnten. Das Kind soll sich entwickeln und entfalten können – so ist es den kleinen und großen Herausforderungen des Lebens bestens gewachsen!

Vorbeugen ist besser als heilen

Gesundheitliche Vorbeugung beginnt bereits in der Wiege. Indem Sie Ihr Baby stillen, geben Sie ihm die besten Startbedingungen fürs Leben. Auch regelmäßige Vorsorgeuntersuchungen beim Kinderarzt sind von Beginn an wichtig, denn manche Krankheiten und Entwicklungsstörungen kann nur der Arzt frühzeitig entdecken – und erfolgreich behandeln.

Später zählen die richtige Ernährung und genügend Bewegung, möglichst draußen in der Natur. Viele Krankheiten, speziell Zivilisationskrankheiten wie Herz-Kreislauf-Erkrankungen, Diabetes oder teilweise auch Krebs lassen sich mit einem gesunden, natürlichen Lebensstil – von Kindheit an – weitgehend vermeiden oder zumindest hinauszögern. Das gilt auch für das Übergewicht, von dem mittlerweile jedes fünfte Kind betroffen ist. Schon im Kindergarten schleppen etliche Kinder zu viele Pfunde mit sich herum. Mit einer ausgewogenen Ernährung und ausreichend Bewegung schützen Sie Ihr Kind davor, dick zu werden.

Gesundes Umfeld

Eine kinderfreundliche, möglichst grüne Wohnumgebung kann zur gesunden Entwicklung Ihres Kindes beitragen. Kinder sollen ihren Lebensraum selbstständig erobern und Stück für Stück erweitern: Sie wollen sicher und frei toben, rennen, klettern, balancieren, spielen, die Natur erkunden, kleine Mutproben wagen, anderen Kindern begeg-

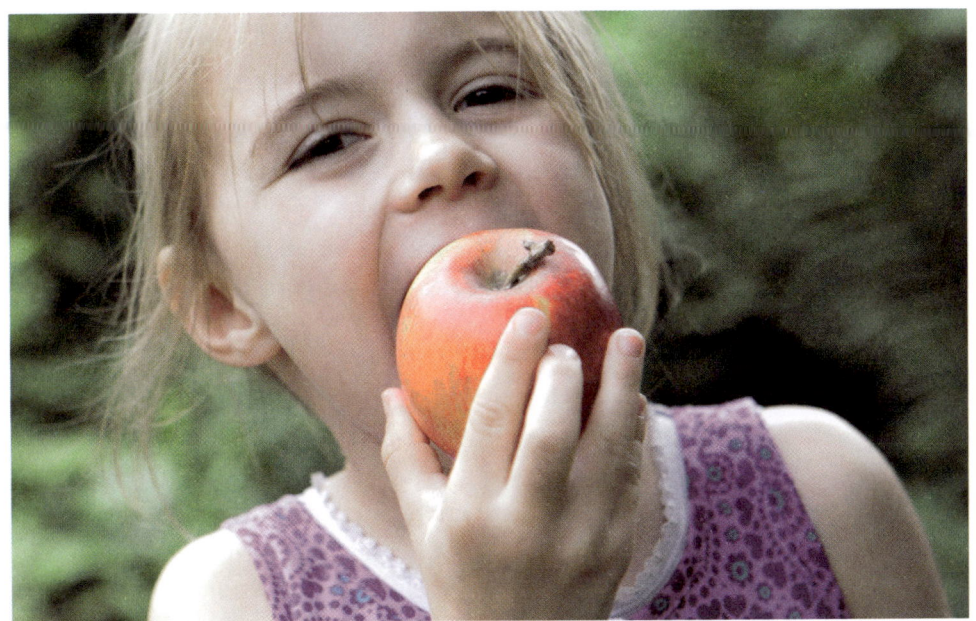

nen und Freundschaften schließen. Genauso wichtig ist ein eigenes Reich – um ungestört und konzentriert die Hausaufgaben zu machen, zu malen, um nachzudenken und sich zu entspannen.

Gesunde Luft

In der Kindheit sind das Spielen an der frischen Luft (siehe Seite 40) und ein gesundes Raumklima ohne Schadstoffe besonders wichtig. Lüften Sie regelmäßig, besonders im Winter, wenn die Luft trocken ist. Überheizen Sie die Wohnung nicht. Und schützen Sie Ihr Kind vor Passivrauch. Passivrauch erhöht die Gefahr des plötzlichen Kindstodes, zudem von Atemwegserkrankungen (insbesondere Asthma), von Infektionen der Ohren, Allergien sowie Krebs. Für Raucherinnen und Raucher hart, aber wahr: Leider genügt es nicht, wenn Sie nur in der Küche oder am Fenster rauchen – die Schadstoffe gelangen trotzdem ins Kinderzimmer, sie machen vor keiner Zimmertür halt. Rauchen Sie deshalb draußen, wenn Sie nicht vom Glimmstängel lassen können. Allerdings müssen Sie wissen: Selbst wenn in der Wohnung nicht geraucht wird, nimmt das Kind noch Nikotin und andere Schadstoffe wie Kadmium, Blei oder Asbest auf (über Berührungen, Kleider etc.).

Rundum glücklich

Auch Schutzfaktoren für die psychische Gesundheit können Sie fördern, um psychischen Störungen, Sucht, Essstörungen und sexueller Ausbeutung vorzubeugen. Zu sol-

1. WAS GESUNDE KINDER BRAUCHEN

chen schützenden Faktoren zählen: Ein respektvolles, verständnisvolles und herzliches Klima in der Familie, verlässliche Beziehungen – auch bei Trennung der Eltern – und ein soziales Netz, das in turbulenten Zeiten hält. Ein gutes Selbstwertgefühl und eine optimistische Lebenshaltung erhalten das Kind ebenfalls psychisch gesund.

So stärken Sie Ihr Kind:

Das Kind
> erlebt, dass es seinen eigenen Gefühlen vertrauen kann und dass es auch unangenehme Gefühle ausdrücken darf.
> hört von seinen Eltern und spürt, dass es geliebt und als Persönlichkeit wahrgenommen wird.
> hat jemanden, dem es Persönliches anvertrauen kann.
> darf über manche Dinge, insbesondere was seinen Körper angeht, eigenständig und frei bestimmen.
> lernt, dass es ein Recht hat, Nein zu sagen (zum Beispiel wenn es nicht mehr essen oder sich nicht anfassen lassen mag).
> erlebt in der Familie einen Zusammenhalt – z.B. bei gemeinsamen Unternehmungen.
> darf bei Angelegenheiten, die alle in der Familie angehen, mitreden.
> erfährt, dass in der Familie wenige, klare und sinnvolle Regeln für den Alltag gelten und dass die auch eingefordert und eingehalten werden.
> lernt, wie man Probleme erfolgreich lösen kann.
> wird seinen Neigungen und Fähigkeiten gemäß gefördert.

Gesunde Ernährung – von Anfang an

„Du bist, was du isst!" gilt für Kinder mehr noch als für Erwachsene. Damit sie sich körperlich und geistig optimal entwickeln, ist für Kinder eine gute Ernährung erforderlich. Mit abwechslungsreichem und frisch zubereitetem Essen werden Sie dem Bedarf Ihres Kindes an Nährstoffen und Energie am besten gerecht.

Beherzigen Sie (außer im ersten Lebensjahr) die Nahrungsmittelpyramide (siehe zum Beispiel unter www.dge.de, Deutsche Gesellschaft für Ernährung): Bieten Sie Ihrem Kind reichlich Getränke (über den Tag verteilt), fünf Portionen Früchte und Gemüse pro Tag, zu jeder Hauptmahlzeit vollwertige Getreide, Hülsenfrüchte oder Kartoffeln, täglich Milch und Milchprodukte, außerdem genügend Fleisch oder Fisch und nur wenig Fette (dafür wertvolle wie beispielsweise Oliven- oder Rapsöl) und wenig Süßigkeiten. So gehen Sie sicher, dass Ihr Kind alles bekommt, um groß und stark, clever und glücklich zu werden.

Ernährung fürs Baby

Stillen Sie Ihr Baby vier bis sechs Monate ausschließlich. Stillen Sie Ihr Kind auch während der Beifütterung weiter bis ins zweite Lebensjahr. Wenn Sie nicht stillen können: Geben Sie dem Baby sechs Monate lang eine Anfangsmilch, dann eine Folgemilch.

Frühestens ab dem fünften, spätestens ab dem siebten Monat sollten Babys zusätzlich zu Muttermilch oder Fläschchen Beikost erhalten:

Die Beikost besteht aus Obst, Gemüse, stärkehaltigen Nahrungsmitteln (Reis, Kartoffeln usw.) sowie Fleisch, Fisch oder Eier und Fett oder Öl (Rapsöl). Verzichten Sie auf Gepökeltes und Geräuchertes, auf Zucker und Honig (siehe Seite 308). Geben Sie dem Kind möglichst nur natürliche Grundnahrungsmittel. Milchprodukte sollten Sie frühestens ab dem siebten Monat geben und anfangs nur in kleinen Mengen beziehungsweise verdünnt. Das Essen im ersten Lebensjahr braucht auch nicht gesalzen zu werden – Babys Nieren wären sonst überfordert, und außerdem enthält auch die Milch schon genug Salz. Ab dem ersten Geburtstag kann das Kind immer mehr vom Familientisch mitessen. Zumindest die Lebensmittel, die wenig gesalzen und weich gekocht oder klein geschnitten sind.

Wenn Sie als Eltern Allergien haben, lesen Sie die Ernährungstipps für Babys unter Allergien vorbeugen (Seite 159).

Beachten Sie, dass besonders Babys und kleine Kinder einen proportional höheren Kalorienbedarf haben als Erwachsene – so empfehlen Fachleute bei Kleinkindern Vollmilch statt fettreduzierter Milch. Die Kleinen dürfen auch mehr (vollwertige) Kohlenhydrate essen als die Großen, zum Beispiel in Form von Brot oder Reis.

Marktfrisch und lecker

Kaufen Sie saisongerecht ein. Das bringt Abwechslung auf den Speiseplan – außerdem sind saisonale Früchte und Gemüse meist frischer und vitaminreicher. Auf spezielle Kinderlebensmittel, Nahrungsergänzungen oder Light-Produkte können Sie getrost verzichten.

Freude am Esstisch

Gemeinsame Mahlzeiten in einer angenehmen Atmosphäre fördern ein gesundes Essverhalten. Sie sind das Vorbild! Mehr Freude am Essen bekommen Kinder meist, wenn sie beim Einkaufen mitreden, mitkochen und sich am Tisch das Essen selbst auftun dürfen. Leider sind die meisten Kinder nicht auf kulinarische Abwechslung erpicht. So mancher Kindergaumen würde sich am liebsten komplett auf seine drei, vier Lieblingsspeisen beschränken. Wählen Sie einen Zwischenweg: Sorgen Sie dafür, dass bei jeder Mahlzeit etwas Gesundes auf dem Tisch steht, das Ihr Kind mag, damit es satt wird. Und halten Sie es ansonsten so: Sie bestimmen, was auf den Tisch kommt. Das Kind sagt, wie viel es davon essen mag. Zwingen Sie Ihr Kind nicht zum Aufessen. Es kann und soll selbst beurteilen, wann es satt ist. Jedes Familienmitglied sollte außerdem einige Lebensmittel „abwählen" dürfen. Schließlich haben auch Kinder ihren eigenen Geschmack, der respektiert werden sollte. Statt des fremdartigen Mixes aus Reis, Hackfleisch und Paprika auf dem Teller können Sie dem Kind ruhig auch mal eine (ebenso gesunde) Alternative bieten, indem Sie zum Beispiel die Lebensmittel einzeln oder eventuell auch roh auftischen. Oder der kleine „Essensverweigerer" darf stattdessen einen Apfel essen. Sie können in der Familie auch vereinbaren, dass jeder von allem kostet, und sei es auch nur ein Teelöffel – dass aber „Bah! Igitt!" ohne zu probieren nicht zählt. Übrigens: Kinder müssen Lebensmittel, die ihnen fremd sind, meist x-mal probieren, bis sie sich an den Geschmack gewöhnt haben.

Gesundheit auf dem Teller

> **Kinder brauchen Wasser:** Sorgen Sie dafür, dass Ihr Kind an kranken wie an gesunden Tagen ausreichend Flüssigkeit zu sich nimmt (siehe auch Seite 306)! Genügend Flüssigkeit erhält die körperliche Leistungsfähigkeit und das Kind kann sich besser konzentrieren. Ausreichend zu trinken ist auch wichtig für eine gute Speichelproduktion – hat das Kind zu wenig davon, ist es anfälliger für Karies. Trinkt Ihr Kind genügend, ist außerdem das Risiko für spätere Nierensteine und andere Nieren- und Blasenerkrankungen kleiner und der Darm gerät nicht ins Stocken. Wahrscheinlich hat ausreichendes Trinken auch den Vorteil, dass Haut und Schleimhäute nicht austrocknen und das Kind dadurch besser vor Infektionen geschützt ist.

> **Kinder sollten fünf Portionen Obst und Gemüse** pro Tag essen, am besten in verschiedenen Farben. Fragen Sie sich, wie Sie die berühmten „Five a day" in den Menüplan des Kindes einbauen sollen? Ganz einfach: Zu jeder Mahlzeit eine Früchte- oder Gemüseportion – also zum Frühstück, zum 2. Frühstück, zum Mittagessen, zum Nachmittags-Snack und zum Abendessen. Und beachten Sie: Kinderportionen brauchen nicht so groß zu sein wie Erwachsenenportionen. Als Anhaltspunkt gilt: Eine Kinderportion entspricht etwa der Größe einer Faust des Kindes.

> **Volles Korn** heißt die Devise bei den Kohlenhydraten: Vollkornbrot statt Weißbrot, Vollkornreis statt poliertem Reis. Übrigens: Auch Vollkornteigwaren haben die meisten Kinder lieber, als Sie vielleicht denken. Probieren Sie es aus!

> **Kochen Sie möglichst einfach und frisch.** So ersparen Sie Ihrem Kind Konservierungs-, Antioxidations-, Säuerungs-, Antiklump-, Gelier-,

Süßungs- und Festigungsmittel, Schmelzsalze, Stabilisatoren, Emulgatoren, Geschmacksverstärker, Farbstoffe und diverse andere Zusatzstoffe (E-Nummern). Und: Je weniger Fast Food, Gebäck, Süßigkeiten und Wurstwaren Ihr Kind isst, desto weniger belasten Sie es mit versteckten, minderwertigen Fetten, speziell gesundheitsschädlichen Trans-Fettsäuren.

> **Süßes nur zu speziellen Gelegenheiten:** Dieser Vorsatz wird bei Ihrem Kind vermutlich auf wenig Gegenliebe stoßen. Aber er zahlt sich aus: Zu viel Süßes ist nicht nur schuld an Karies. Sondern Naschzeug geht als Appetitkiller immer auf Kosten von gesundem Essen und macht außerdem dick. Legen Sie eine Wochenration an Süßem fest, servieren Sie Süßes am besten nur als Dessert. Übrigens: Eine Süßigkeit mit Gesundheits-Mehrwert ist schwarze Schokolade (mit viel Kakao). Sie enthält viele sogenannte Antioxidantien und andere wertvolle Stoffe.

Der Darm dankt es

Nimmt Ihr Kind genügend Getreide, Gemüse, Früchte und Nüsse zu sich, erhält es nicht nur Vitamine und andere Pflanzeninhaltsstoffe, sondern auch unverdauliche Ballaststoffe. Die halten den Darm in Schwung. Um die Darmflora und somit das Immunsystem des Darms zu stärken, sind besonders sogenannte Fructooligosaccharide (kurz FOS) sowie Inulin gut. Diese spezielle Art von verdaubaren Ballaststoffen – Präbiotika – ist ein ideales Futter für die „guten" Milchsäurebakterien, die in unserer Dickdarmflora zu Hause sind. Präbiotika kommen reichlich vor in: Bananen, Zwiebeln, Lauch, Knoblauch, Artischocken, Chicorée, Spargel sowie in Weizen und Roggen.

Das Kind kann die Darmbakterien auch direkt fördern, indem es probiotische Keime zu sich nimmt: Diese Probiotika kommen in Joghurts und anderen Milchprodukten vor. Zu den probiotischen Keimen gehören gewisse Untergruppen von Bifidusbakterien und Laktobazillen. Aber auch Hefepilze (Saccharomyces) sowie gewisse spezielle (ungefährliche) Streptokokken können pro-

---

Info

Links

> www.fke-do.de Forschungsinstitut für Kinderernährung Dortmund
> www.dge.de Deutsche Gesellschaft für Ernährung

Bücher

Botta-Diener, Marianne:
> Elster, Lena
  Yummy Mami Kochbuch, Essen für Kinder von 0–15 Jahren.
  Stiftung Warentest, Berlin 2012
> von Cramm, Dagmar
  Familie in Form, Schlank werden, schlank bleiben.
  Stiftung Warentest, Berlin 2013

biotisch aktiv sein. Auf der Joghurtverpackung steht meist das Wort „probiotisch".

→ Wie Sie Ihr krankes Kind am besten ernähren, lesen Sie auf Seite 278.

Gesunde Zähne

Früher hieß es, Milchzähne seien unwichtig, da sie sowieso schnell ausfallen. Zu Unrecht: Die ersten Zähnchen müssen regelmäßig gepflegt werden – um Karies vorzubeugen. Denn von den Milchzähnen hängt es ab, ob ein Kind richtig kauen und sprechen lernt. Außerdem müssen die kleinen Beißer immerhin über zehn Jahre „halten" und haben eine wichtige Funktion als Platzhalter für die zweiten Zähne.

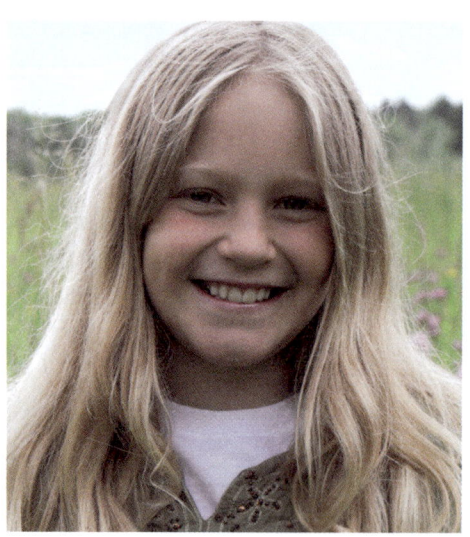

Karies ist die häufigste Zahnerkrankung. Aus den Kohlenhydraten der Nahrung produzieren Kariesbakterien Säuren, die den Zahnschmelz auflösen. Der harte Schmelz wird zerstört, Bakterien „fressen" sich in tiefere Schichten des Zahnes und es entstehen Löcher.

Ab wann Zähne putzen?

Der Startschuss zum Zähneputzen ist gekommen, sobald das erste Weiß sichtbar ist. Zunächst sollten Sie die Zähne des Kindes gemeinsam reinigen. Sobald das Kind möchte, darf es selbst putzen – Sie machen vor, wie es geht, und putzen anschließend nach. Nach und nach kann das Kind seine Putztechnik perfektionieren. Am besten übernehmen Sie die entsprechenden Anleitungen des Zahnarztes oder des Kindergartens, der Krippe etc. Das tägliche Zähneputzen sollte mindestens zweimal zwei bis drei Minuten dauern, zum Beispiel nach dem Frühstück und nach der letzten Mahlzeit am Abend.

Welche Zahnpasta?

Fluorid in der Zahnpasta und im Speisesalz halbiert das Karies-Risiko, indem es die Aushärtung der Zähne fördert. Ein Zuviel an Fluor kann allerdings zu Fluorose führen, bei der sich weiße Flecken auf dem Zahnschmelz bilden. Deshalb: Eine erbsengroße Menge Zahnpasta genügt. Achten Sie auch darauf, dass Ihr Sprössling nicht unbeaufsichtigt an der Tube „nascht". Kinderärzte empfehlen heute:

> Ab dem ersten Milchzahn bis zum Ausfallen des ersten Zahns: fluorierte Kinderzahnpasta mit reduziertem Fluroidgehalt (0,025 % Fluor).
> Ab der Zeit des Zahnwechsels (etwa von 6–12 Jahren): normale fluorierte Zahnpasta (0,1–0,15 % Fluor).
> Eventuell zusätzlich ab dem Kindergarten ein Mal wöchentlich Fluorid-Gelée (1,25 %) oder täglich Fluorid-Mundwasser (0,025 %).

Die besten Abwehr-Tricks gegen „Zahnteufel"
> Kein Dauernuckeln an der Babyflasche.
> Wenig Süßigkeiten und Süßgetränke.
> Zuckerfreie Zwischenmahlzeiten.
> Der beste Durstlöscher: Wasser.
> Nach dem Verzehr saurer Speisen wie Orangen, Äpfel oder Tomaten zwanzig Minuten mit dem Zähneputzen warten. Die Säure muss zuerst durch den Speichel neutralisiert werden – der Zahnschmelz ist nach der Säureeinwirkung besonders empfindlich. Trotzdem gilt: Lieber gleich nach dem Essen die Zähne putzen, als es dann zu versäumen!
> Ersetzen Sie die Zahnbürste des Kindes, sobald sich die Borsten verbogen haben (spätestens nach zwei Monaten).
> Säubern Sie ab dem Schulalter die Zahnzwischenräume bei Ihrem Kind vorsichtig mit Zahnseide.

> Karotten, Vollkornbrot und andere knackig-knusprige Lebensmittel scheuern die schädlichen Beläge von den Zähnen, helfen bei der Durchblutung des Zahnfleisches und stimulieren die Bildung von schützendem Speichel.

Info
> www.kinderzahnaerzte.de
Bundesverband der Kinderzahnärzte

Purzelbaum ins Leben

Auf einen Baum klettern, auf einer Mauer balancieren, ein Rad schlagen, Seil springen, einen Ball fangen: Vielfältige Bewegung ist in den ersten Lebensjahren besonders wichtig. Denn die Entwicklung grobmotorischer Fähigkeiten ist bis zum Alter von 6 Jahren zum größten Teil abgeschlossen.
Während des Wachstums sollte der Bewegungsapparat belastet werden, unter anderem, damit sich die Knochen gesund entwickeln. Überhaupt hat eine „bewegte" Kindheit großes präventives Potenzial: Regelmäßige Bewegung beugt Übergewicht, Herz-Kreislauf-Erkrankungen, Osteoporose, Rückenproblemen, Haltungsschwächen und Diabetes vor – Krankheiten, die sich teilweise schon bei Kindern zeigen.
Körperliche Aktivität macht Kinder aber nicht nur fit, sondern stärkt auch das Selbstbewusstsein und fördert soziale Kontakte

sowie die Konzentration. Kinder, die sich viel bewegen, sind außerdem sicherer als Untrainierte: Sie schätzen ihr körperliches Können realistischer ein und sind motorisch geschickter. Deshalb sind sie auf der Straße und auf dem Sportplatz auch weniger unfallgefährdet.

Kleine Kinder haben einen angeborenen Bewegungsdrang. Diesen Drang raus in die Welt sollten Sie bewahren, indem Sie Ihrem Kind Freiräume bieten, in denen es gefahrlos spielen und toben kann. Im nahen Wohnumfeld sollte es erste eigene Erkundungen machen können und den Kontakt zu Nachbarskindern pflegen.

Kindergarten und Schule bringen längere Phasen des Stillsitzens mit sich. In diesem Alter erweitern die Kinder ihr Bewegungsangebot zum Beispiel durch Radfahren, Schlittschuh- oder Skilaufen oder auf den Inlineskates. Außerdem wird jetzt der Sportverein wichtig.

So helfen Sie Stubenhockern auf die Sprünge

> Kinder jeden Alters sollten so oft wie möglich draußen spielen: Jugendliche mindestens eine Stunde pro Tag, jüngere Kinder deutlich mehr. Schränken Sie Unfallgefahren ein, aber lassen Sie ansonsten der kindlichen Bewegungsfreude freien Lauf.

> Gestalten Sie das Kinderzimmer bewegungsfreundlich: Stellen Sie nicht zu viele Möbel hinein, bieten Sie Ihrem Kind lieber Bälle und Tücher zum Jonglieren, Kartonschachteln zum Hineinkriechen, Matratzen für Purzelbäume und andere Akrobatik. Montieren Sie ein hängendes Tau, eine Strickleiter, Klettergriffe, ein Trampolin, Balancier-Geräte etc.

> Falls Ihr Kind einen Platz zum Fangen- oder Fußballspielen nicht alleine aufsuchen kann – weil zum Beispiel stark oder schnell befahrene Straßen zwischen Haus und Spielplatz liegen –, begleiten Sie es so oft wie möglich an solche Orte.

> Ihr Vorbild zählt: Leben Sie vor, dass es Spaß macht, sich zu bewegen. Gehen Sie zusammen schwimmen, klettern, zum Eltern-Kind-Turnen, machen Sie Radtouren und Wanderungen mit der Familie. Selbst ein Sonntagspicknick am Waldrand, bei dem die Erwachsenen plaudern und die Kinder im Wald toben, ist spannender als zu Hause rumzusitzen!

> Den Weg in den Kindergarten sollte das Kind zu Fuß gehen. Begleiten Sie es, wenn Sie den Weg als zu gefährlich empfinden, oder fahren Sie gemeinsam mit dem Rad (mit Anhänger oder jeder mit dem eigenem Rad), statt das Kind mit dem Auto zu chauffieren. Schließen Sie sich wenn möglich mit anderen Familien zusammen, so dass Sie sich beim Holen und Bringen ablösen können.

Info
> www.in-form.de Deutschlands Iniative für gesunde Ernährung und mehr Bewegung
> www.fitness-fuer-kids.de Bewegungsprogramm für Kinder in Kindergarten und Grundschule
> www.a-g-a.de Arbeitsgemeinschaft Adipositas im Kindes- und Jugendalter

> Sport und organisierte Bewegung gibt es für fast jeden Kindergeschmack. Manche Kinder sind eher Einzelsportler, andere sind mehr der Typ für Mannschaftsspiele. Es muss aber nicht immer nur der Leichtathletikkurs oder der Handballverein sein. Auch ein Yoga-Kurs, ein Mitmach-Kinder-Zirkus, die Mithilfe auf dem Ponyhof oder im Naturschutzverein, bei dem zum Beispiel Bäche renaturiert werden, wecken Freude an der Bewegung, schulen das Körperbewusstsein und bieten Spaß und Abwechslung zusammen mit Gleichaltrigen. Organisieren Sie für Ihre Tochter, Ihren Sohn Schnupperstunden in verschiedenen örtlichen Sportvereinen – und falls die Hürde hoch ist: Wieso nicht gemeinsam mit dem besten Freund des Kindes? Wichtig bei organisierten Sportangeboten: Lassen Sie das Kind verschiedene Sportarten ausprobieren! Vielleicht findet es „seinen" Sport nicht auf Anhieb.

> Schenken Sie Ihrem Kind oder Enkelkind Spielsachen, die es zur Bewegung animieren (Bälle, Seile, Turnmatte, Strickleiter, Fahrrad, Laufrad, Skateboard, Einrad, Stelzen, Turnschuhe, Schnorchel, Gutscheine für Sportstunden etc.).

Dem Rücken Sorge tragen

Haltungsschwächen bei Kindern sind auf dem Vormarsch. Vielen Schulkindern macht es zum Beispiel Mühe, ihre Wirbelsäule aufrecht zu halten und gerade auf einem Stuhl zu sitzen. Rund 300 000 Kinder in Deutschland klagen über gelegentliche oder chronische Rückenschmerzen. Um einem „Buckel" vorzubeugen, ist tägliche Bewegung notwendig. Gleichzeitig sollten Sie darauf achten, dass Ihr Kind den Rücken nicht einseitig belastet, zum Beispiel durch einen zu schweren Schulranzen oder eine ungünstige Sitzhaltung. Denn im Grundschulalter sind die Bänder meist noch ziemlich schwach, die Knochen wachsen noch und auch die Muskulatur muss sich noch entwickeln.

Rückenfreundlicher Schulranzen
Egal, ob Ihr Kind einen klassischen Tornister oder einen modischen Rucksack wählt – folgende Punkte sind wichtig:

> Wählen Sie einen Ranzen, der breite, gefütterte Trageriemen und möglichst auch einen regulierbaren Bauchriemen

hat. Das Rückenteil sollte atmungsaktiv sein. Achten Sie darauf, dass der Ranzen nicht breiter ist als die Schultern des Kindes. Die obere Kante soll sich etwa auf Schulterhöhe befinden. Das Modell sollte außerdem mit Reflektoren ausgestattet sein.

> In den Schulranzen gehören nur Bücher und Hefte, die das Kind an dem entsprechenden Tag auch braucht: Hier lohnt sich ab und zu eine Kontrolle. Als Faustregel gilt: Der Ranzen sollte nicht schwerer sein als 10 Prozent des Körpergewichtes des Kindes. Falls sich das Kind nach vorne beugt, wenn es den Schulranzen auf hat, ist der zu schwer.
> Richtig packen: Schwere Bücher rückennah auf den Boden des Ranzens, leichtere Sachen oben drauf.
> Zeigen Sie Ihrem Kind, dass es leichter geht, wenn es zum Anheben des Ranzens die Knie beugt. Das ist auch besser für den Rücken.
> Das Kind soll den Ranzen immer mit beiden Schulterriemen tragen (und evtl. auch mit Bauchriemen) – nicht bloß lässig über eine Schulter geworfen!
> Schulterriemen möglichst straff anziehen.

Rückenfreundlicher Arbeitsplatz

> Wählen Sie einen Stuhl und einen Schreibtisch, die in der Höhe stufenlos verstellbar sind. Der Stuhl sollte auch eine verstellbare Rückenlehne haben. Alternativen zum Stuhl: ein Gymnastikball in geeigneter Größe oder ein luftgefülltes Sitzkissen, das auf die Sitzfläche des Stuhls gelegt wird.
> Wenn das Kind ganz hinten an der Rückenlehne sitzt, sollten die Füße mit der ganzen Sohle den Boden berühren, die Oberschenkel sollten leicht nach unten zeigen. Die Kniekehle soll die Vorderkante der Sitzfläche dabei nicht berühren. Der Winkel zwischen Oberschenkel und Rumpf darf ruhig etwas mehr als 90 Grad betragen. Die Unterarme sollen bequem auf dem Tisch aufliegen. Stellen Sie Tisch und Stuhl in entsprechender Höhe ein.
> „Aktives Sitzen" ist am gesündesten: Denn die Wirbelsäule will bewegt, die Bandscheiben wollen mit genügend Sauerstoff versorgt werden, Beine und Füße wollen durchblutet und Muskeln trainiert werden. So funktioniert's: Das Kind wechselt seine Haltung auf dem Bürostuhl so oft wie möglich. Zum Beispiel darf es sich immer wieder mal zwischendurch an den Armlehnen des Stuhls hochstemmen, sich auf die vordere Sitzhälfte setzen und sich ohne Lehne aufrecht halten. Auch lässiges Sitzen in Liegehaltung ist erlaubt.
> Installieren Sie dem Kind eine helle Tischlampe, die nicht blendet. Achten

Sie darauf, dass auch das restliche Zimmer gut ausgeleuchtet ist. Stellen Sie den Schreibtisch so, dass das Tageslicht bei einem Rechtshänder von links auf den Schreibtisch einfällt und bei einem Linkshänder von rechts.

> Wenn Ihr Kind einen Computer hat: Bildschirm und Tastatur frontal platzieren, damit es den Kopf nicht zur Seite drehen muss. Bildschirmoberkante auf Augenhöhe. Auf keinen Fall sollte das Kind nach oben aufschauen müssen – das ist ungünstig für die Halswirbelsäule. Abstand Auge – Bildschirm etwa 60 cm. Bildschirm nicht vor das Fenster stellen: Zu große Hell-Dunkel-Kontraste stören. Stellen Sie den Bildschirm so, dass das Licht seitwärts einfällt. Tipp: Prüfen Sie die Spiegelung bei ausgeschaltetem Bildschirm.

Bewegungsspiele für zwischendurch

Wenn die Hausaufgaben nicht enden wollen: sich immer wieder mal recken und strecken, im Zimmer herumlaufen oder eine Turnübung machen.

> **Storch:** Das Kind stellt sich auf ein Bein wie ein Storch und umfasst das Knie des anderen Beins, wechselt dann die Seite – für Fortgeschrittene mit geschlossenen Augen.
> **Schildkröte:** Das Kind legt sich ein Schulheft auf den Rücken und bewegt sich wie eine Schildkröte – auf allen Vieren.
> **Hampelmann:** Zehnmal hintereinander einen Hampelmann springen und dabei die Hände über dem Kopf zusammenschlagen. Für Fortgeschrittene: Dreimal einen Hampelmann springen. Dann dreimal einen Hampelmann, bei dem die Arme über dem Kopf bleiben. Und hinterher dreimal einen Hampelmann, bei dem die Beine still stehen bleiben.
> **Seilspringen:** Das Kind schwingt das Seil über den Kopf und springt drüber. Vielleicht probiert es das auch mit Zwischensprung oder mit gekreuzten Armen. Wie viele Sprünge schafft es hintereinander, was ist sein persönlicher Rekord?

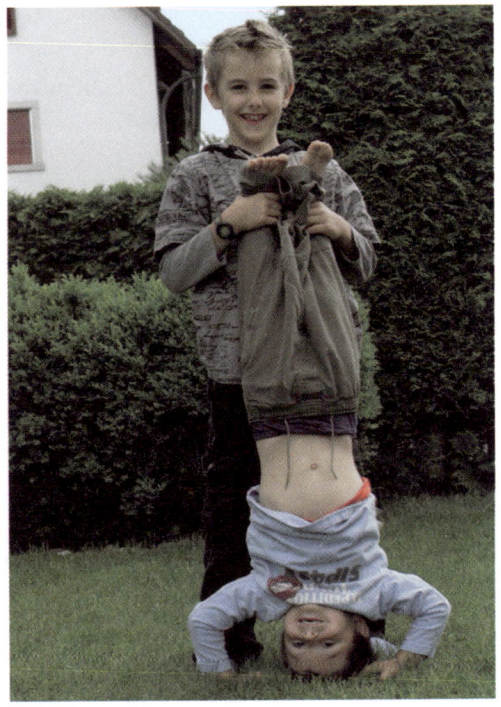

Die Abwehr stärken

Besonders Kleinkinder, aber auch Babys und Schulkinder haben immer wieder kleinere Infekte, scheinen dauernd erkältet. Das ist lästig, aber auch gut so! Denn das körpereigene Abwehrsystem muss gefordert werden: Bei jedem Zusammentreffen mit einem der zahlreichen Bakterien, Viren, Pilzen und Parasiten, die das Kind umgeben, lernt das Immunsystem. Und beim nächsten Kontakt mit einer bestimmten Mikrobe „erinnert" sich das Immunsystem und setzt sich schneller und besser zur Wehr.

Deshalb wird Ihr Kind mit den Jahren immer seltener krank: Im ersten Lebensjahr sind Kinder durchschnittlich siebenmal erkältet. Kinder zwischen eins und vier Jahren neunmal. Danach nimmt die Häufigkeit von Infekten wieder ab: Bei Fünfjährigen sind es noch acht, mit acht Jahren noch sechs Krankheiten jährlich – was in etwa der Infektanfälligkeit bei Erwachsenen entspricht. Das sind Durchschnittswerte – bis zu zwölf Infekte pro Jahr sind keine Seltenheit.

Übung macht den Meister

Mit einer Abschottung vor Krankheitserregern tun Sie Ihrem Kind keinen Gefallen. Sie können es hingegen beim Schulen seines Immunsystems unterstützen: Am besten stärken Sie seine Abwehr, indem Sie es gesund und abwechslungsreich ernähren (siehe Seite 34). Auch wenn Sie ihm ausreichend Bewegungsfreiheit lassen (siehe Seite 39), ist es besser vor Infekten und anderen Krankheiten geschützt. Denn beim Tollen und Sportmachen wird die Atmung tiefer, der Körper

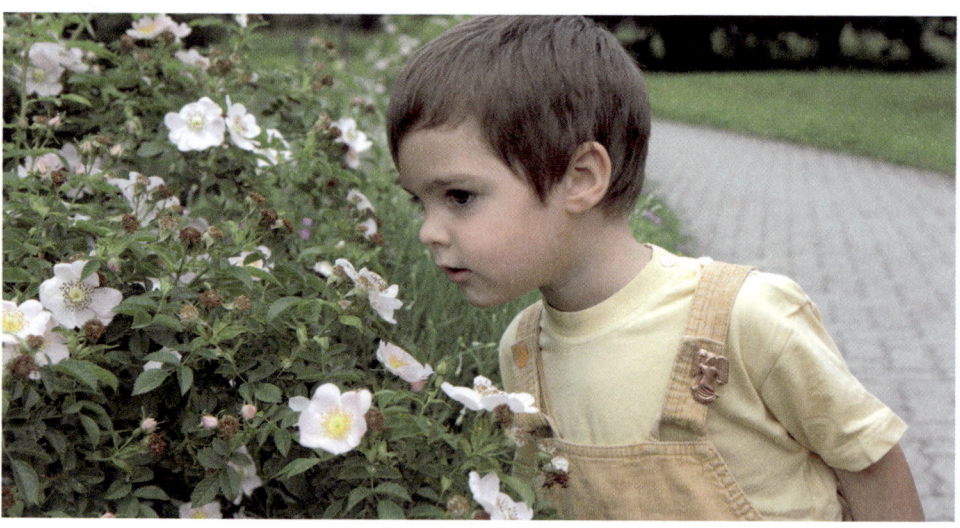

der kleinen Rotznasen nimmt mehr Sauerstoff auf und die Muskeln produzieren unter anderem Botenstoffe, die das Immunsystem ankurbeln.

Sorgen Sie zudem dafür, dass Ihr Kind ausreichend und ungestört schläft (Schlafprobleme siehe Seite 102 und Seite 259). Und verschaffen Sie ihm immer wieder Ruheinseln der Entspannung, damit es sich psychisch und körperlich erholen kann. Denn auch die Psyche entscheidet mit, wie stark die Abwehrkräfte des Kindes sind: Stimmt sein seelisches Gleichgewicht, arbeitet das Immunsystem besser. Zum Beispiel erhöht sich bei gewissen Entspannungstechniken die Anzahl wichtiger Immunzellen im Körper (Tipps zur Entspannung finden Sie ab Seite 96).

Abhärtung, die Spaß macht

Sie können Ihr Kind auch gezielt Wind und Schmutz sowie Wasser und Wetter aussetzen – aber nicht ungeschützt und nur, wenn Ihr Kind gesund ist. Abhärtung sollte nie zur Qual werden, sondern ein spannendes Aktivprogramm für das Kind sein. Das Wichtigste: Kinder sollen jeden Tag, bei jedem Wetter draußen sein, auch wenn es regnet und hagelt. Denn das Tageslicht ist eine absolut wirkungsvolle Immunstärkung. Nur bei extremen Minustemperaturen sollten Sie die Spielzeit im Freien auf eine halbe Stunde oder kürzer begrenzen, denn eine zu starke Auskühlung ist nicht sinnvoll.

Sorgen Sie für ein wettertaugliches Outfit des Piraten oder der Eisprinzessin. Im Winter: warme Oberbekleidung, in der das Kind nicht schwitzt, und Stiefel, die für warme und trockene Füße sorgen. Bei nassem Wetter: Regenschutz, Gummistiefel und Matschhosen. Und natürlich gehört auch die Kneippsche Wassertherapie (ab Seite 58) zum Abhärtungsplan für Schnupfennasen: Kinder kön-

Und Vitamin C?

Seit den 70er-Jahren wird in der Winterzeit von Kindern landauf, landab fleißig Orangensaft getrunken und Sanddornmark gelöffelt. Doch taugt Vitamin C tatsächlich als Erkältungs-Vorbeugung?

Neue Studien haben das Wundermittel etwas entzaubert: Mit Vitamin C lassen sich Erkältungskrankheiten nicht verhindern. Nur Menschen, die sich körperlich extrem fordern (etwa Extremsportler oder Polarforscher), scheinen sich mit regelmäßiger Vitamin-C-Zufuhr die eine oder andere Erkältung zu ersparen. Trotzdem: Pressen Sie Zitronen aus und servieren Sie Paprika-Spalten, wenn Ihr Kind eine Erkältung erwischt hat. Denn Vitamin C kann die Erkältung zwar nicht verhindern, aber wenigstens deren Dauer verkürzen. Besonders viel Vitamin C steckt in schwarzen Johannisbeeren, roher roter und grüner Paprika, Kiwi, rohem Kohlrabi, Erdbeeren, rohem Rotkohl, Orangen und Zitronen (Reihenfolge entsprechend absteigendem Vitamin C-Gehalt).

nen mit Ihnen in der Sauna schwitzen, im wechselwarmen Fußbad planschen oder bei einem kalten Armbad ihre Heldenhaftigkeit beweisen.

Immunsystem auf Abwegen

Auch ein bisschen „Dreck" ist gesund für das Abwehrsystem. So schützt wohl der frühe Kontakt zu anderen Kindern (Krippe, Spielgruppe, ältere Geschwister) und die damit verbundene Wahrscheinlichkeit, sich mit Erkältungen und anderen Infekten anzustecken, Kinder vor Allergien und anderen Krankheiten. Das Immunsystem wird dadurch möglicherweise in gesunde Bahnen gelenkt und gerät weniger auf „allergische Abwege".

Das Leben auf dem Bauernhof wirkt in die gleiche Richtung wie der Kontakt zu Gleichaltrigen – hier sind es wahrscheinlich Bakteriengifte (Endotoxine) im Kuhstall, die vor Heuschnupfen, allergischem Asthma und dergleichen schützen. Auch wenn Kinder ab ihrer Geburt mit Tieren Wohnung oder Haus teilen, macht sie das weniger anfällig für Allergien (siehe auch Allergien vorbeugen, Seite 159).

Pflanzliche Immunstärkung: Nichts für die ganz Kleinen

Mit gewissen pflanzlichen Arzneimitteln lässt sich die Abwehr ankurbeln, wenn sich Ihr Kind dauernd neue Infekte einfängt. Unter anderem stärken Auszüge aus diesen Heilpflanzen das Immunsystem: Roter Sonnenhut (Echinacea), Kapuzinerkresse und Zistrose.

> **Zum Arzt, wenn ...**
> \> Ihr Kind wiederholt schwere Infektionskrankheiten hat.
> \> ein Infekt bei Ihrem Kind besonders lange andauert.

Verwenden Sie solche Mittel, die das Immunsystem anregen, bei Kindern erst ab etwa 4 Jahren und höchstens einige Tage lang. Das Immunsystem ist im Baby- und Kleinkindalter nicht ausgereift und entwickelt sich noch grundlegend. Da könnten Medikamente – auch pflanzliche – die ins Immunsystem eingreifen, möglicherweise eher schaden als nützen.

Zudem sind die entsprechenden Heilpflanzen oft nur in Form alkoholhaltiger Tinkturen erhältlich. Ausnahmen sind Zistrose, die es auch als Tee zu kaufen gibt, sowie Echinacea (Tabletten oder Sirup). Eine Alternative – auch für kleinere Kinder – sind Globuli, in denen die immunstärkenden Pflanzen homöopathisch verdünnt vorkommen.

Impfen: Ja oder nein?

Diese Frage stellt sich für Eltern schon wenige Wochen nach der Geburt. Sollen sie ihr Kind gegen Kinderlähmung, Wundstarrkrampf (Tetanus) und andere Krankheiten impfen lassen? Beim Abwägen des Für und Wider stehen Eltern häufig vor einem Dilemma: Auf der einen Seite bergen Impfungen – wie alle medizinischen Maßnahmen – ein gewisses Risiko für das Kind. Manche Eltern haben beispielsweise Bedenken, in das unreife Immunsystem des Kindes „künstlich" einzugreifen. Oder es fällt ihnen schlicht schwer, ihr Baby piksen zu lassen. Auf der anderen Seite schützen Impfungen das Kind vor gefährlichen Erkrankungen mit möglicherweise schwerwiegenden Folgen.

Außerdem schützt man auch die Mitmenschen: So hat zum Beispiel eine Röteln-Impfung bei einem Jungen oder einem Mädchen nicht in erster Linie den Sinn, das Kind zu schützen (die Krankheit ist bei ihm absolut ungefährlich), sondern Schwangere und ihr Ungeborenes in der Umgebung. Denn bei einer Ansteckung mit Röteln drohen Behinderung des Ungeborenen und Fehlgeburt.

Für viele kritisch eingestellte Eltern stellt der Akt des Impfens ein Wagnis dar, das bewusst eingegangen wird. Die Ansteckung mit einer Krankheit dagegen sehen sie als naturgegebenes Schicksal, das leichter zu ertragen scheint als die Vorstellung, dem Kind möglicherweise „aktiv" einen Impfschaden zuzufügen. Sachlichen Kriterien hält diese Sicht allerdings nicht stand: Die gesundheitlichen Risiken des Kindes bei einer Impfung sind deutlich kleiner, als wenn es die entsprechende Krankheit bekommt.

So funktionieren Impfungen

Impfungen ahmen eine Infektion mit dem Krankheitserreger nach. Die Impfstoffe enthalten abgetötete oder abgeschwächte lebende Erreger oder abgeschwächte Erregergifte. Das Immunsystem des Kindes reagiert auf diese Stoffe unter anderem, indem es sich ihre molekulare Beschaffenheit „merkt". Beim Kontakt mit einem echten Krankheits-

Empfohlene Basisimpfungen, Stand Juli 2012

Die Ständige Impfkommission (STIKO) am Robert Koch-Institut empfiehlt – im Einklang mit nationalen und internationalen Gremien (u.a. der Weltgesundheitsorganisation WHO) – Kinder durch Impfungen gegen Diphtherie, Tetanus, Keuchhusten, Kinderlähmung (Poliomyelitis), Hepatitis B, Haemophilus influenzae Typ b, Pneumokokken, Meningokokken der Serogruppe C, Windpocken sowie gegen Masern, Mumps und Röteln zu schützen. Außerdem rät die STIKO je nach Wohnregion in Deutschland zur Impfung gegen Frühsommer-Meningo-Enzephalitis (FSME). Für Kinder stehen dafür spezielle Kinderimpfstoffe zur Verfügung. Im Alter von 12 bis 17 Jahren sollten Mädchen gegen Humane Papillomaviren (HPV) geimpft werden, um sie somit vor Gebärmutterhalskrebs zu schützen. Bei besonders gefährdeten Kindern infolge eines Grundleidens, z. B. einer chronischen Krankheit von Lunge oder Herz, rät die STIKO zur jährlichen Impfung gegen Grippe (Influenza).

erreger „erinnert" sich das Immunsystem an den Reiz – und kann den Eindringling sofort unschädlich machen (ohne dass die Krankheit ausbricht).

Was spricht für Impfungen?
Mit Impfungen können Sie den wichtigsten gefährlichen Infektionskrankheiten, gegen die es keine oder keine sichere Behandlung gibt, bei Ihrem Kind vorbeugen. So verhindern Sie schwere Erkrankungen, die bleibende Schäden verursachen oder sogar zu Todesfällen führen können.

Je mehr Kinder geimpft sind, desto seltener tritt eine Krankheit auf. Viele Krankheiten konnten dank Impfprogrammen in Deutschland und anderen Ländern fast komplett zurückgedrängt werden (z.B. Pocken, Kinderlähmung, Diphtherie).

Abgesehen von Krankheiten, die nicht von Mensch zu Mensch weitergegeben werden (FSME und Tetanus): Mit einer Impfung schützen Sie Dritte. Ganz besonders:

> Menschen mit Krankheiten des Immunsystems, mit fortschreitenden Nervenkrankheiten, mit Leukämie oder Allergien gegen Bestandteile der Impfstoffe. Oder Menschen, die sich aus anderen Gründen nicht impfen lassen können.
> Babys, die keinen Nestschutz der Mutter (mehr) und (noch) keinen ausreichenden Impfschutz haben.
> nicht geimpfte Kinder.
> nicht geimpfte Erwachsene, die die Krankheit als Kind nicht durchgemacht haben, oder Menschen, die aus einem Herkunftsland ohne entsprechendes Impfprogramm nach Deutschland gekommen sind.
> Schwangere und ihr Ungeborenes – vor allem bei Röteln: Das Rötelnvirus ist für Kinder nicht gefährlich, wohl aber für ungeimpfte Schwangere (z.B. Migrantinnen): Es sind Fehlgeburten und Missbildungen des Ungeborenen möglich.

In allen Ländern der Welt werden Millionen von Kinder geimpft. Die jeweiligen Empfehlungen sind international abgesichert und abgeglichen, Impfungen sind also bewährt. Impfreaktionen sind meistens schwach und gehen schnell vorüber. Schwere Nebenwirkungen der Impfungen sind viel seltener als schwere Auswirkungen der Krankheiten. Bei der Masern-Mumps-Röteln-Impfung zum Beispiel ist das Risiko,

> sogenannte Impf-Masern mit einer Gehirnentzündung zu bekommen, 1000-mal kleiner als bei einer Masernerkrankung, nämlich etwa 1:1 Million statt wie bei der Erkrankung 1:1000.
> einen vorübergehenden Mangel an Blutplättchen (Thrombozytopenie) zu bekommen, 10-mal kleiner, nämlich etwa 1:30 000 statt wie bei der Erkrankung 1:3000.

> Fieberkrämpfe zu bekommen (was weniger gravierend ist), rund 50-mal kleiner, nämlich etwa 1:10 000 statt wie bei der Erkrankung 1:200.

Was spricht gegen Impfungen?

Impfungen bieten keinen absoluten Schutz: Je nach Impfung bleibt ein Erkrankungsrisiko von 1 bis 10 Prozent. Allerdings: Erkrankungen bei Geimpften verlaufen in der Regel weniger schwer.

Impfungen können leichte, vorübergehende, und sehr selten auch schwere Nebenwirkungen haben. Beispiele:

> anaphylaktischer Schock (durch Allergie; Risiko 1:1 Million bei der Diphtherie-Tetanus-Keuchhusten-Impfung DTP)
> sogenannte Hypoton-hyporesponsive Episoden (HHE; äußern sich u.a. in vorübergehender Apathie, Risiko: 30:1 Million bei DTP)
> Reizbarkeit wie zum Beispiel untröstbares Weinen über Stunden (4:10 000 bei DTP)

Manche Impfstoffe enthalten kleine Dosen potentiell giftiger Zusatzstoffe. Heute kein Quecksilber mehr, dafür aber zum Beispiel produktionsbedingte Spuren von Antibiotika oder Aluminiumsalze. Aluminium verstärkt die Wirksamkeit von verschiedenen Impfungen, indem es die „Immunantwort" des Körpers verstärkt. Es kann aber unter Umständen einen schädigenden Effekt auf Nervenzellen haben und steht im Verdacht, Autoimmunerkrankungen zu fördern. Allerdings kommt Aluminium in vergleichbarer Menge auch in der Nahrung und in der Muttermilch vor.

Jede Impfung ist ein Eingriff ins Immunsystem, bei dem neben den erwünschten positiven Effekten vielleicht auch negative auftreten. Hier scheiden sich die Geister. Impfungen standen und stehen immer wieder im Verdacht, Mitschuld an Autismus, Allergien, Diabetes, Multipler Sklerose, Polyarthritis und anderen chronischen Krankheiten zu tragen. Wissenschaftlich erhärten ließen sich diese Vermutungen bisher allerdings nicht.

Impfempfehlungen der STIKO (Basisimpfungen) und Alternativen

Impfung MMR gegen Masern, Mumps und Röteln

STIKO-Empfehlung:
Je eine MMR-Impfung mit 11–14 Monaten und 15–23 Monaten

Alternativen:
Impfkritiker empfehlen mitunter, erst vor der Pubertät oder bei lokaler Masern- oder Mumps-Epidemie zu impfen.

Das müssen Sie hierbei bedenken:
> Erkrankt das Kind an Masern: Masern-Komplikationen (Gehirn- und Lungenentzündungen) können bleibende Schäden und Todesfälle verursachen.

> Bekommt das Kind Masern, Mumps oder Röteln, kann es Dritte anstecken.
> Wenn Sie erst bei einer Epidemie impfen lassen: Ihr Kind hat sich bei Bekanntwerden der Mumps- oder Masern-Epidemie vielleicht bereits angesteckt. Besonders Masern sind hoch ansteckend und werden bereits vor dem Beginn des Hautausschlags an andere weitergegeben. Zudem können Fälle von Masern in Deutschland immer noch jederzeit auftreten. Eine „Notfall-Masern-Impfung" kann außerdem Geschwister, Freunde und Schulkameraden eines an Masern erkrankten Kindes meist nicht mehr schützen. Wohl aber die Geschwister der Freunde und Schulkameraden (ab 6 Monaten möglich) sowie auch deren Eltern.

Impfung gegen Diphtherie (D), Wundstarrkrampf (Tetanus) (T), Keuchhusten (Pertussis) (aP), Kinderlähmung (Poliomyelitis, IPV), Haemophilus influenzae b (Hib) und Hepatitis B (HBV)

STIKO-Empfehlung:
Impfung möglichst mit einem Kombinationsimpfstoff im Alter von 2, 3 und 4 Monaten sowie nochmals im Alter von 11–14 Monaten. Die Kinder sollten im Alter von 5–6 Jahren eine Auffrischimpfung gegen TdaP und im Alter von 9–17 Jahren eine gegen Tdap-IPV erhalten (Ab einem Alter von 5–6 Jahren werden Kinder mit einem schwächeren Impfstoff (reduzierter Antigengehalt) gegen Diphtherie, Tetanus und Keuchhusten als im Kleinkindesalter geimpft. Darum werden für die Abkürzungen nun die Kleinbuchstaben verwendet; nur für Tetanus bleibt das T als Großbuchstabe bestehen.)

Alternative 1:
Gegen Diphtherie und Wundstarrkrampf erst mit 12 Monaten impfen.
Das müssen Sie bei Alternative 1 bedenken:
> Dank der Diphtherie-Impfung ist die Erkrankung in Deutschland extrem selten geworden. Das Bakterium zirkuliert aber noch in einigen Ländern wie zum Beispiel Russland oder Nordafrika und kann eingeschleppt werden (auch bei Reisen zu bedenken!). Trotz Behandlung mit Antibiotika verläuft die Diphtherie bei 1 von 10 Kindern tödlich. Zudem: Mögliche Weitergabe der Krankheit an andere Menschen (siehe oben).
> Zwar ist bei Babys, die noch nicht krabbeln oder laufen können, die Verletzungsgefahr – und damit die Gefahr, sich mit dem Starrkrampfbakterium zu infizieren – geringer als bei älteren Kindern. Starrkrampfbakterien sind aber auch in gewöhnlicher Erde oder im Straßenstaub vorhanden. Und der Wundstarrkrampf kann mit einer Antibiotika- und Antitoxintherapie

nicht immer in Schach gehalten werden: Bei 1 von 4 Erkrankten verläuft die Infektion tödlich.

Alternative 2:
Das Kind nur bei erhöhtem Risiko gegen Keuchhusten und Haemophilus influenzae b impfen, zum Beispiel bei früher Geburt, wenn das Baby in einer Krippe oder Spielgruppe ist, bei mehreren älteren Geschwistern etc.

Das müssen Sie bei Alternative 2 bedenken:
> Bei einer Infektion mit dem Hib-Bakterium kann es zu einer Hirnhautentzündung oder einer Kehlkopfdeckel-Entzündung (Epiglottitis, siehe Seite 175) mit Erstickungsgefahr kommen. Trotz Antibiotikatherapie haben 10 Prozent der infizierten Kinder Dauerschäden. Bei Keuchhusten kann es bei Babys zu lebensbedrohlichen Atempausen kommen, und Antibiotika schützen nicht vor Komplikationen wie Lungen- oder Hirnentzündung. Bei 1 von 1000 Säuglingen endet Keuchhusten tödlich.
> Mögliche Weitergabe der Krankheit an andere Menschen (siehe oben).

Diese Informationsquellen befürworten Impfungen:

> **www.impfen.info** Informationsseite der Bundeszentrale für gesundheitliche Aufklärung (BZgA)
> **www.rki.de** Seiten des Robert Koch-Instituts mit allen Informationen der STIKO (Ständige Impfkommission)
> **www.kinderaerzte-im-netz.de** Berufsverband der Kinder- und Jugendärzte e.V. in Deutschland

Diese Informationsquellen bewerten Impfungen kritisch:

> **www.individuelle-impfentscheide.de** Zusammenschluss von Ärzten, die sich für eine differenziertere Betrachtung des Themas Impfen einsetzen
> Hirte, Martin: Impfen Pro & Contra. Das Handbuch für die individuelle Impfentscheidung. Knaur-Taschenbuch, München 2012

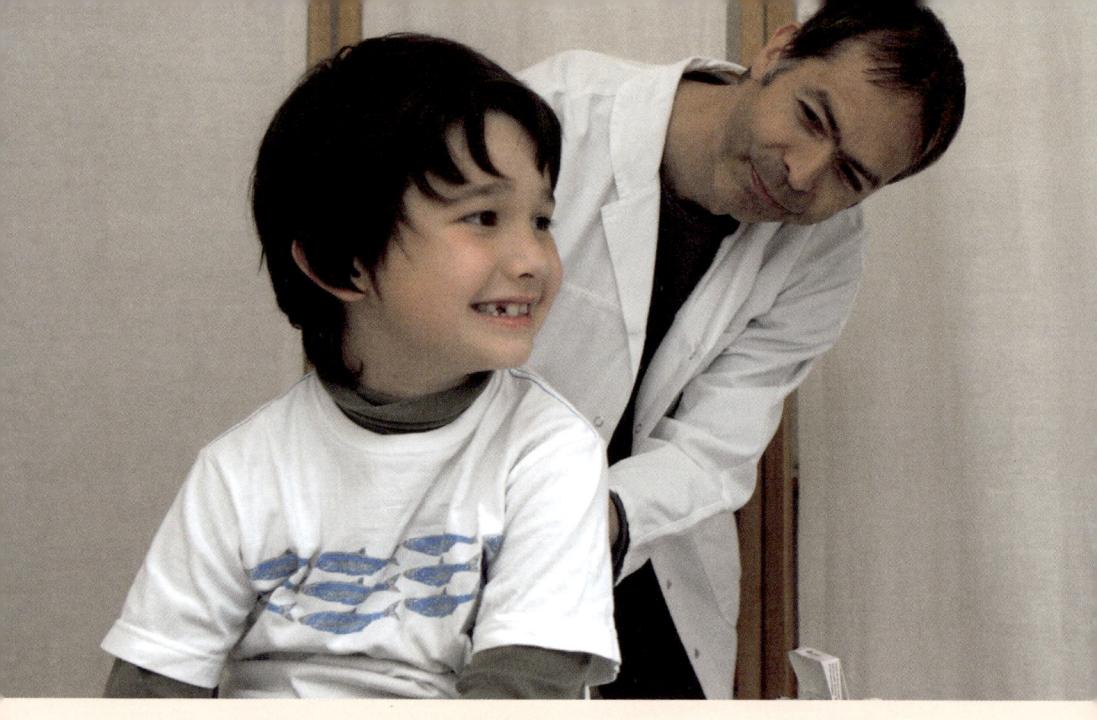

BEIM KINDERARZT

In den ersten Lebensmonaten Ihres Kindes ist der Kontakt zum Kinderarzt wahrscheinlich am intensivsten. Denn bei Babys sind regelmäßige ärztliche Vorsorgeuntersuchungen vorgesehen: direkt nach der Geburt, am 3.–10. Lebenstag, in der 4.–5. Lebenswoche, mit 3–4 Monaten, mit 6–7 Monaten, mit 10–12 Monaten. Später dann kurz vor dem 2. Geburtstag, dem 3. Geburtstag und dem 4. Geburtstag, mit etwa 5 Jahren und mit 12–14 Jahren. Der Berufsverband der Kinder- und Jugendärzte empfiehlt drei weitere Untersuchungen (mit 7–8, 9–10, 16–17 Jahren), die allerdings nicht von allen Krankenkassen bezahlt werden.

Für Sie als Eltern ist es nicht immer möglich, Entwicklungsstörungen zu erkennen. Ein wichtiger Gradmesser, der dem Arzt dabei hilft zu beurteilen, ob Ihr Kind gut gedeiht, sind die regelmäßigen Messungen von Größe und Gewicht. Außerdem berät Sie der Arzt bei Fragen zur Ernährung und zum Schlafverhalten des Kindes, zur Erziehung, zu Impfungen, Schulproblemen, Verhaltensauffälligkeiten und mehr. Auf viele dieser Fragen bekommen Sie auch von den Experten der Mütterberatungsstellen in Ihrer Nähe eine Antwort.

VERTRAUEN ALS BASIS

Nutzen Sie die ersten Besuche beim Kinderarzt dazu, sich gegenseitig kennenzulernen und eine Vertrauensbeziehung aufzubauen. Denn Ihr Vertrauen in den Arzt überträgt sich auf Ihr Kind. Äußern Sie gegenüber dem Arzt Ihre Meinung, Ihre Zweifel oder Einwände, fragen Sie nach (siehe unten) und diskutieren Sie mit ihm.
Der Kinderarzt wird Sie und Ihr Kind viele Jahre lang begleiten. Falls Ihnen sein Umgang mit Ihnen oder Ihrem Kind missfällt: Suchen Sie das Gespräch. Falls das nichts bringt: Wechseln Sie den Arzt.

GUT VORBEREITET ZUM ARZT

Kinder haben manchmal Angst vor dem Mann oder der Frau im weißen Kittel, weil sie nicht wissen, was sie erwartet. Dem können Sie vorbeugen:

> Machen Sie Ihr Kind im Vorfeld spielerisch mit dem Thema vertraut. Schauen Sie sich gemeinsam Stethoskop, Fiebermesser und Otoskop (Ohrgucker) aus dem Kinderarztkoffer an, verarzten Sie sich gegenseitig in einem Rollenspiel. Erklären Sie, warum der Besuch beim Arzt sinnvoll ist und was er dem Kind für Vorteile bringt. Oder: Warum das Kind nicht mitnehmen, wenn Mama das nächste Mal bei ihrem Hausarzt den Eisengehalt ihres Blutes kontrollieren lässt?

> Erklären Sie Ihrem Kind, welche Untersuchungen der Arzt wahrscheinlich durchführen wird. Seien Sie dabei sachlich und verharmlosen Sie nicht, sondern geben Sie ehrlich Auskunft: „Bei der Impfung spürst du einen kurzen Piks."

> Nicht vergessen: Impfpass und Untersuchungsheft mitnehmen. Eventuell auch Notizen dazu, wie die Krankheit Ihres Kindes bisher verlief (Fieber, Symptome, Trinkverhalten, Appetitlosigkeit) – Ihre Beobachtungen sind wichtig! Außerdem eine Liste mit Ihren Fragen sowie Lieblingskuscheltier des Kindes, Schnuller oder Babyflasche.

DIE UNTERSUCHUNG

So tragen Sie dazu bei, dass der Besuch beim Kinderarzt möglichst angenehm verläuft:

> Hat Ihr Kind einen Hautausschlag oder eine andere eventuell ansteckende Krankheit, erkundigen Sie sich bei der medizinischen Fachangestellten, ob Sie mit ihm in einen separaten Wartebereich gehen sollen statt ins Wartezimmer.

> Lassen Sie das Kind beim Beratungsgespräch mit dem Arzt selbstständig berichten, wie es ihm geht. Bei Ihrer Unterhaltung mit dem Arzt können Sie zwischendurch „übersetzen" und erklären, worum es geht, falls es für Ihr Kind zu schwierig ist, dem Gespräch zu folgen.
> Der Arzt wird Ihr Kind dann wahrscheinlich körperlich untersuchen: zum Beispiel die Lymphknoten oder den Bauch abtasten, mit einem Stethoskop Brust und Rücken des Kindes abhören, um Herz und Lunge zu beurteilen, in die Ohren schauen usw. Falls der Arzt dem Kind nicht selbst erklärt, was er macht, sagen Sie zum Beispiel: „Jetzt schaut der Arzt wie beim letzten Mal in die Ohren", und: „Beide Ohren sind also wieder ganz gesund!"
> Bei unangenehmen Prozeduren wie Blutentnahme oder Spritzen: Bleiben Sie ruhig, nehmen Sie das Kind auf den Schoß oder halten Sie seine Hand. Nehmen Sie sich ruhig etwas Zeit, bis das Kind bereit ist, sich der Situation zu stellen. Belohnen Sie es nach dem Arztbesuch (Lob, kleines Geschenk): Es darf jetzt ruhig stolz sein auf sich!

DIE WICHTIGSTEN FRAGEN

> **Wie lange wird die Krankheit meines Kindes voraussichtlich dauern?** Falls es Sie interessiert: Lassen Sie sich Ursachen und Mechanismen der Krankheit erläutern. Wenn Sie medizinische Fachausdrücke nicht verstehen: Fragen Sie nach!
> **Ist die Krankheit ansteckend?** Eventuell darf Ihr Kind eine Zeit lang nicht in die Krippe, den Kindergarten oder die Schule gehen.
> **Was kann ich dazu beitragen, meinem Kind die Krankheit zu erleichtern?** Bringen Sie in Erfahrung, ob sich Ihr Kind schonen sollte (Bettruhe, spezielle Krankenkost?) und wie Sie die Heilung fördern können.
> **Welche Alternativen gibt es zur empfohlenen Therapie?** Drücken Sie mögliche Bedenken aus. Stellen Sie Fragen und erörtern Sie alle Möglichkeiten mit dem Arzt!
> **Was bewirkt die Therapie?** Und wann ist mit dem Eintritt der Wirkung zu rechnen? Erfragen Sie auch, ob eine Therapie oder ein Medikament Ursachen bekämpft oder nur die Symptome.
> **Welche Nebenwirkungen der Therapie sind häufig? Gibt es Gegenanzeigen?** Gegenanzeigen können vorhandene Allergien oder andere Krankheiten sein, Nebenwirkungen zum Beispiel Durchfall, Übelkeit, Schwindel etc.
> **Passt die Arznei zu den anderen, die mein Kind einnimmt?** Manche Medikamente schwächen oder verstärken die Wirkung von anderen. Auch alternativmedizinische Mittel können zu unerwünschten Wechselwirkungen führen.

> **Wie soll mein Kind die Arznei einnehmen?** Bitten Sie den Arzt, den Therapieplan genau zu erklären (Tageszeit der Einnahme, Abstand zu den Mahlzeiten, Anzahl Pillen pro Tag etc.). Lassen Sie sich genau anleiten bei Arzneimitteln, die inhaliert oder gespritzt werden – machen Sie beim Arzt Notizen und lesen Sie zu Hause den Beipackzettel!

> **Und wie lange?** Für Sie ist es wichtig zu wissen, ob Sie die Therapie abbrechen dürfen, sobald es dem Kind besser geht. Bei Antibiotika zum Beispiel ist das nicht der Fall!

> **Falls sich die Krankheit verschlechtert, woran wird sich das zeigen?** Bei manchen Krankheiten ist Abwarten und Zusehen gefragt, bevor das Kind ein Medikament einnehmen soll. So verschreiben heute viele Kinderärzte bei einer beginnenden Mittelohrentzündung nicht mehr sofort Antibiotika. Für Sie ist es deshalb wichtig zu wissen, bei welchen Symptomen Sie dem Kind ein Medikament geben beziehungsweise wann Sie mit ihm wieder zum Arzt gehen sollten.

> **Soll ich mit meinem Kind später noch einmal zur Kontrolle kommen?**

INFO

> **www.kinderaerzte-im-netz.de**
> Berufsverband der Kinder- und Jugendärzte e.V. in Deutschland

> **www.hebammenverband.de**
> Deutscher HebammenVerband e.V., Informationen und Adressliste von Hebammen in Deutschland

2. NATURMEDIZIN KINDERLEICHT

Die Naturheilkunde bietet sanfte Methoden für Kinder in Hülle und Fülle: von Quarkwickel und Kräutertee über Zitronensocken bis zu Babymassage und Kinderyoga. Hier erfahren Sie, wie es geht und worauf Sie achten müssen, um Ihr Kind an kranken und gesunden Tagen optimal zu unterstützen.

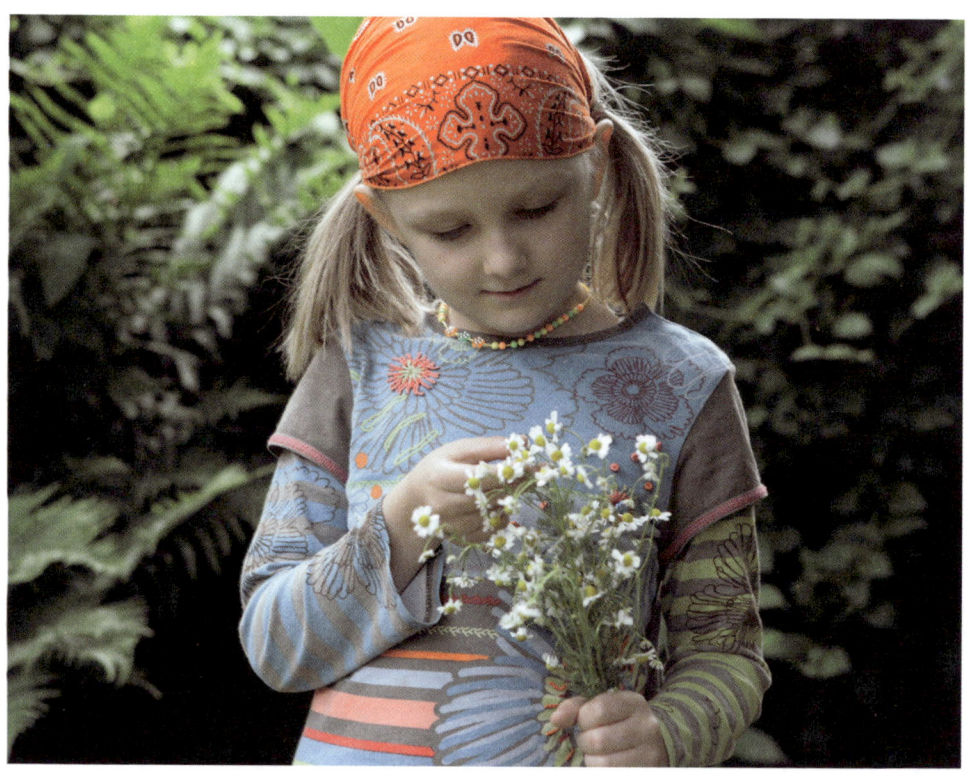

2.1 Kneipp für Kinder	**58**	
Inhalieren	58	
Gurgeln	60	
Dusche für die Nase	61	
Warme Bäder	61	
Ansteigende Bäder	63	
Wechselwarmes Fußbad	64	
Kaltes Armbad	65	
Mit Kindern in die Sauna	66	
Darmeinlauf	66	
2.2 Kleines Wickel-Einmaleins	**68**	
Kalte Wickel	70	
Wadenwickel und Zitronensocken	72	
Warme Wickel	72	
2.3 Heilkräuter für Kinder	**76**	
Gesundheit aus der Teetasse	76	
Tee für Wickel, Waschungen und Bäder	78	
Tinkturen und ätherische Öle	78	
Mitmach-Medizin	**80**	
2.4 Homöopathie	**84**	
Individuell und beliebt	84	
Eine kleine, feine Auswahl	86	
Homöopathie richtig anwenden	86	

2.5 Anthroposophische Medizin	**88**	
Wirksam auf vier Ebenen	88	
Gar nicht so versteinert	89	
Anthroposophische Medizin richtig anwenden	90	
2.6 Spagyrik	**92**	
Alchemie im Spray	92	
Spagyrik richtig anwenden	93	
2.7 Entspannung kinderleicht	**96**	
Ruhen, atmen, träumen	96	
Autogenes Training	98	
Progressive Muskelrelaxation	99	
Yoga	100	
Schlafen lernen	**102**	
2.8 Massagen	**104**	
Streicheln verbindet	104	
So genießt Ihr Kind die Massage	104	

2.1 Kneipp für Kinder

Sebastian Kneipp (1821–1897), der „Priester mit der Gießkanne", machte die heilende Kraft des Wassers populär. Kalte oder warme Güsse, Waschungen, wohligwarme Bäder, Dampfbäder: Um Schnoddernasen und Husten vorzubeugen, ist das Kneippen unübertroffen.

Das Wirkprinzip der Kneipptherapie: Durch kaltes Wasser ziehen sich die Blutgefäße zusammen, warmes dehnt sie aus. Das macht die Gefäße elastischer und verbessert deren Funktion als Blutdruck-Regulierer. Das Wasser wirkt dabei nicht nur oberflächlich, sondern beeinflusst auch Vorgänge im Inneren des Körpers. Wenn Sie Ihrem Kind zum Beispiel ein Fußbad mit ansteigender Temperatur bereiten, steigert das nicht nur die Durchblutung der Füße, sondern indirekt auch die der Nasenschleimhaut: Der Stoffwechsel dort wird angekurbelt, es gelangen mehr Zellen des Immunsystems in die Nase des Kindes. Vorbeugend oder beim ersten Krankheitsanzeichen angewendet, können Sie Ihr Kind also mit einem ansteigendem Fußbad vor Erkältungskrankheiten schützen.

Auch der Blutfluss in den Atemwegen kann durch Wasserreize angekurbelt werden, was einen gewissen Schutz vor Asthma und Bronchitis bietet.

Selbst wenn die Idee der Heilung oder Abhärtung hinter den einzelnen Anwendungen steckt – Kneippen soll vor allem Spaß machen. Am besten wirken die Anwendungen also, wenn Ihr Kind dabei auch einen sinnlichen Genuss erlebt, wenn es zum Spielen und Fantasieren angeregt wird und auch ein bisschen planschen darf, wenn ihm danach ist.

Inhalieren

Beim Kopfdampfbad inhaliert Ihr Kind über einer Schüssel mit heißem Wasser, bedeckt mit einem Frotteetuch. Der Wasserdampf erreicht nicht nur Nasen- und Rachenraum, sondern auch die oberen Atemwege. Geschwollene Schleimhäute schwellen ab und die Atemwege werden frei. Das kommt unter anderem auch den Ohren zugute: Sie sind über die sogenannte Eustachische Röhre mit Rachenraum und Nase verbunden und werden beim Inhalieren besser belüftet. Außerdem kann das Dampfbad auch der Gesichtshaut gut tun, besonders bei Akne.

So funktioniert's

In eine große, standfeste Schüssel oder einen Kochtopf füllen Sie kochend heiße Flüssigkeit (Zusätze siehe Seite 60) und lassen sie auf etwa 70 Grad abkühlen.

Das Kind hält den Kopf in den Dampf – selbstverständlich in einem passenden Sicherheitsabstand, damit es nicht zu heiß wird. Es wird ein Tuch so über Kopf und Nacken gelegt, dass möglichst wenig Dampf entweicht. Das Kind atmet durch die Nase ein und durch den Mund wieder aus. Die Augen während des Dampfbades möglichst geschlossen halten. Anschließend legt sich Ihr Kind am besten ins warme Bett und entspannt sich oder hält sich zumindest in einem warmen Raum auf. Zugige oder kalte Luft sollten Sie im Anschluss an ein Dampfbad meiden.

Dauer des Dampfbads: maximal 10 Minuten. Bis zu 3-mal täglich. Ab 3–4 Jahren, je nach Temperament des Kindes: Ist Ihr Kind besonders kribbelig und unruhig, vielleicht auch erst später.

Achtung: Kinder sollten nie alleine dampfbaden, sondern mit Ihnen gemeinsam. Achten Sie wegen der Verbrühungsgefahr darauf, dass das Gefäß nicht kippt. Am besten halten Sie es während des Dampfbadens fest.

Kochsalzlösungen

In der naturmedizinischen Selbstbehandlung spielen Kochsalzlösungen eine große Rolle:

> **0,9 %ige** Kochsalzlösung (isotonische Salzlösung): Sie schmeckt etwa genauso salzig wie Tränen. Ihr Gehalt an Salzen und anderen sogenannten osmotisch aktiven Substanzen entspricht dem der Flüssigkeiten im menschlichen Körper.
Fertige Lösungen können Sie in der Apotheke kaufen. Um sie selbst herzustellen, mischen Sie 1 l abgekochtes Wasser mit 9 g gewöhnlichem Kochsalz oder Meersalz. Das entspricht ungefähr 2 gestrichenen TL Salz auf 1 l. Mit isotonischer Kochsalzlösung können Sie die Nase benetzen, dampfbaden oder die Augen spülen. Für Augenspülungen: Salzmenge exakt abwiegen!

> **0,45 %ige** Kochsalzlösung: Diese Lösung ist schwächer konzentriert und eignet sich für innerliche Anwendungen (Getränke, Darmeinlauf). Um sie herzustellen, gibt man auf 1 l abgekochtes Wasser 4,5 g gewöhnliches Kochsalz (oder Meersalz), das entspricht etwa 1 TL auf 1 l Wasser.

Salzlösungen können Sie etwa zwei Tage lang im Kühlschrank aufbewahren.

Die besten Heildämpfe:
> Tee: Kamille, Isländisch Moos, Ringelblume, Salbei, Thymian, Majoran u.a. (jeweils 1 TL Pflanzenteile mit 250 ml kochendem Wasser übergießen).
> Isotonische Kochsalzlösung (1 TL Kochsalz auf 500 ml Wasser, aufkochen; siehe Kasten Kochsalzlösungen, Seite 59).
> wenig gehackte Zwiebel kurz in Wasser aufkochen.

So macht's Kindern Spaß

Gesellen Sie sich zu Ihrem Kind unter das Tuch, stecken Sie die Köpfe zusammen! Sie können sich dicht neben das Kind setzen oder es auf den Schoß nehmen. Erzählen Sie eine Geschichte, machen Sie Rätsel- oder Reimspiele. Oder fantasieren Sie gemeinsam: Denken Sie sich unter eine Zirkuskuppel, in ein Indianerzelt oder versetzen Sie sich in ein unterirdisches Höhlensystem (Taschenlampe nicht vergessen!). Anstatt unter einem Tuch zu inhalieren, können Sie auch einen Regenschirm aufspannen und ein großes Tuch darüber legen.

Gurgeln

Beim Gurgeln werden Mund und Rachenraum mit lauwarmer Flüssigkeit gespült. Das Gurgelwasser befeuchtet den Rachen, spült Schleim und Sekrete fort und wirkt je nach Zusätzen entzündungshemmend oder abschwellend und lindert die Symptome.

So funktioniert's

Das Kind nimmt einen Schluck der Gurgelflüssigkeit in den Mund, legt den Kopf in den Nacken und gurgelt, solange es mag. Anschließend ausspucken.
Bis zu 5-mal täglich. Ab 3–4 Jahren

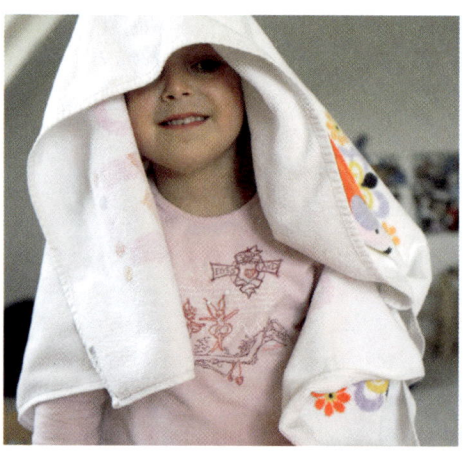

Die besten Gurgelwasser:
> Konzentrierte Salzwasserlösung: 1 TL Kochsalz auf 250 ml Wasser.
> Tee (Aufguss): Isländisch Moos, Kamille, Malve, Melisse, Pfefferminze, Ringelblume, Salbei, Thymian, Zistrose etc. (jeweils 1 TL Pflanzenteile mit 250 ml kochendem Wasser übergießen).
> Verdünnte Ringelblumentinktur (10 Tropfen auf 100 ml Wasser; Tinkturen siehe Seite 78).

So macht's Kindern Spaß

Grrrgrrrrhgraaahuuuah!! Besonders wegen der Geräusche ist das Gurgeln bei Kindern beliebt. Aber nicht bei allen klappt's: Verschluckt sich Ihr Kind immer wieder, lassen Sie es lieber einen Kräutertee trinken. Wunde Stellen in der Mundschleimhaut alternativ mit einem im Gurgelwasser getränkten Wattestäbchen betupfen.

Dusche für die Nase

Eine Nasenspülung mit isotonischer Kochsalzlösung (Seite 59) entfernt Schleim, Erreger, Schmutz und Pollen. Außerdem macht die salzige Dusche die verstopfte Nase frei, indem sie das Eindicken des Nasensekrets verhindert und die Schleimhaut befeuchtet. Das beugt klassischen Komplikationen wie Nasennebenhöhlen- oder Mittelohrentzündungen vor.

So funktioniert's

Sie können fertige Einweg-Sprays oder Ampullen mit isotonischer Kochsalzlösung kaufen. Oder füllen Sie selbst zubereitete isotonische Kochsalzlösung (Seite 59) in einen leeren Nasenspraybehälter (in der Apotheke erhältlich). Geben Sie einen Sprühstoß aus dem Spray beziehungsweise einen großen Spritzer aus der Ampulle in jedes Nasenloch des Kindes. Übrigens: Die Nasenhöhle verläuft nicht schräg nach oben, sondern im rechten Winkel zum Gesicht: Spray deshalb waagrecht einführen. Am besten neigt das Kind nach dem Einspritzen des Salzwassers den Kopf leicht nach hinten. Bei Babys eignen sich Ampullen, bei älteren Kindern eher Sprays.
Bis 5-mal täglich.

Wichtig: Jedes Familienmitglied braucht ein eigenes Nasenspray bzw. eigene Ampullen. Waschen Sie das Spray Ihres Kindes täglich mit heißem Wasser aus. Und bewahren Sie die Kochsalzlösung nicht länger als zwei Tage im Kühlschrank auf.

So macht's Kindern Spaß

Selbst ist der Knirps! Bereits ab 3 Jahren können kleine Patienten – bei entsprechender Übung – sich selbst einen „Schuss" Salzwasser in die Nase spritzen. Die Vorteile: Das Kind übernimmt ein Stück Verantwortung für seine Gesundheit. Und es erschrickt auch weniger, als wenn ein Erwachsener „am Drücker" ist!

Warme Bäder

Wohligwarme Vollbäder oder auch Teilbäder (Fußbad, Sitzbad) wirken entspannend auf das Kind. Vor dem Zubettgehen verhilft ein warmes Bad oft zu einem tieferen Schlaf. Einem fiebernden Kind, das friert, hilft es, den Körper aufzuwärmen. Manchmal kann ein warmes Fuß- oder Vollbad sogar einen beginnenden Infekt abwenden. Und bei Hautkrankheiten, Schmerzen oder Krämpfen machen pflanzliche Zusätze aus einem

gewöhnlichen Bad eine medizinische Behandlung.
Nicht anwenden bei Fieber mit heißem Kopf, warmen Händen oder Füßen oder wenn das Kind schwitzt (mehr dazu unter Fieber, Seite 210).

So funktioniert's

Messen Sie die Temperatur mit einem Badethermometer: Sie sollte bei warmen Voll- oder Teilbädern um 36, 37 Grad betragen (bei Neurodermitis oder Ekzemen nicht zu warm!). Geben Sie eine rückfettende, unparfümierte Bademilch ins Wasser (Apotheke, Drogeriemarkt) und/oder einen der unten aufgeführten Badezusätze. Beim warmen Vollbad setzt sich das Kind bis zum Hals ins Wasser, Haare nicht nass machen. Für das warme Fußbad eignen sich breite Zuber, in denen beide Füße bequem nebeneinander Platz haben, oder auch ein eckiger Fensterputzeimer. Achten Sie darauf, dass der Oberkörper des Kindes während des Fußbades nicht auskühlt. Nach dem Baden mindestens eine halbe Stunde im Bett ausruhen. Im Winter wärmen Sie das Bett am besten mit einer Wärmflasche vor.

Badedauer: 10–20 Minuten. Maximale Häufigkeit: In der Regel 2-mal pro Woche.

Die besten Badezusätze:
> Heilkräutertee: Zinnkraut (Ackerschachtelhalm), Hamamelis, Kamille, Melisse, Ringelblume (Calendula), Malve (Käsekraut), Salbei, Stiefmütterchen, Thymian, schwarzer Tee u.a. Für ein Kindervollbad bereiten Sie mit 2 EL Pflanzenteilen einen Aufguss oder Absud (siehe Seite 76), den Sie zum Badewasser geben. Beim Teilbad genügt 1 EL Pflanzenteile.
> Ätherisches Öl: 1 Tropfen reines Lavendelöl in 1–2 EL Sahne geben (Ätherische Öle siehe Seite 78).

Klassiker für Badenixen und Wassermänner

Molkebad: Geben Sie zum Badewasser 200 ml flüssige Molke aus Drogeriemarkt, Bioladen, Reformhaus oder Apotheke (Teilbad: 100 ml).
→ Beruhigt trockene Haut, lindert den Juckreiz.

Bevor Sie beginnen

Führen Sie nasse Kneipptherapien wie Bäder, Güsse und Waschungen nur im angenehm warmen Badezimmer durch – und wenn Ihr Kind sich fit genug dafür fühlt. Legen Sie alle notwendigen Utensilien bereit und lassen Sie das Kind vorher auf die Toilette gehen. Es sollte weder hungrig noch durstig sein. Setzen Sie Ihr Kind auch nicht in die Wanne, wenn es gerade schwer gegessen hat.

Weizenkleiebad: Für ein Kleie-Vollbad brauchen Sie 2 Handvoll Weizenkleie. Geben Sie die Kleie in 2 l kaltes Wasser, lassen Sie sie 30 Minuten kochen und geben Sie den Absud dann – abgesiebt oder nicht – zum Badewasser (Teilbad: 1 Handvoll).
→ Beruhigt trockene Haut, lindert den Juckreiz und wirkt entzündungshemmend.

Eichenrindebad: Setzen Sie für ein Vollbad 2 EL Rinde in reichlich Wasser kalt an (Teilbad 1 EL), lassen Sie die Mischung kurz aufkochen und etwa 10 Minuten zugedeckt ziehen, dann den Absud gesiebt zum Badewasser geben.
Achtung: Eichenrinde macht Flecken auf Textilien. Reinigen Sie nach dem Baden auch sofort die Wanne und verwendete Töpfe!
→ Lindert den Juckreiz, wirkt entzündungshemmend. Wirkt zusammenziehend und gerbend auf die Haut und verbessert so deren Widerstandsfähigkeit.

Haferstrohbad: Geben Sie 2 Handvoll Haferstroh (Teilbad: 1 Handvoll) in 2 l kaltes Wasser, lassen Sie die Mischung aufkochen und dann für 10 Minuten zugedeckt ziehen. Absieben und zum Badewasser geben.
→ Lindert den Juckreiz, wirkt entzündungshemmend. Wirkt zusammenziehend und gerbend auf die Haut und verbessert so deren Widerstandsfähigkeit. Außerdem beruhigt das Haferstrohbad die Psyche.

So macht's Kindern Spaß

Baden soll keine Qual, sondern ein schönes Erlebnis sein, bei dem Ihr Kind zur Ruhe kommt. Vielleicht haben Sie Lust, Ihre Füße auch in den Zuber zu tauchen und mit dem Kind „Zehn kleine Frösche" zu singen? Oder Sie bieten eine Hand zur Unterwassermassage an. Und wenn der kleine bettlägerige König, die kleine Königin mit der Triefnase nach dem Bad in Papas oder Mamas Bademantel schlüpfen dürfen, geht's ihnen sicher schon gleich viel besser!
Wichtig: Während des Badens das Kind immer beaufsichtigen.

Ansteigende Bäder

Ist bei Ihrem Kind eine Erkältung im Anzug, ist ein Vollbad mit langsam ansteigender Temperatur genau das Richtige. Es regt die Schweißbildung und den Stoffwechsel an und kann dem Körper helfen, Fieber zu entwickeln (mehr dazu unter Fieber, Seite 210). Ansteigende Fußbäder regen die Ausscheidungen an, wirken entkrampfend und schmerzlindernd. Ansteigende Armbäder entspannen Körper und Psyche.
Nicht anwenden bei Fieber mit heißem Kopf, warmen Händen oder Füßen oder wenn Ihr Kind schwitzt.

So funktioniert's

Beginnen Sie beim **ansteigenden Vollbad** mit einer Badetemperatur von 36 Grad (mit einem Badethermometer messen!). Das

Kind setzt sich bis zum Oberkörper oder Hals ins Wasser, Haare nicht nass machen. Geben Sie eine rückfettende unparfümierte Bademilch (Apotheke/Drogeriemarkt) ins Badewasser. Gießen Sie dann innerhalb von 15 Minuten vorsichtig vom Fußende der Wanne her nach und nach heißes Wasser zu, bis die Temperatur 37 oder 38 Grad beträgt. Nach 15–20 Minuten das Bad beenden: Lassen Sie Ihr Kind langsam aufstehen und aussteigen, danach wird es zügig abgetrocknet und ins vorgewärmte Bett gelegt.

Das **ansteigende Fußbad** und das **ansteigende Armbad** kann bei 35 oder 36 Grad beginnen und darf nach und nach 38–39 Grad warm werden. Beim ansteigenden Armbad taucht das Kind beide Arme bis zur Mitte des Oberarms ins Waschbecken, beim Fußbad stecken beide Füße in einem Zuber, bei dem der Wasserpegel bis unters Knie reicht. Achten Sie darauf, dass das Kind oben rum gut eingepackt ist, damit der restliche Körper nicht auskühlt! Badedauer: rund 15 Minuten. Trocknen Sie das Kind nachher gut ab und machen Sie es ihm für mindestens eine halbe Stunde im Bett bequem. Decken Sie es warm zu.

Maximal 3-mal wöchentlich durchführen.
Ab etwa 4 Jahren

So macht's Kindern Spaß

Ist Ihrem Kind die hier empfohlene Badetemperatur zu heiß oder zu kalt: Passen Sie Anfangs- und Endtemperatur ruhig seinen Wünschen an. Halten Sie sich aber an die Grundregel: Temperaturerhöhung beim ansteigenden Vollbad: 1–2 Grad, beim ansteigenden Teilbad 2–4 Grad Celsius. Damit der Badeplausch nicht getrübt wird: Achten Sie darauf, dass sich das Kind nicht am zugeschütteten heißeren Wasser verbrennt. Geben Sie lieber viel warmes als nur wenig sehr heißes Wasser zu. Und rühren Sie das zugeschüttete Wasser jeweils gut im Badewasser unter, damit es überall die gleiche Temperatur hat.

Wechselwarmes Fußbad

Das wechselwarme Fußbad wird – am besten regelmäßig – zur Vorbeugung von verschiedenen Krankheiten angewendet. Der Wechsel von kalt und warm trainiert die Blutgefäße, regt Kreislauf und Stoffwechsel an und stärkt bei fleißiger Anwendung die Abwehrkräfte. Das Wechselfußbad kann Ihrem Kind auch zu einem besseren Schlaf verhelfen – oder seine Neigung zu Kopfschmerzen verringern.

Nicht anwenden bei akuten Krankheiten.

So funktioniert's

Sie brauchen ein Badethermometer und zwei Eimer oder Zuber, in dem jeweils beide Füße des Kindes bequem Platz finden. Der erste Zuber enthält kaltes Wasser (in der Regel um 20 Grad). Das Wasser im zweiten Behälter ist

ungefähr 38 Grad warm – bei Bedarf heißes Wasser nachfüllen. Der Wasserpegel sollte möglichst bis unters Knie reichen. Das Kind taucht beide Beine zuerst für etwa 3 Minuten ins warme Wasser, dann einige Sekunden ins kalte. Falls es möchte, kann es die Prozedur 2-mal wiederholen. Halten Sie den Körper des Kindes während des Fußbads warm! Trocknen Sie anschließend Füße und Beine des Kindes gut ab und ziehen Sie ihm warme Strümpfe und Hausschuhe an.
Maximal 3-mal wöchentlich durchführen. Ab etwa 6 Jahren

So macht's Kindern Spaß

Die oben empfohlene Badetemperatur dürfen – und sollen! – Sie den Wünschen des Kindes anpassen. Wärmen Sie das Wasser aber nicht über 39 Grad. Ihr Kind soll auch immer nur so lange im kalten oder warmen Wasser ausharren, wie es sich wohlfühlt.

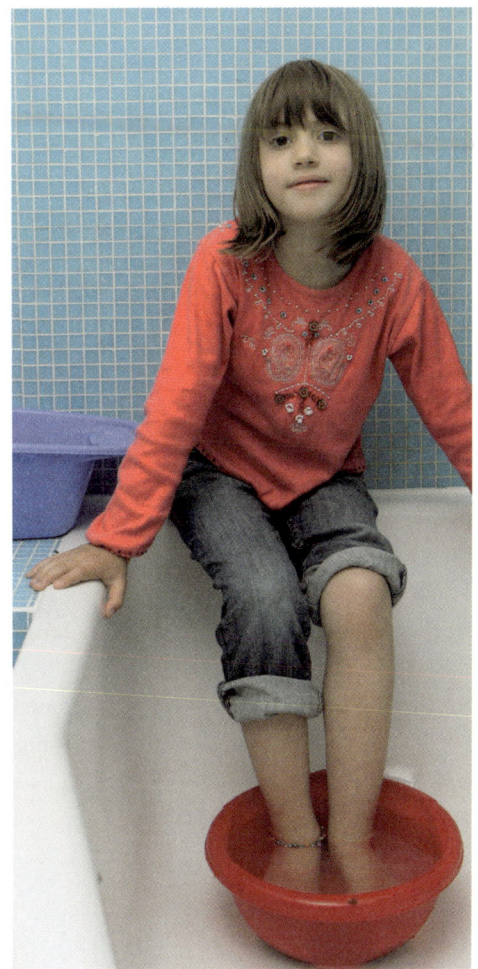

Kaltes Armbad

Die Mutprobe für Waschbecken-Wasserratten: Das kalte Armbad weckt müde Lebensgeister und hilft, vorbeugend angewendet, Kopfschmerzen und Migräne zu bändigen.
Nicht anwenden bei Asthma oder akuter Erkrankung und wenn Ihr Kind kalte Hände hat.

So funktioniert's

Füllen Sie zimmerwarmes bis kaltes Wasser ins Waschbecken. Das Kind taucht beide Arme für einige Sekunden bis zur Mitte des Oberarms ins Wasser. Danach schwenkt es die Arme, bis sie trocken sind. Anschließend warm anziehen. Maximal 3-mal wöchentlich durchführen. Ab etwa 6 Jahren

So macht's Kindern Spaß

Der Sprung ins kalte Wasser macht am meisten Spaß, wenn Sie es Ihrem Sprössling gleichtun. Und erst recht, wenn Freunde mitmachen! Wassertemperatur und Verweildauer im Wasser bestimmt auch hier das Kind.

Mit Kindern in die Sauna

Die vielleicht schönste Form der Abhärtung, die auch viele Kinder mögen. Die Wechselreize von heiß und kalt bewirken eine bessere Durchblutung, stärken das Herz-Kreislauf-System und die Abwehrkräfte. Kinder, die saunen, erkranken laut Studien seltener an Asthma, an Bronchitis oder anderen Infektionskrankheiten. Zugleich entspannt das Schwitzbad wunderbar und beugt Konzentrationsstörungen, Nervosität und Schlafstörungen vor. Angenehmer Extranutzen: Das Kind lernt, dass Körperhygiene wohltuend ist und Spaß machen kann. Ab 4 Jahren

So macht's Kindern Spaß

> Nehmen Sie Ihr Kind nur mit in die Sauna, wenn es gesund und neugierig auf das Schwitzbad ist. Bereiten Sie es vor: Wenn Kinder nicht wissen, was auf sie zukommt (heiße Saunakabine, anschließende Abkühlung), kann das Prozedere leicht abschreckend wirken.
> Nehmen Sie etwas zu trinken mit.
> Beachten Sie mit Ihrem Kind die gängigen Saunaregeln. Wichtig: Beginnen Sie den Saunagang mit warmen Füßen.
> Vor dem Betreten der Saunakabine können Sie das Gesicht des Kindes mit Wasser benetzen, damit es die Hitze nicht als zu stark empfindet.
> Kids dürfen maximal 5 Minuten saunen – am besten auf der untersten Bank. Beobachten Sie die Reaktionen des kleinen Saunagängers und brechen Sie ab, wenn er sich nicht mehr wohlfühlt.
> Kühlen Sie das Kind nach dem Saunagang sanft (nicht schockartig!), dafür aber nachhaltig. Und mummeln Sie es zum Ruhen in einen übergroßen Bademantel oder mehrere Frotteetücher ein. Lieblingsbuch nicht vergessen!
> Fortgeschrittene können einen zweiten Saunagang wagen.

Darmeinlauf

Diese naturheilkundliche Methode, bei der mit einem Klistier durch den After Flüssigkeit in den Mastdarm gespritzt wird, wirkt schnell und zuverlässig bei Fieber, bei drohender Austrocknung des Körpers (medizinisch: Dehydratation), bei Verstopfung und Kopfschmerzen. Die Methode ist für Sie sowie eventuell auch für das Kind gewöhnungsbedürftig – und schlicht nicht jedermanns Sache. Doch bedenken Sie, dass Zäpfchen, die ja ebenfalls in den After eingeführt werden, eine ganz normale Verabreichungsform sind, die bei Kindern oft angewendet wird – unter anderem, weil das Medikament so besonders schnell wirkt und das kranke Kind nichts schlucken muss. Viele naturmedizinisch orientierte Kinderärzte sind im Übrigen überzeugt, dass sich durch Einläufe viele Krankenhausaufenthalte von ausgetrockneten Babys verhindern ließen.

So funktioniert's

Sie benötigen:
> ein Gummiklistier (Birnspritze, in verschiedenen Größen erhältlich)
> wenig Oliven-, Sonnenblumenöl oder Vaseline
> entweder abgekochte 0,45 %ige Kochsalzlösung (½ gestrichenen TL Salz auf 500 ml Wasser) oder Kamillentee mit einer Prise Salz (wirkt zusätzlich beruhigend auf das Kind). Flüssigkeitsvolumen: 50–100ml beim Baby, 150–250 ml beim Kleinkind, bis 500 ml bei größeren Kindern.
> eventuell ein Badethermometer, um die Temperatur der Flüssigkeit zu messen.

Füllen Sie die Flüssigkeit in das Gummiklistier und geben Sie auf die Spitze etwas Öl oder Vaseline. Bei Fieber sollte die Temperatur der Flüssigkeit etwa 30 Grad betragen, ansonsten etwa 36, 37 Grad. Führen Sie die Spitze vorsichtig etwa 1 cm tief in den After des Kindes ein und entleeren Sie die Birne mit leichtem Druck. Wenn das Kind unruhig ist, versuchen Sie es zu beruhigen oder abzulenken.

Babys können Sie beim Einlauf auf den Rücken legen und beide Beine anheben. Drücken Sie nachher seine Pobacken ein paar Sekunden lang zusammen, damit die Flüssigkeit nicht wieder herausläuft. Windeln anziehen.

Ältere Kinder liegen während des Einlaufs mit angewinkelten Beinen auf der Seite. Sie sollten die Flüssigkeit wenn möglich für mindestens 5 Minuten bei sich behalten, damit genügend davon vom Körper aufgenommen werden kann.

Einlauf bis zu 3-mal täglich durchführen.

Nicht anwenden bei akuten Bauchschmerzen. Bei Kindern, die auf Kamille allergisch reagieren, Salzwasser anstelle des Kamillentees verwenden.

2.2 Kleines Wickel-Einmaleins

Wickel – wohlig warm oder angenehm kühl – sind das Hausmittel Nr. 1 für kleine Patienten. Mit einem liebevoll angelegten Wickel erlebt das Kind Ihre Fürsorglichkeit hautnah. Die Beschwerden lassen meist spürbar nach und Ihr Kind kann sich während der Einwirkungszeit wunderbar entspannen.

Wickel und Kompressen wirken wie die Kneippschen Wasseranwendungen auf die Haut, sie beeinflussen dort Gefäße, Schweißdrüsen und Nerven. Aber nicht nur das: Auch das Herz-Kreislauf-System und der Stoffwechsel reagieren mit. Gelenke, Muskeln, Lymphsystem und innere Organe werden indirekt ebenfalls mit einbezogen. Und pflanzliche Zusätze oder Hilfsmittel aus der Küche wie Quark oder Zitronenwasser in den Wickeln tragen zusätzlich zur Heilung bei.

Wickel können Sie in den unterschiedlichsten Größen und an den verschiedensten Körperstellen anbringen. Umwickelt werden können Bauch oder Hals, Gelenke, Oberkörper, Unter- und Oberarme, Waden.

Als Kompressen bezeichnet man wickelähnliche Auflagen, die nicht gewickelt, sondern einfach aufgelegt werden. Kompressen können Sie auf Augen, Wangen, Leber, Nieren, Ohren, auf die Stirn oder auf eine lokale Wunde auflegen.

So funktioniert's

Wickel* bestehen aus:

> einem Innentuch aus Baumwolle. Es wird feucht oder nass aufgelegt samt der Substanz, die wirken soll. Das Innentuch hat bei flüssigen Wirksubstanzen die Größe der Auflagefläche auf der Haut. Bei breiigen oder festen Zutaten wird daraus ein Päckchen geformt.

> einem größeren Außentuch aus Baumwolle oder Wolle. Mit ihm wird das Innentuch befestigt. Bei kalten Wickeln kann unter Umständen auf das Außentuch verzichtet werden. Den warmen Wickel hält es länger warm.

> Wickelzusätze können flüssig, breiig oder fest sein (Details siehe Kalte

---

* Im Folgenden sind Kompressen mitgemeint.

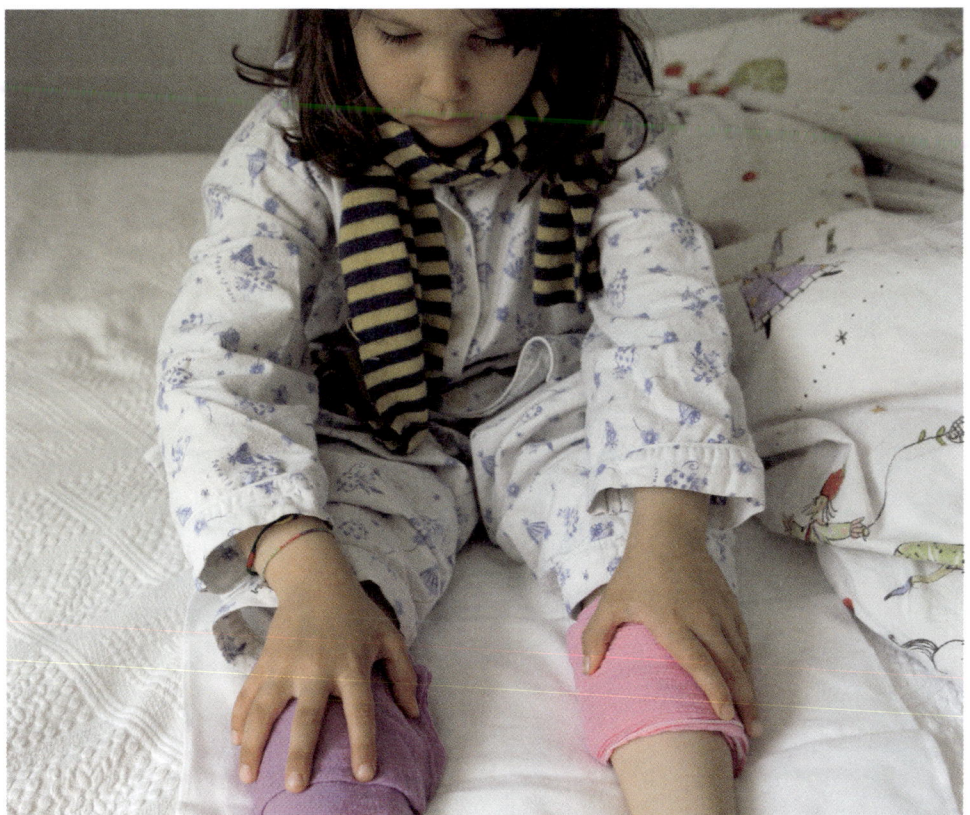

beziehungsweise Warme Wickel, Seiten 70 und 72). Bei offenen Wunden und Augenanwendungen: immer frisch abgekochtes Wasser verwenden!

So klappt's

> Der Wickel sollte gut sitzen, das Kind aber nicht einengen.
> Prüfen Sie vor dem Anlegen des Wickels die Temperatur. Sie richtet sich nach den Bedürfnissen und dem Empfinden des kleinen Patienten!
> Fixieren Sie den Wickel mit Hilfe eines Stücks Pflasterrolle, mit selbsthaftender Gazebinde, mit Hilfe von Verbandsklammern oder Sicherheitsnadeln.
> Der Wickel sollte nur so lange auf der Haut liegen, wie es dem Kind angenehm ist. Auch bei Hautreizungen: Wickel sofort abnehmen.

Bei akuten Erkrankungen Ihres Kindes können Sie Wickel in der Regel 2–3-mal täglich anlegen. Bei chronischen Beschwerden maximal 3-mal wöchentlich.

So macht's Kindern Spaß

> Beziehen Sie das Kind in die Vorbereitungen mit ein: Lassen Sie es beispielsweise entscheiden, ob es lieber einen Quark- oder einen Heilerdewickel möchte. Kinder, die nicht allzu krank sind, können auch beim Zubereiten helfen.
> Das Kind entscheidet, ob ein wärmender oder ein kühlender Wickel angenehmer ist. Machen Sie vorher einen Test: Halten Sie Ihre eine Hand in kaltes, die andere in warmes Wasser. Trocknen Sie sie dann ab und umfassen Sie mit beiden Händen die Körperstelle, die umwickelt werden soll: Was ist Ihrem Kind angenehmer, Ihre warme oder Ihre kalte Hand?
> Während der Einwirkzeit des Wickels kann das Kind – zugedeckt oder nicht – im Bett ruhen (an Matratzenschutz oder ähnliches denken!). Genauso gut kann es aber auch in Ihrer Nähe sitzen. Oder nehmen Sie das Kind auf den Schoß, wickeln Sie sich gemeinsam in eine warme Decke, lesen Sie Geschichten vor oder schauen Sie zusammen Bilderbücher an.
> Hat Ihr Kind absolut keine Lust auf einen Ohren-, Wangen- oder Halswickel? Als Alternative können Sie ihm auch das Päckchen mit den Zwiebeln, Leinsamen oder anderen Wirkstoffen aufs (mit einem Handtuch geschützte) Kopfkissen legen.

So macht's Babys Spaß

> Wickel ohne Zusätze sind grundsätzlich ab dem Babyalter möglich. Allerdings weder warme noch kalte Wickel, sondern nur wohltemperierte (mit lauwarmem Wasser), damit Haut und Sinne des Babys nicht zu stark beansprucht werden. Auch auf Halswickel sollten Sie bei Babys verzichten.
> Beachten Sie beim Anlegen des Wickels und während der Einwirkungszeit die Signale Ihres Babys: Drückt es sein Behagen oder Unbehagen aus? Entfernen Sie den Wickel, wenn dem Baby dabei nicht (mehr) wohl ist.

Kalte Wickel

Kühlende Auflagen sind besonders bei Entzündungen und bei Schmerzen geeignet. Sie entziehen dem Körper Wärme und bewirken zunächst eine lokale Gefäßverengung, wirken abschwellend und schmerzlindernd. Nach Ablegen des Wickels wärmt sich die Haut wieder auf, die Gefäße weiten sich, die Muskulatur entspannt sich.

So funktioniert's

> **Kühle Wickel** können Sie etwa 15 Minuten auf der Haut lassen, vorausgesetzt, dass es dem Kind angenehm ist. Höchstens 2–3-mal täglich durchführen.

> **Eiskalte Auflagen und Kühl-Packs** aus dem Gefrierfach sollten Sie in der Regel nur jeweils für zwei, drei Minuten am Stück auflegen, an Fingern oder Zehen noch kürzer. Dafür bei akuten Verbrennungen oder Prellungen alle paar Minuten – solange es dem Kind einigermaßen angenehm ist. Wichtig: Eiswürfel und Eiswasser dürfen nie direkt die Haut des Kindes berühren! Ist schnelle Kühlung gefragt, können Sie auch mehrere nasse Waschlappen für einige Minuten ins Tiefkühlfach des Kühlschranks legen und dann auflegen. Oder Sie nehmen ein paar Eiswürfel und umwickeln sie mit einem Küchentuch.

Wichtig: Kalte Wickel und Kompressen nur auf warmer Haut anbringen. Nicht durchführen, wenn der kleine Patient friert, Hände oder Füße kalt sind oder wenn das Kind die Kälte als unangenehm empfindet (siehe auch Fieber, Seite 210).

Kalter Heilkräuterwickel

Tränken Sie das Innentuch in kaltem Tee oder in verdünnter Tinktur. Wringen Sie es aus, legen Sie es auf die Haut. Wickeln beziehungsweise legen Sie dann das Außentuch darüber. Fixieren. Geeignet sind:

> Tinktur: Arnika, Ringelblume u.a.: jeweils 1 TL Tinktur auf 250 ml Wasser (Tinkturen siehe Seite 78).
> Tee (Aufguss): Augentrost, Bittersüß, Hamamelis, Kamille, Pfefferminz, Ringelblume, schwarzer Tee, Stiefmütterchen u.a. (1TL Pflanzenteile mit 250 ml kochendem Wasser übergießen, 10 Minuten ziehen lassen, vollständig abkühlen lassen).

Tipp: Wenn ein kalter Wickel mit flüssigem Wirkstoff vom Kind nicht akzeptiert wird, betupfen Sie stattdessen einfach die Haut mit dem Heilkräutertee oder der verdünnten Tinktur – die so entstehende Verdunstungskälte ist zum Beispiel bei Juckreiz oder Fieber (sofern die Hände und Füße warm sind) genau das Richtige (siehe auch Seite 78).

Wickel mit essigsaurer Tonerde

Ein einfacher, aber wirkungsvoller kühlender Wickel: Bestreichen Sie die Haut mit essigsaurer Tonerde und binden Sie dann ein Tuch darum.

Kalter Quark- oder Heilerdewickel

Für einen kalten Quarkwickel verwenden Sie Magerquark, allerdings nicht direkt aus dem Kühlschrank. Heilerde ist in Pulverform in der Apotheke, dem Drogeriemarkt oder dem Reformhaus erhältlich. Vermischen Sie das Pulver mit kaltem Wasser zu einem streichfähigen Brei. Streichen Sie Brei oder Quark auf das Innentuch, legen Sie die bestrichene Seite direkt auf die Haut und legen oder wickeln Sie das Außentuch darüber. Fixieren.

Kalter Zitronenscheibenwickel

Schneiden Sie eine nicht mehr ganz kühlschrankkalte, unbehandelte Zitrone in dünne Scheiben. Reihen Sie dann die Zitronenscheiben dicht nebeneinander in das Innentuch, schlagen Sie das Tuch viermal ein und formen Sie daraus ein flaches Päckchen. Falls nötig mit Pflaster-Klebeband zukleben oder mit einer Sicherheitsnadel befestigen. Platzieren Sie das Päckchen auf der Haut und legen das Außentuch darauf beziehungsweise wickeln es darum.

Kühl-Pack aus Linsen

Wie Sie es selbst machen, lesen Sie in der Anleitung auf Seite 81 nach.

Wadenwickel und Zitronensocken

Wadenwickel und Zitronensocken sind zwei Methoden zur sanften Fiebersenkung. Beachten Sie: Nicht anwenden bei kalten Füßen oder wenn das Kind friert!

Wadenwickel

Dieser Wickel bedeckt den Unterschenkel vom Knöchel bis zum Knie. Tränken Sie zwei Tücher, zum Beispiel Windeltücher aus Baumwolle, in zimmerwarmem Wasser (nach Belieben auch kälter). Wringen Sie die Tücher aus, falten Sie sie mehrmals und umwickeln Sie damit beide Waden möglichst faltenfrei. Dann können Sie entweder zwei Außentücher darumwickeln. Oder Sie bringen auf dem Bett einen Matratzenschutz an.

Lassen Sie dann das Kind – eventuell oben rum leicht zugedeckt – rund eine Viertelstunde im Bett ruhen. Vorher und nachher Temperatur messen. Wenn das Fieber nicht gesunken ist, 2-mal wiederholen.

Zitronensocken

Zitronensocken sind die besser riechende Variante der altehrwürdigen Essigsocken: Tränken Sie zwei Baumwollsocken in zimmerwarmem Zitronenwasser (2–3 Spritzer Zitronensaft auf 200 ml Wasser). Die Flüssigkeit darf je nach Belieben auch kälter sein. Socken gut auswringen, anziehen. Als zweite Schicht ziehen Sie dem Kind ein paar Nummern zu große Wollsocken darüber. Plastiksäcke sind ungeeignet, sie könnten einen Wärmestau verursachen. Etwa eine Viertelstunde einwirken lassen, gegebenenfalls wiederholen.

Warme Wickel

Warme Auflagen auf der Haut führen dem Körper des Kindes Wärme zu und bewirken eine Erweiterung der Gefäße sowie eine verstärkte Durchblutung der Haut. Indirekt werden auch tiefere Regionen gewärmt, Muskeln entspannen sich, der Stoffwechsel wird angekurbelt, Krämpfe und Schmerzen lassen nach. Außerdem trösten und beruhigen warme Wickel den kleinen Patienten.

So funktioniert's

> Warme Wickel können Sie etwa 15–30 Minuten auf der Haut liegen lassen. Höchstens 2–3-mal täglich.
> Beim Vorbereiten und Anlegen warmer Wickel, die mit heißem Wasser zubereitet werden, besteht Verbrennungsgefahr – sowohl für das Kind als auch für Sie. Arbeiten Sie vorsichtig und prüfen Sie vor dem Anlegen des Wickels immer die Temperatur: zunächst an Ihrer Haut, dann vorsichtig beim Kind.
> Bei wärmenden Wickeln ist eine zweite Lage aus Baumwolle oder Wolle (Außentuch) besonders wichtig, damit sich die Wärme nicht zu schnell verflüchtigt.
> Nach dem Abnehmen des warmen Wickels sollte das Kind etwa eine halbe Stunde lang ruhen und nicht an die kalte Luft gehen.

Wichtig: Bei fiebrigen Erkrankungen eignen sich warme Wickel nur in der Anfangsphase des Fieberanstiegs, wenn das Kind fröstelt. Nicht aber, wenn das Kind heiß ist oder schwitzt (mehr Informationen dazu unter Fieber, Seite 210).

Tipp: Wenn schnelle Wärme gefragt ist, können Sie alternativ zum Wickel auch einfach einen feuchten Waschlappen auf den Deckel eines Topfes mit heißem Wasser legen, ihn so erhitzen und dann – nach Prüfung der Temperatur – auflegen. Oder greifen Sie auf das Kirschkernkissen oder die gute alte Wärmflasche zurück.

Warmer Heilkräuterwickel

Die Zutaten:
> Heißer Tee (Aufguss): Augentrost, Hamamelis, Kamille, Lavendel, Ringelblume, schwarzer Tee, Schafgarbe, Thymian u.a. (1 TL Pflanzenteile mit 250 ml kochendem Wasser übergießen, 10 Minuten ziehen lassen).
> Tinktur: Arnika, Ringelblume (jeweils 1 TL Tinktur auf 250 ml heißes Wasser). (Tinkturen siehe Seite 78).

Tränken Sie das Innentuch in der heißen Flüssigkeit und wringen Sie es aus. Wenn es ausreichend abgekühlt ist, direkt auf die Haut auflegen. Bringen Sie anschließend das Außentuch darüber an (siehe auch Seite 78).

Warmer Heilerdewickel

Rühren Sie etwas Heilerde in Pulverform (Apotheke/Drogeriemarkt/Reformhaus) mit heißem Wasser zu einem streichfähigen Brei. Lassen Sie die Mischung abkühlen, bis sie eine angenehme Temperatur erreicht hat. Streichen Sie den Brei auf das Innentuch, das genau die Auflagegröße hat. Die bestrichene Seite kommt direkt auf die Haut. Dann wickeln oder legen Sie das Außentuch darüber. Eventuell befestigen.

Warmer Salbenwickel

Sie brauchen: Spitzwegerich-, Engelwurz- oder Ringelblumensalbe oder Eukalyptuspaste (letztgenannte erst ab 4 Jahren). Stellen Sie die ganze Tube für 10 Minuten verschlossen in ein Gefäß mit heißem Wasser. Tragen Sie dann etwa 1mm dünn Salbe auf ein Tüchlein aus Baumwolle auf und legen Sie es auf die Haut des Kindes. Darüber das Außentuch anbringen.

Warmer Zitronenscheibenwickel

Eine unbehandelte Zitrone in dünne Scheiben schneiden, in einen Teller legen und mit wenig kochend heißem Wasser übergießen, etwas abkühlen lassen. Dann die Scheiben abtropfen lassen und dicht nebeneinander auf das Innentuch reihen. Ein Päckchen formen, gegebenenfalls mit Pflaster-Klebeband zukleben oder mit einer Sicherheitsnadel befestigen, auflegen und das Außentuch anbringen.

Kartoffelwickel

Kochen Sie einige Kartoffeln in der Schale sehr weich, lassen Sie die Kartoffeln unbedingt genügend abkühlen und zerdrücken Sie sie dann. Geben Sie den Brei auf das Innentuch, an den Seiten das Tuch viermal einschlagen und mit Pflasterband gut zukleben. Dann das Päckchen von außen leicht quetschen und auflegen. Darüber das Außentuch anlegen, fixieren.

Leinsamenwickel

Man nehme: 1 Teil Leinsamen, 2 Teile Wasser. Kochen Sie die Mischung auf und zerstampfen Sie sie. Auf die gewünschte Temperatur abkühlen lassen. Geben Sie die Leinsamen dann auf das Innentuch, schla-

gen Sie das Tuch an den Seiten viermal ein und kleben es mit Pflasterband gut zu. Dann das Päckchen auflegen. Darüber das Außentuch anlegen, fixieren.

Zwiebelwickel

Eine oder zwei Zwiebeln fein hacken und entweder mit sehr wenig Öl anbraten (riecht dann angenehmer!) oder mit wenig Wasser in einer Pfanne erwärmen, etwas abkühlen lassen. Mit Hilfe des Innentuchs ein Zwiebelpäckchen formen, auflegen und das Außentuch darüber anbringen, fixieren.

Kohlwickel

Das alte Hausmittel hat entzündungshemmende, schmerzlindernde und abschwellende Eigenschaften. Garen Sie – kurz – ein paar Kohlblätter in heißem Wasser und legen bzw. wickeln Sie diese handwarm auf die betroffene Körperstelle. Mit einem Baumwolltuch fixieren, einwirken lassen. Es eignen sich: Weißkohl (die Pflanze hat glatte Blätter) oder Wirsing (mit dunkleren, schrumpeligen Blättern).

Bienenwachskompresse

Eine ganz spezielle Brustkompresse ist der Bienenwachswickel: Dieses mit mehreren Schichten Bienenwachs beschichtete Stoffstück erhalten Sie in der Apotheke. Erwärmen Sie einen in der entsprechenden Größe zugeschnittenen Bienenwachslappen in Plastik eingepackt zwischen zwei Wärmflaschen. Legen Sie dann den Lappen körperwarm auf die Brust des Kindes und wickeln Sie anschließend ein Tuch (Baumwolle, Leinen) um den Oberkörper.

1-mal täglich anwenden, Liegedauer (im warmen Bett) etwa 30 Minuten. Jungs tragen die steife Kompresse gern als Ritterbrustschild.

2.3 Heilkräuter für Kinder

Preisfrage: Welche Medizin findet man in Apotheke und Reformhaus, aber auch an Berghängen, an Waldrändern und auf Trockenwiesen? Heilkräuter! Hier erfahren Sie, wie aus einem gewöhnlichen Heilkräutertee ein Kindertee wird, was Sie bei der äußerlichen Anwendung von Tees beachten müssen und wie Sie mit Tinkturen und ätherischen Ölen richtig umgehen.

Gesundheit aus der Teetasse

Bereiten Sie den Heilkräutertee für Ihr Kind aus getrockneten (oder falls vorhanden auch mal aus frisch gepflückten) Pflanzenteilen immer frisch zu und bedecken Sie ihn während des Ziehenlassens. Die Zubereitungsart eines Tees ist von der Heilpflanze, aber auch von den verwendeten Pflanzenteilen abhängig (siehe Kasten auf Seite 78). Hier die Grundrezepte – sofern auf der Verpackung oder in diesem Ratgeber nichts anderes erwähnt ist:

Aufguss

Heilpflanzen, bei denen getrocknete **Blüten, Blätter, das ganze Kraut oder Stängel** verwendet werden, übergießen Sie mit kochend heißem Wasser, lassen den Tee 3–10 Minuten (oder laut Teeverpackung) ziehen und sieben ihn ab.

Dosierung: 1 TL Pflanzenteile auf 250 ml Wasser

Absud

Kräftige Pflanzenteile von Heilpflanzen wie getrocknete **Früchte, Samen, Rinden, Wurzeln und Hölzer** kalt ansetzen, kurz aufkochen, für 10 Minuten ziehen lassen und absieben.

Dosierung: 1 TL Pflanzenteile auf 250 ml Wasser

Wenn in diesem Ratgeber im Beschwerde-Teil (ab Seite 132) nichts anderes vermerkt ist, kann das Kind bei akuten Krankheiten täglich zwei bis drei Tassen eines Heilkräutertees trinken. Bei chronischen Krankheiten oder wenn Sie eine Teekur planen: Spre-

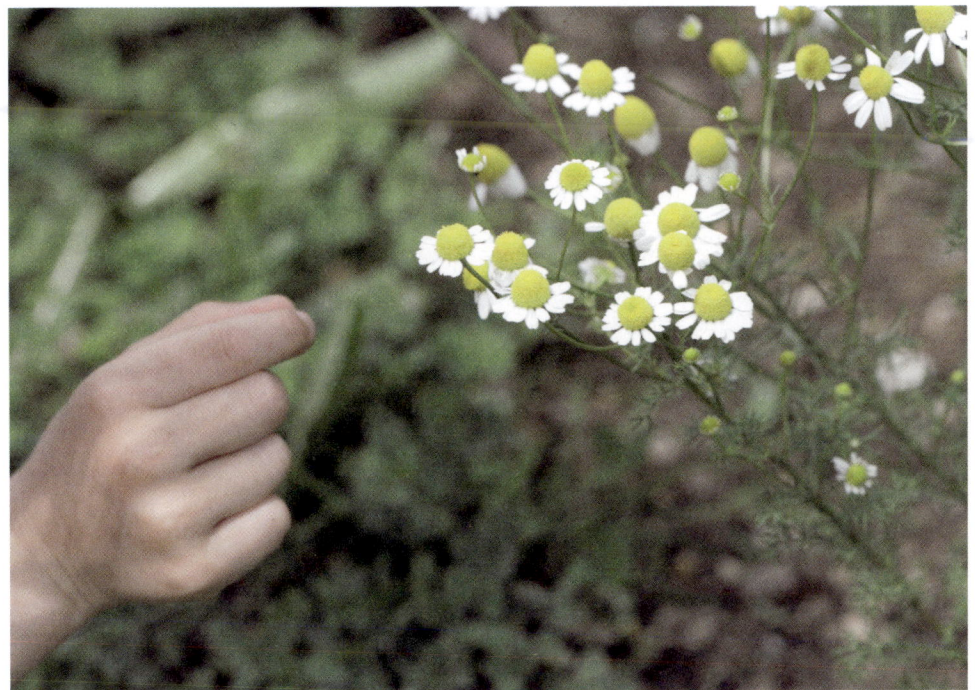

chen Sie sich mit dem Kinderarzt ab. Denn selbst harmlose Allerwelts-Kräuter wie Pfefferminz oder Salbei können nach längerem Gebrauch Nebenwirkungen verursachen.
Am besten kaufen Sie Heiltee in entsprechend spezialisierten Reformhäusern oder Apotheken. Bewahren Sie ihn in lichtgeschützten Gläsern, Kartondosen oder Papiertüten auf. Schützen Sie diese vor Feuchtigkeit, Hitze und Sonnenlicht. Beschriften Sie die Behälter mit Heilpflanzenname und Datum.

So schmeckt's Ihrem Kind

> Bei Teesorten, die bitter sind oder Ihrem Kind nicht sonderlich schmecken: Mit Hagebutten- oder Orangenschalen, Orangen- oder Hibiskusblüten, Pfefferminzblättern oder Anissamen „peppen" Sie den Geschmack des Tees auf.
> Abwechslung macht das Leben süß: Experimentieren Sie mit Teemischungen oder wechseln Sie bei Heiltees auch mal ab. Es stehen ja meist mehrere Heilkräuter zur Auswahl!
> Heilkräutertees sollten Kinder in der Regel ungesüßt trinken. Ausnahmen: Hustentee oder wenn das Kind nicht genügend trinkt. Geben Sie Honig oder andere Süßstoffe wie Traubenzucker erst hinzu, wenn der Tee einige Minuten lang abgekühlt ist. Honig nur für Kinder über 12 Monaten!

> **Wurzel oder Blüten? Tee oder Salbe?**
> Je nachdem, welcher Teil einer Pflanze (Wurzel, Blüte, Blätter, Rinde etc.) für einen Tee oder ein anderes pflanzliches Präparat verwendet wird, kommen andere Wirkstoffe zum Tragen. Außerdem eignet sich nicht jede Pflanze als Tee: Efeu darf zum Beispiel nicht als selbstgebrauter Tee oder gar roh genossen werden, denn in dieser Form würde die Schlingpflanze Schleimhautreizungen, Übelkeit oder Erbrechen verursachen. Als Hustensirup verarbeitet, darf Efeu hingegen sogar schon von Kleinkindern gelöffelt werden. Damit Sie genau wissen, welcher Teil einer Heilpflanze jeweils verwendet wird und in welcher Form die Heilpflanze innerlich und/oder äußerlich angewendet wird (Aufguss, Tinktur, Sirup oder Salbe): Beachten Sie die Heilpflanzenliste im Anhang (ab Seite 344). Dort finden Sie auch die lateinischen Namen der Heilpflanzen.

Tee für Wickel, Waschungen und Bäder

Heilkräutertees, mit denen Sie einen feuchten Wickel zubereiten, die Haut abwaschen oder die Sie dem Badewasser zugeben, werden in der Regel so dosiert:

> - **Waschungen, Kompressen, Wickel, Gurgelwasser, Kopfdampfbad:**
>   1 TL Pflanzenteile auf 250 ml Wasser
> - **Für ein Teilbad (Arm-, Fuß- oder Sitzbad) oder ein Vollbad in der Babybadewanne:** 1 EL Pflanzenteile
> - **Für ein Vollbad in der Badewanne:** 2 EL Pflanzenteile
> - Tipps zur Zubereitung siehe Seite 76. Tees für die äußerliche Anwendung dürfen jeweils etwas länger ziehen.

Tinkturen und ätherische Öle

Tinkturen bestehen etwa zur Hälfte aus Pflanzenteilen, zur anderen Hälfte aus Alkohol. Sie werden äußerlich und, je nach verwendeter Pflanze und Bestimmung, auch innerlich angewendet.

Ätherische Öle sind ölige Pflanzenbestandteile. Sie werden aus den Pflanzen herausgepresst, mit Lösungsmitteln herausgezogen oder herausdestilliert. Die Konzentrationen von Produkten, die als „ätherische Öle" bezeichnet werden, reichen von 10%ig bis 100%ig. Viele käufliche Öle enthalten – zum Teil auch, um das Produkt verträglicher zu machen – bis zu 90 Prozent weitere (fette, nicht ätherische) Öle wie zum Beispiel Oliven- oder Mandelöl.

Wenden Sie ätherische Öle als Hausmittel bei Kindern ausschließlich äußerlich an – und zwar tropfenweise oder verdünnt mit fetten Ölen.

Tinkturen:
Das müssen Sie beachten
> Wegen ihres Alkoholgehalts eignen sich Pflanzentinkturen für den innerlichen Gebrauch frühestens für Kinder ab 2 Jahren.
> Wenn Sie bei Ihrem Kind eine Pflanzentinktur regelmäßig anwenden möchten (innerlich oder äußerlich), besprechen Sie das vorab mit dem Kinderarzt.
> Um unerwünschte Wirkungen zu vermeiden: Halten Sie sich insbesondere bei der Anwendung von Tinkturen, ganz besonders im Mundraum, streng an die vom Apotheker oder in diesem Ratgeber empfohlenen Dosierungen.
> Tinkturen nie in den Augen anwenden!
> Lagern Sie Tinkturen so, dass sie für Kleinkinderhände unerreichbar sind.

So dosieren Sie Tinkturen:
> **Tinkturen zum Einnehmen:** 2–3-mal täglich 3–5 Tropfen Tinktur auf 100 ml Wasser
> **Gurgelwasser:** 10 Tropfen Tinktur auf 100 ml Wasser
> **Waschungen, Kompressen und Wickel:** 1 TL Tinktur auf 250 ml Wasser

Ätherische Öle:
Das müssen Sie beachten
> In diesem Ratgeber werden ätherische Öle nur für wenige, ganz spezifische äußerliche Anwendungen empfohlen. Denn ätherische Öle sind nicht immer harmlos: Sie können die Haut reizen, zu Kontaktallergien führen. Und: Pfefferminzöl zum Beispiel kann bei Babys – wenn es auf Nase oder Lippen gelangt – unter Umständen einen tödlichen Stimmritzenkrampf verursachen. Bereits ein Tropfen genügt!
> Wenn Sie ein ätherisches Öl bei Ihrem (älteren) Kind regelmäßig anwenden möchten, besprechen Sie das vorab mit Ihrem Arzt oder Ihrem Apotheker. Um unerwünschte Wirkungen zu vermeiden, beachten Sie unbedingt die vom Aptheker oder diesem Ratgeber empfohlenen Dosierungen.
> Ätherische Öle dürfen auf keinen Fall in die Augen des Kindes gelangen.
> Kaufen Sie nur natürliche ätherische Öle. Verzichten Sie auf synthetische oder halbsynthetische Produkte.
> Lagern Sie ätherische Öle dunkel, gut beschriftet und für Kinderhände unerreichbar.

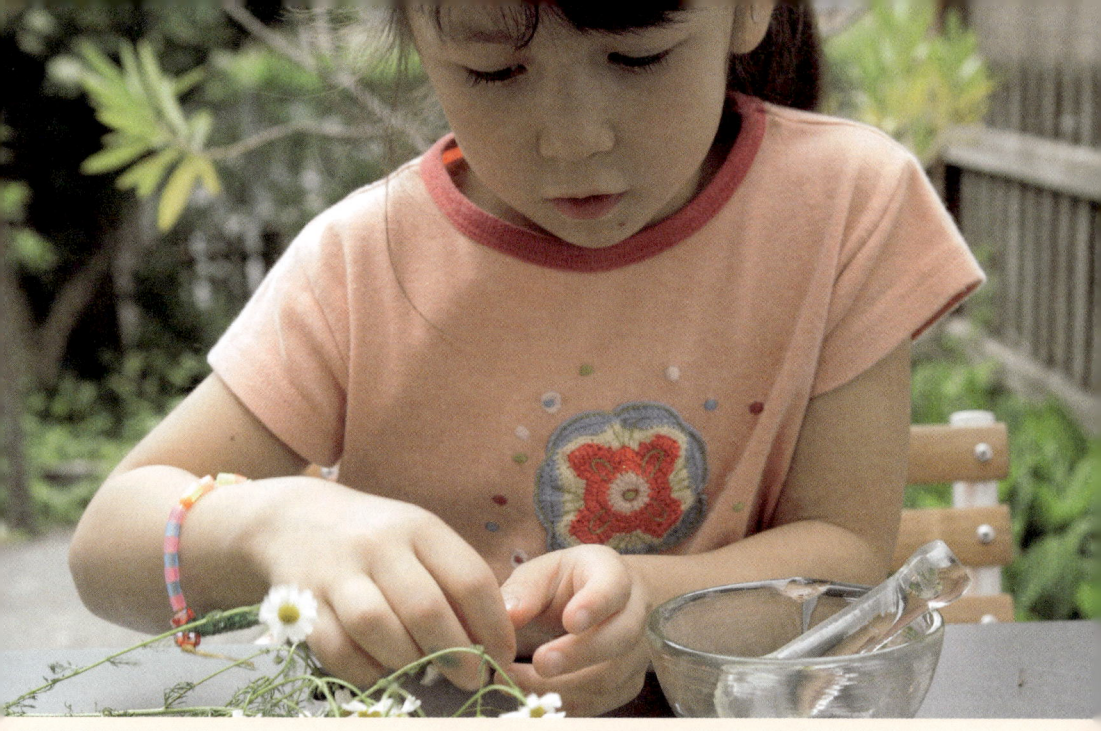

MITMACH-MEDIZIN

Sanfte Medizin wird am besten nicht nur *am* Kind angewendet, sondern *mit* ihm. Sie können schon Ihr Kleinkind mit einbeziehen: Lassen Sie es wählen, ob es lieber einen Quark-, einen Heilerde- oder einen Zitronenscheibenwickel möchte. Oder lassen Sie es verschiedene Hustentees „verkosten". Ihr Sprössling soll entsprechend seiner Vorliebe – und seiner Neugierde! – mitentscheiden dürfen. Denn Kinder wissen oft ganz intuitiv, was ihnen gut tut. Und wenn der kleine Patient beim Fußbad herumspritzen darf und das Plüschtier vom kleinen Patienten auch einen Halswickel verpasst bekommt, sind sicher bald alle Bedenken verflogen.
Größeren Kindern müssen Sie manche Hausmittel vielleicht erst schmackhaft machen. Zum Beispiel, indem Sie gemeinsam einen kleinen Klostergarten mit Heilkräutern wie etwa Kamille, Ringelblume, Lavendel, Goldmelisse oder Thymian auf dem Balkon anlegen. Sie können auch zusammen Heilkräuter im Bestimmungsbuch nachschlagen oder sich bei Gelegenheit Hafer, Schöllkraut oder Ackerschachtelhalm in der Natur anschauen. Und warum nicht mit dem Kind über das Besondere an der Homöopathie sprechen? Lassen Sie es beim Zube-

reiten von Bädern und Wickeln mithelfen und übertragen Sie ihm entsprechend seinem Alter Verantwortung für seine Gesundheit. Lassen Sie Ihr Kind zum Beispiel selbst mit dem Nasenspray hantieren oder ein Pflaster aufkleben. Oder probieren Sie gemeinsam eines der folgenden Rezepte aus. Je nach Alter kann Ihr Kind helfen oder das ganze Rezept sogar selbst zubereiten.

SALBEN, ÖLE, TINKTUREN & CO. SELBST GEMACHT

Kühl-Pack
> 500g Linsen (rote, grüne oder braune)
> Stoffrest aus Baumwolle, ca. 20 × 20cm
> Kordel

Stoff einmal falten, mit der Nähmaschine oder von Hand jeweils die beiden Lagen bei der einen Querkante und bei der offenen Längskante zusammennähen. Faden versäubern. Stoff umdrehen, die Ecken mit einer Bleistiftspitze herausstoßen und Linsen einfüllen. Mit einer Kordel zubinden und ab ins Gefrierfach damit!
Geeignet als schnelle Hilfe bei Prellungen, Kopfweh, Sehnenscheiden-Entzündung, Sonnenbrand, Verstauchungen, Verbrennungen etc.

Ringelblumentinktur
> 1 Handvoll frische Ringelblumenblüten (z.B. aus eigenem Anbau im Garten)
> 100 ml medizinischen Alkohol mit 50 Volumenprozent (in der Apotheke entsprechend mischen lassen). Alternative: 100 ml Obstschnaps mit 43 Volumenprozent
> Schraubdeckelglas
> Dunkle, verschließbare Glasflasche

Die Blüten in das Glas geben, darüber gerade so viel Schnaps gießen, bis alle Blüten bedeckt sind, Deckel zuschrauben. Die Mischung 2–6 Wochen an einem warmen Ort ziehen lassen: Während dieser Zeit lässt sich beobachten, wie die Tinktur immer mehr Farbe annimmt. Die Blüten mit Hilfe eines Trichters und eines Kaffeefilterpapiers abfiltern, dabei die Tinktur in eine dunkle Glasflasche laufen lassen. Beschriften (Inhalt, Datum). An einem dunklen, kühlen Ort aufbewahren. Die Tinktur hält sich etwa ein Jahr.
Äußerlich (in der Regel verdünnen, siehe Seite 79) bei Angina, Akne, Aphthen, Hand-Fuß-Mund-Krankheit, Mundsoor, Nabelproblemen, Ringelröteln, Warzen, Windpocken.

Johanniskraut- oder Ringelblumenöl
> 3–5 Handvoll frischer Blüten, Blätter und klein geschnittener Stängel von **blühendem Johanniskraut** (aus Eigenanbau im Garten oder – nur mit Bestimmungsbuch – selbst gesammelt an Waldrändern oder in Trockenwiesen)
> wahlweise frische **Ringelblumenblüten** (aus dem eigenen Garten)
> 500 ml Oliven- oder Sonnenblumenöl (Bio-Qualität)
> Schraubdeckelglas
> dunkle, verschließbare Glasflasche oder dunkles Schraubdeckelglas

Die Pflanzenteile in das Glas geben, so viel Öl darüber gießen, bis alle Pflanzenteile gerade bedeckt sind, das Glas verschließen. Die Mischung 3–4 Wochen an einem warmen, sonnigen Ort stehen lassen, zwischendurch aufschütteln. Die Pflanzenteile mit Hilfe eines Trichters und eines Kaffeefilterpapiers abfiltern – dabei das Öl in eine dunkle Glasflasche oder ein zweites verschließbares Glas mit Schraubdeckel tröpfeln lassen. Beschriften (Inhalt, Datum). An einem dunkeln, kühlen Ort aufbewahren. Das Öl hält sich etwa ein halbes Jahr.

Johanniskrautöl ist ein vorzügliches Massageöl bei Blasenentzündung, Gelenk- und Muskelschmerzen, Mittelohrentzündung, Neugeborenengelbsucht, Prellungen, Schnupfen, Verstauchungen.

Ringelblumenöl kann äußerlich angewendet werden bei Milchschorf, Zahnungsproblemen oder auch bei heilenden Wunden.

Majoransalbe
> 2 EL getrockneter Majoran
> 2 EL medizinischer Alkohol mit 50 Volumenprozent (in der Apotheke entsprechend mischen lassen). Alternative: 2 EL Obstschnaps mit 43 Volumenprozent
> 2 EL Butter
> Filterpapier (Tee- oder Kaffeefilter)
> Schnapsglas, mit Alufolie bedeckt oder – ganz perfekt – ein Salbendöschen (Apotheke)

Majoran ist der süße Bruder des Pizzagewürzes Oregano. Die Majoransalbe stellen Sie so her: Den trockenen Majoran zwischen den Fingerspitzen möglichst fein verreiben. Die Majorankrümel mit dem Schnaps in einer Tasse mischen, die Butter dazugeben. Die Tasse 5 Minuten in ein heißes Wasserbad stellen, dann die Mischung gut umrühren. Die flüssige Majoranbutter durch das Filterpapier in eine zweite Tasse tropfen und etwas ruhen lassen. Schöpfen Sie jetzt mit einem Teelöffel die grüne Butterschicht (schwimmt oben) in das Schnapsglas (oder in das Salbendöschen) ab. Das Glas mit Alufolie bedecken. Döschen zuschrauben. Im Kühlschrank etwa zwei Wochen lang haltbar.

Majoransalbe bei Schnupfen unter die Nase reiben. Oder dünn auf eine (bereits heilende) Wunde auftragen.

Rettichsirup

> 1 kleiner schwarzer (oder auch weißer) Rettich
> Zucker oder Honig
> Schraubdeckelglas

Den Rettich von oben vorsichtig aushöhlen, am besten mit einem scharfen Teelöffel, einem Melonenstecher oder einem Messer. Zucker oder Honig einfüllen, über Nacht stehen lassen. Dann durchbohren Sie den Rettich von unten (z.B. mit einer Stricknadel) und stellen ihn in ein Glas, das den austropfenden Sirup auffängt. Im Kühlschrank einige Tage haltbar.

Bei Husten 2–3-mal täglich 1 TL Sirup einnehmen.

Zitronen-Zwiebel-Sirup

> 1 schmales Schraubdeckelglas
> 1 große Zwiebel
> 1 Zitrone (Bio)
> Honig nach Belieben

Abwechselnd in das Glas schichten: eine dünne Zitronenscheibe, eine dünne Scheibe Zwiebel (geschält), dann großzügig Honig darübergeben. Den Vorgang wiederholen, bis das Glas voll ist. Das Ganze ein paar Stunden stehen lassen, zwischendurch ganz leicht von oben quetschen. Der Sirup hält sich einige Tage im Kühlschrank.

Auch das ergibt einen guten Hustensirup (2–3-mal täglich 1TL).

2.4 Homöopathie

Der Arzt und Apotheker Samuel Hahnemann (1755–1843) entwickelte die Homöopathie als neuartige Heilmethode. Diese beruht erstens auf dem Prinzip, dass Ähnliches mit Ähnlichem geheilt wird. Wenn also eine Substanz (eine Pflanze, ein Mineral, ein Tier) beim Menschen ein bestimmtes Symptom hervorruft – zum Beispiel Kopfschmerzen –, so kann dasselbe Mittel in verschwindend kleiner Konzentration die Ursache der Krankheit heilen.

Das zweite eigenwillige Prinzip der Homöopathie ist die sogenannte Potenzierung: Die tierischen, pflanzlichen und mineralischen Substanzen, die in den homöopathischen Mitteln enthalten sind, werden in zahlreichen Schritten verdünnt, geschüttelt und dann wieder verdünnt. Entsprechend der Homöopathie-Lehre verstärkt diese Verdünnung (zusammen mit der Verschüttelung von Hand) die Wirkung der Arznei.

Für die Selbstmedikation von Kindern eignen sich D-Potenzen. D-Potenzen werden bei jedem Verdünnungsschritt im Verhältnis 1:10 verdünnt. Die Zahl hinter dem Großbuchstaben D besagt, wie viele Einzelschritte hintereinander vorgenommen wurden: Bei Arzneien mit der Potenz D6 wird sechsmal hintereinander zehnfach verdünnt, das Ergebnis ist also eine Verdünnung von 1:1 Million. Je höher die Potenz, desto geringer ist also die Konzentration des Wirkstoffs, desto stärker ist aber nach der homöopathischen Lehre seine Wirkung.

Individuell und beliebt

Die klassische Homöopathie will nicht einfach Mittel nach Krankheiten verordnen, sondern den kranken Menschen ganz individuell erfassen. Es soll möglichst ganzheitlich auf das einzelne Kind und seine Eigenarten eingegangen werden – nicht Symptome, sondern die Ursachen will die Hahnemannsche Methode bekämpfen.

Die Homöopathie für den Hausgebrauch muss dabei Kompromisse machen: Sie berücksichtigt nicht das ganze Wesen eines Kindes, sondern nur die genaue Ausprägung

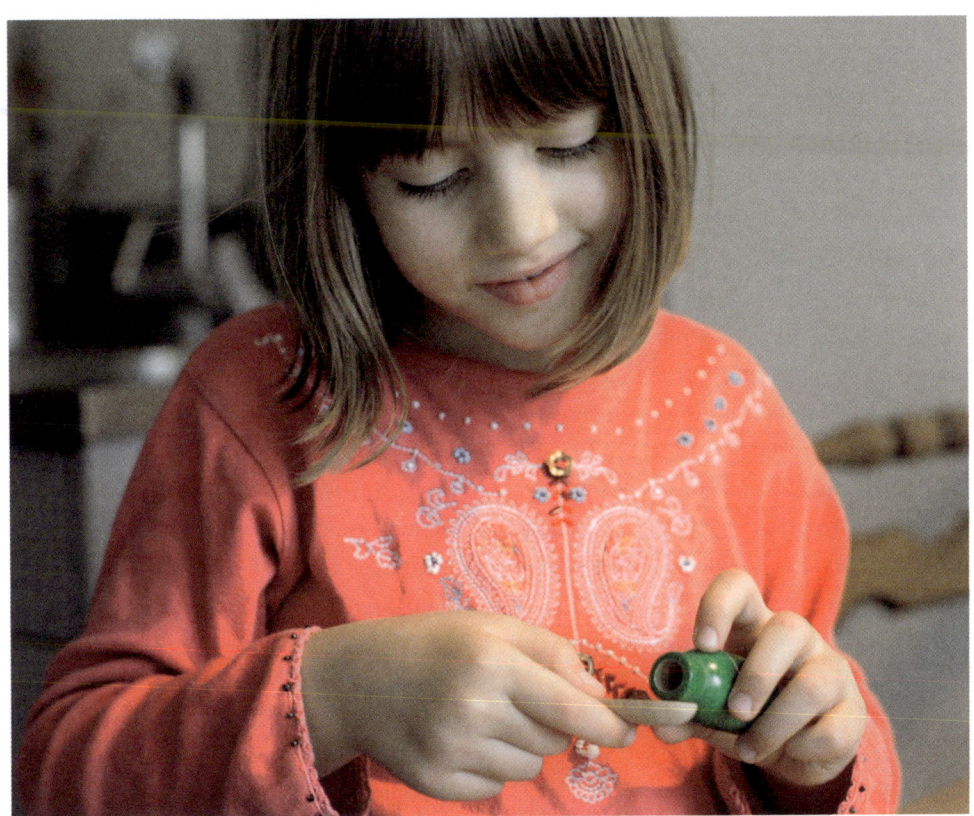

seiner Krankheitssymptome: Hat das Kind einen trockenen Husten oder ist es eher ein Schleimrasseln? Bessern sich die Beschwerden bei Bewegung oder verschlimmern sie sich eher? Außerdem kann und soll nur eine begrenzte Anzahl Mittel eingesetzt werden.

Aus diesen Gründen bleibt die Selbstmedikation mit Homöopathie vor allem auf akute Krankheiten beschränkt. Bei Kindern ist das aber meist kein Hinderungsgrund. Denn die typischen Beschwerden von Babys und Kindern sind ja meist akut und gehen wieder vorüber: von Zahnungsbeschwerden oder Dreimonatskoliken über die typischen Infekte der Kleinkindzeit bis hin zu den klassischen Kinderkrankheiten und den kleinen und großen Blessuren im Schulalter.

Wichtig zu wissen: Ein eindeutiger Wirkungsnachweis der Homöopathie in Studien ist bisher nicht gelungen. Schon ihr Begründer meinte, er wisse zwar nicht, wie sie wirke. Nur, dass sie es tue, sei gewiss. Die besten Argumente zieht die Hahnemannsche Methode deshalb auch aus der Praxis: Die Homöopathie ist die beliebteste Naturheilmethode für Kinder in der Deutschland.

Eine kleine, feine Auswahl

In diesem Ratgeber wird eine Auswahl der wichtigsten Einzelmittel für Kinder empfohlen: Wir haben für Sie eine homöopathische Hausmittelapotheke für Kinder zusammengestellt. Die acht darin enthaltenen Mittel decken nicht nur eine breite Beschwerdepalette bei Babys und Kindern ab. Sie sind gleichzeitig auch die Mittel, die den Kleinen am besten tun und deren Beschwerden am raschesten lindern.

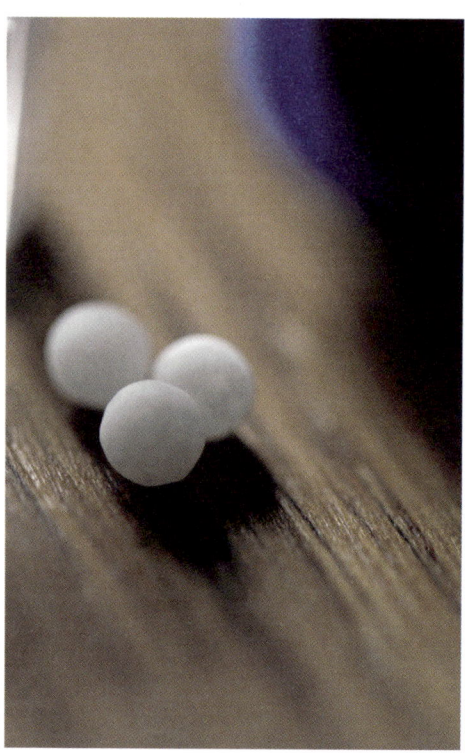

Homöopathie richtig anwenden

Für Kinder sind homöopathische Einzelarzneien in Form von Kügelchen (Globuli) empfehlenswert, die Zucker oder künstlichen Zucker (Xylit) enthalten. Diese wirken über die Mundschleimhaut. Beachten Sie Folgendes, damit die Behandlung wirksam ist:

> Für die Selbstmedikation bei Kindern sind in erster Linie die relativ niedrigen Potenzen D6 und D12 geeignet. Es sind aber je nach Arzneimittel auch andere Potenzen möglich.
> Um unerwünschte Wirkungen zu vermeiden, beachten Sie stets die von einer Fachperson empfohlenen Dosierungen und Potenzen. Oder halten Sie sich an die in diesem Ratgeber empfohlenen Dosierungen.
> Achten Sie darauf, dass das Kind beim Einnehmen der Globuli zu den Mahlzeiten einen zeitlichen Abstand von mindestens 20 Minuten einhält.
> Bei akuten Beschwerden wirken homöopathische Mittel häufig sehr schnell, da sie den Heilungsverlauf impulsmässig in die richtige Richtung lenken. Wenn innerhalb von 12 Stunden keine Besserung bei Ihrem Kind eintritt, ist das gewählte Mittel nicht geeignet. Ziehen Sie dann gegebenenfalls einen Arzt oder eine Fachperson zurate.

> Die homöopathische Behandlung einer akuten Krankheit sollte spätestens nach einer Woche abgeschlossen sein. Bei chronischen Krankheiten (z.B. Neurodermitis, depressive Verstimmung) sollte die Behandlung von einem erfahrenen Homöopathen durchgeführt werden (sogenannte Konstitutionsbehandlung).
> Lagern Sie homöopathische Mittel dunkel, trocken und gut beschriftet sowie für Kinderhände unerreichbar.

So dosieren Sie Globuli:
> **In der Akutsituation** lässt das Kind alle 2 Stunden 3 Globuli im Mund zergehen.
> **Bei Besserung** lässt das Kind 1–2-mal täglich 3 Globuli im Mund zergehen.

→ Die homöopathische Kinderapotheke finden Sie auf Seite 341.

2.5 Anthroposophische Medizin

Die anthroposophische Medizin basiert auf Erkenntnissen und Vorstellungen, die der Philosoph Rudolf Steiner (1861–1925) zusammen mit der Ärztin Ita Wegman (1876–1943) Anfang des letzten Jahrhunderts entwickelt hat. Sie ist somit eine der jüngsten alternativmedizinischen Heilmethoden.

Der Begriff Anthroposophie kommt aus dem Griechischen und bedeutet Menschenweisheit. Die anthroposophische Medizin hat ein ganz eigenes Menschen- und Naturbild und versucht, das auf die Vorgänge im menschlichen Organismus zu übertragen.

Die Gesundheitslehre versteht sich ausdrücklich als Ergänzung zur Schulmedizin – sie will nicht mit ihr konkurrieren. Und sie wird auch ausschließlich von ausgebildeten Ärzten praktiziert.

Wirksam auf vier Ebenen

Die Anthroposophie unterscheidet vier Ebenen im Menschen: den Stoffleib (das Körperliche), den Ätherleib (das Lebendige), den Astralleib (das Seelische) und die sogenannte Ich-Organisation (das Individuelle). Nach Ansicht der Anthroposophen stecken in jedem medizinischen Phänomen, in jeder Krankheit, in jedem Körperteil diese vier sogenannten Wesensglieder – mit jeweils unterschiedlicher Gewichtung. Bei der Geburt eines Kindes ist nur der Stoffleib voll ausgebildet, die anderen Wesensglieder bilden sich erst im Laufe der Entwicklung. Krankheiten entstehen laut anthroposophischen Ärzten aus einem Ungleichgewicht der vier Ebenen. Die anthroposophische Medizin sieht Krankheiten – sowie auch den Prozess der Genesung – als „Eigenleistung" des Einzelnen an, bei dem ein neues Gleichgewicht der Wesensglieder gefunden wird. Und Krankheiten werden deshalb auch nicht nur als Widrigkeiten betrachtet, die zufällig auftreten. Sondern eher als „Wegbereiter".

Kinderkrankheiten mit hohem Fieber, bei denen viel Flüssigkeit (Schleim) produziert wird und es starke Schwellungen im Körper gibt (z.B. Lymphknoten), haben dabei eine besondere Bedeutung. Körper, Geist und Seele des

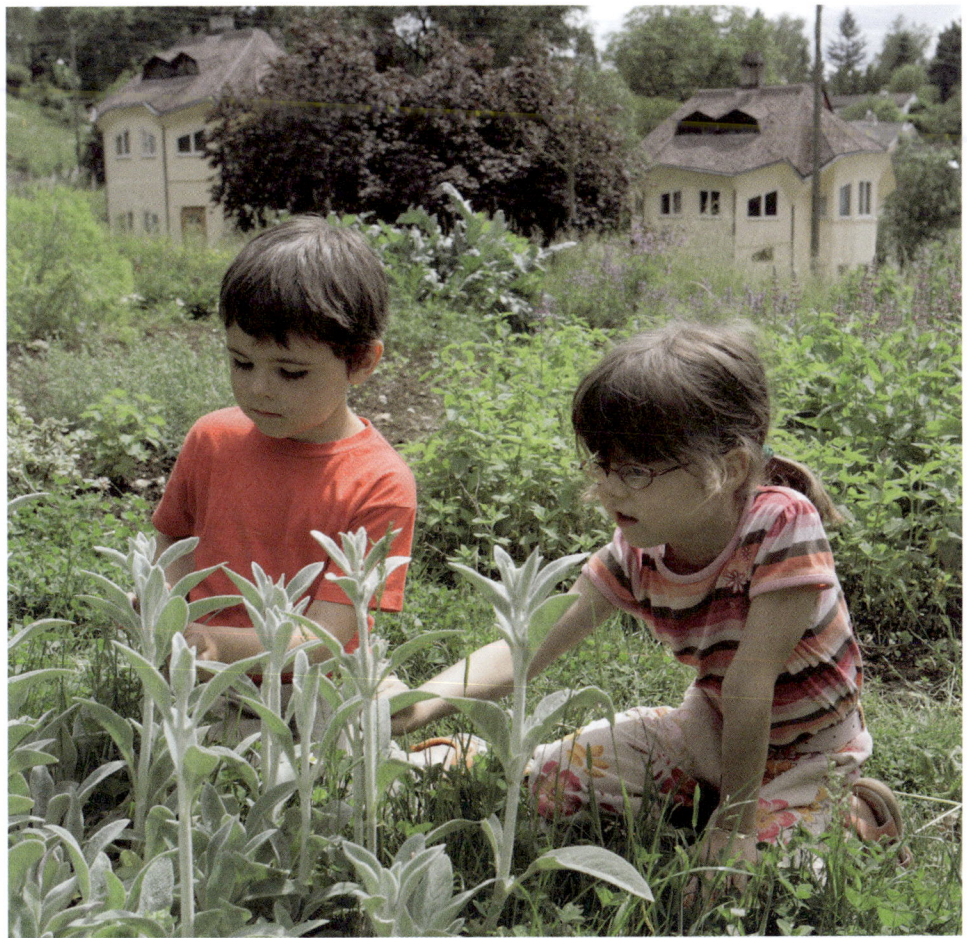

Kindes können nur an diesen Herausforderungen wachsen, so die Vorstellung. Dass Kinder heute öfter an chronischen Krankheiten wie Allergien oder Autoimmunkrankheiten (wie beispielsweise Diabetes) leiden, hängt für anthroposophische Ärzte unter anderem damit zusammen, dass akute Kinderkrankheiten seltener geworden sind. Anthroposophische Mediziner sind daher Impfungen gegenüber kritisch eingestellt.

Gar nicht so versteinert

Zur anthroposophischen Therapie gehören neben Mal- und Musiktherapie auch Heileurythmie (eine Art Gebärdentherapie), rhythmische Einreibungen und anthroposophische Arzneien.

Anthroposophische Arzneien werden speziell im Hinblick darauf entwickelt, die menschlichen Wesensglieder zu beeinflussen. Sie sind pflanzlicher, mineralischer oder tierischer Herkunft und werden teilweise sehr aufwändig „transformiert". Metalle wie Blei oder Gold werden zum Beispiel vegetabilisiert. Das heißt: Pflanzen erhalten bestimmte Metalle als Dünger, werden daraufhin kompostiert, der Kompost wird im nächsten Jahr wieder anderen Pflanzen zur Verfügung gestellt und so weiter. Oft sind die Arzneien auch homöopathisch verdünnt.

Naturprozesse werden dabei auf den Menschen übertragen: So soll etwa Weidenrinde gegen Entzündungen wirken, weil die Weide an einem feuchten Standort wächst. Nach anthroposophischer Vorstellung löscht das Wasser die Entzündung im Körper aus. Die Mistel hingegen wird als Krebsmittel angewendet, da sie wie der Krebs als Parasit vom Lebenssaft ihres Wirtes, dem Baum, zehrt. Und weil sich die Mistel – wie der Krebs – dem natürlichen Rhythmus ihres Wirtes entzieht: Sie blüht im Winter, wenn der Baum kahl ist.

Die Heilwirkung der anthroposophischen Medizin ist wissenschaftlich nicht eingehend untersucht. Studien haben unterschiedliche Ergebnisse gezeigt.

Anthroposophische Medizin richtig anwenden

> **Salben, Sprays, Gels und Zäpfchen:** Diese Arzneien enthalten oft pflanzliche Wirkstoffe oder sogenannte vegetabilisierte Metalle, zum Teil zusätzlich auch homöopathische Wirkstoffe. Die Produkte sind in Apotheken mit naturmedizinischem Sortiment erhältlich. Beachten Sie die Angaben zu Dosierung und Anwendung auf der Verpackung.

> **Homöopathische Komplexmittel:** Die anthroposophische Medizin verwendet

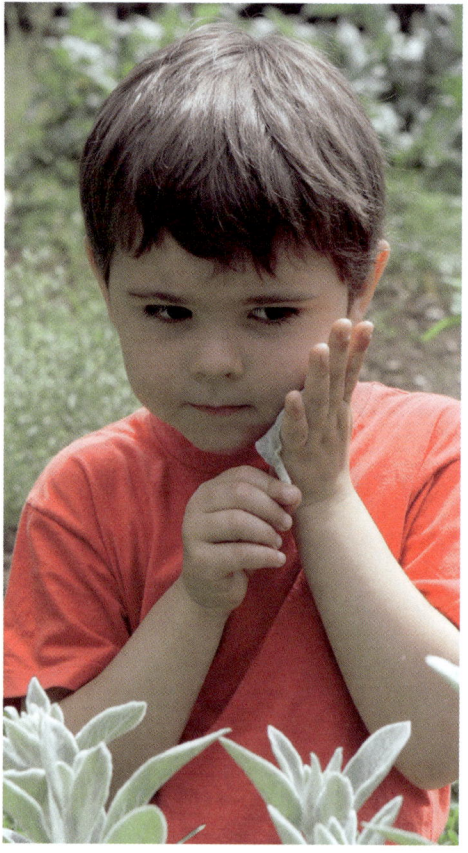

auch homöopathische Globuli. Meist sind es Komplexmittel, also Mittel, die aus einer Mischung von verschiedenen homöopathischen Wirkstoffen bestehen. Der Vorteil von Komplexmitteln: Sie sind nicht so individuell zugeschnitten wie homöopathische Einzelmittel und eignen sich deshalb gut für die Selbstmedikation. Homöopathische Komplexmittel aus der anthroposophischen Medizin sind ebenfalls in spezialisierten Apotheken zu finden. Zur Anwendung siehe „Homöopathie richtig anwenden" (Seite 86).

2.6 Spagyrik

Die Spagyrik kann als eine Form der Pflanzenheilkunde (Phytotherapie) angesehen werden – oder als „kleine Schwester" der Homöopathie. Denn die Therapiemethode hat von beiden etwas: Wie in der Phytotherapie sind die Grundlagen der spagyrischen Arzneien Pflanzen (Bienenkittharz oder Metalle sind Ausnahmen). Und wie in der Homöopathie regen die spagyrischen Heilmittel den Körper mit einer Art nichtstofflichem Impuls dazu an, sich selbst zu regulieren und zu heilen.

Alchemie im Spray

Den Begriff Spagyrik hat Paracelsus (1493–1541), der Schweizer Arzt mit den schwäbischen Wurzeln, geprägt; das Wort ist in Anlehnung an die Herstellung der spagyrischen Heilmittel, die ein wenig wie ein alchemistisches Zauberritual wirkt, aus den griechischen Silben für „trennen" und „vereinen" zusammengesetzt: Frische Pflanzen werden mit Wasser, Hefe und Zucker vergoren und destilliert. Flüchtige Stoffe, Alkohol und Wasser gehen ins Destillat über. Das zurückbleibende Material wird davon getrennt, getrocknet und verbrannt. Danach wird ein Teil der Asche wieder mit dem Destillat vereinigt. Am Schluss wird diese Essenz durch Rotation und rhythmisches Erwärmen sowie Abkühlen „dynamisiert". Laut der Spagyrik-Philosophie werden so alle Heilkräfte einer Pflanze freigesetzt und dem Menschen optimal zur Verfügung gestellt.

In die Spagyrik sind verschiedenste Gesundheitslehren eingeflossen: zum Beispiel die Säftelehre, die Lehre der vier Elemente oder auch Alchemie, Astronomie und Astrologie. Das spezielle Herstellungsprozedere macht's möglich, dass sogar giftige Heilpflanzen wie Schöllkraut oder Kava Kava bei Kindern ohne schädliche Nebenwirkungen angewendet werden können.

Die Heilwirkung von spagyrischen Essenzen ist wissenschaftlich nicht weiter untersucht, klinische Studien fehlen. Tritt keine Besserung der Beschwerden ein, ziehen Sie eine Fachperson zurate.

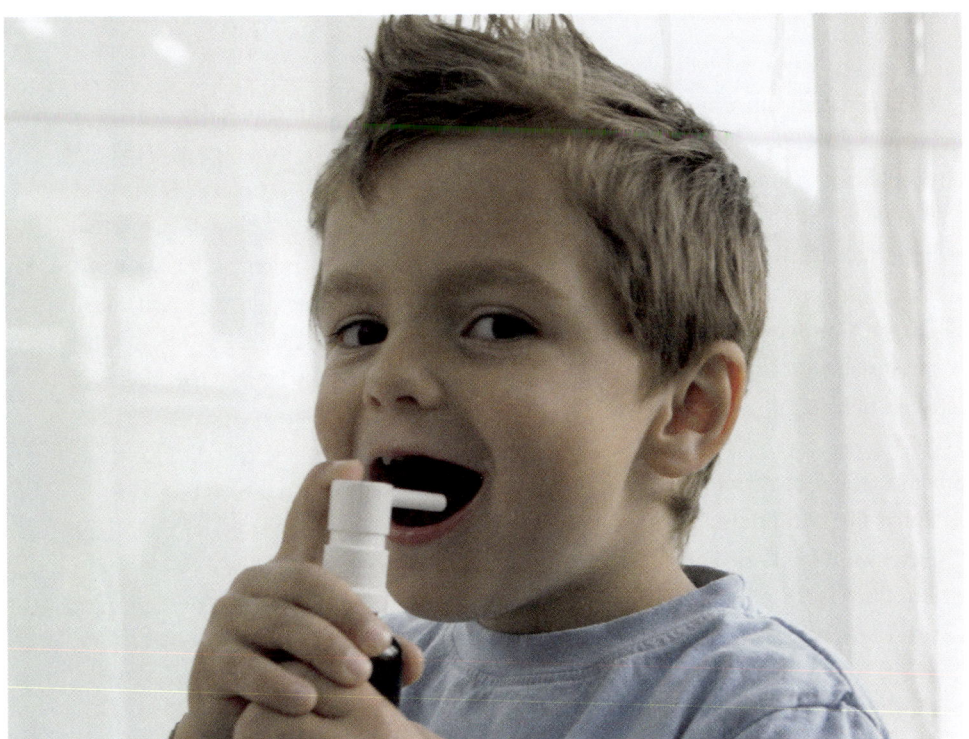

Spagyrik richtig anwenden

Spagyrische Essenzen enthalten in der Regel Auszüge aus einer einzelnen Heilpflanze. Im spezialisierten Apotheken können Sie aber auch eine Mischung aus mehreren Komponenten zusammenstellen lassen. Spagyrische Essenzen wenden Sie bei Kindern äußerlich oder innerlich an, je nach Indikation und Alter des Kindes. Das müssen Sie beachten:

> Spagyrische Essenzen enthalten rund 20 Prozent Alkohol.

> Halten Sie sich an die empfohlenen Dosierungen des Apothekers oder an die Empfehlungen in diesem Ratgeber. Wenn Sie eine spagyrische Essenz bei Ihrem Kind über eine längere Zeit anwenden möchten, besprechen Sie das vorab mit einer Fachperson.

> Bei Kindern unter einem Jahr sollten spagyrische Essenzen nur äußerlich oder auf spezielle Weise angewendet werden (siehe Kasten auf Seite 94).

> Kindern ab 12 Monaten können Sie die Essenz direkt in den Rachen sprühen. Halten Sie dabei zu den Mahlzeiten einen Abstand von mindestens einer

halben Stunde ein. Bei eher oberflächlichen, lokalen Beschwerden wie Hautproblemen, stumpfen Verletzungen oder Bauchweh bietet sich auch eine (lokale) äußerliche Anwendung an, zum Beispiel durch Aufsprühen oder Einmassieren.
> Lagern Sie spagyrische Essenzen dunkel, gut beschriftet und für Kinderhände unerreichbar.

So dosieren Sie spagyrische Essenzen:
> **Babys bis 12 Monate:** Bei starken Beschwerden bis zu 1 Sprühstoß stündlich, sonst 3-mal 1 Sprühstoß pro Tag – äußerlich oder auf spezielle Weise (siehe Kasten).
> **Kinder von 1–5 Jahren:** Bei starken Beschwerden bis zu 1 Sprühstoß stündlich, sonst 3-mal 1 Sprühstoß pro Tag – innerlich in den Rachen.
> **Kinder von 6–12 Jahren:** Bei starken Beschwerden bis zu 4 Sprühstöße stündlich, sonst 3-mal 2 Sprühstöße pro Tag – innerlich in den Rachen.

→ Eine Liste der für Kinder geeigneten Pflanzen finden Sie im Anhang ab Seite 344.

Spagyrik für das Baby
So klappt die Anwendung:

> Schnuller: Benebeln Sie den Schnuller des Babys, indem Sie ihn aus etwa 50 cm Distanz ein Mal (nicht öfter) mit der Essenz besprühen. Anschließend geben Sie ihn dem Kind in den Mund.
> Lippen: Sprühen Sie die Essenz auf einen Ihrer Finger und streichen Sie ein wenig davon auf die Lippen des Kindes.
> Ellenbeuge: Geben Sie einen Sprühstoß auf die Ellenbeuge des Kindes und massieren Sie die Essenz leicht in die Haut ein.
> Bei Bauchweh oder Krämpfen: Geben Sie einen Sprühstoß auf das Bäuchlein und massieren Sie die Essenz leicht ein.
> Beim Zahnen: Sprühen Sie die Essenz auf einen Ihrer Finger und massieren Sie damit Babys Wangen und die betroffenen Stellen im Mund.

2.7 Entspannung kinderleicht

Entspannungstechniken helfen Kindern, mit verschiedensten Anforderungen des Lebens – darunter auch chronische Krankheiten wie Asthma oder Neurodermitis – besser umzugehen. Autogenes Training, Progressive Muskelrelaxation, Yoga und Co. können Schulstress abbauen, die Konzentrationsfähigkeit verbessern und psychosomatische Beschwerden lindern – zum Beispiel Kopfschmerzen, Bauchweh, nächtliches Zähneknirschen oder Nägelkauen. Auch vorbeugend machen die Methoden Sinn: Denn durch den Termindruck von Freizeit und Schule, durch dauerndes Gefordertsein, manchmal auch durch pausenlose Berieselung können Kinderbatterien schon mal leer laufen.

Ruhen, atmen, träumen

Bauen Sie einfache Entspannungsübungen und Ruheinseln in den Familienalltag ein – eine kleine Liegepause über Mittag, Bilderbuch-Viertelstunden etc. Wenn Sie glauben, dass Ihrem Kind noch mehr Ruhe gut tun würde, melden Sie es zu einem Entspannungs-Kinderkurs an.

Entspannung kann zwar nicht vom Arzt oder von den Eltern verordnet werden. Aber jedes Kind kann eine Entspannungstechnik erlernen und für sich entdecken – vorausgesetzt, sie wird im Kurs kindgerecht vermittelt! Kurzporträts der wichtigsten Entspannungsverfahren finden Sie ab Seite 98.

Die Wirksamkeit von Entspannungstechniken ist wissenschaftlich bestätigt: Regelmäßiges Training senkt Puls und Blutdruck, entspannt die Muskulatur, verbessert die Durchblutung der Haut, lässt die Atmung gleichmäßiger werden, verringert Schmerzen und verbessert das Gedächtnis. Die Techniken verhelfen zu anhaltender geistiger und körperlicher Erholung, lassen das Kind eine innere Ruhe finden und machen es gelassener und weniger ängstlich. Die Wahrnehmung und das Selbstbewusstsein werden gestärkt. Und das Kind erlebt das Gefühl, Dinge selbst verändern und zum Guten wenden zu können.

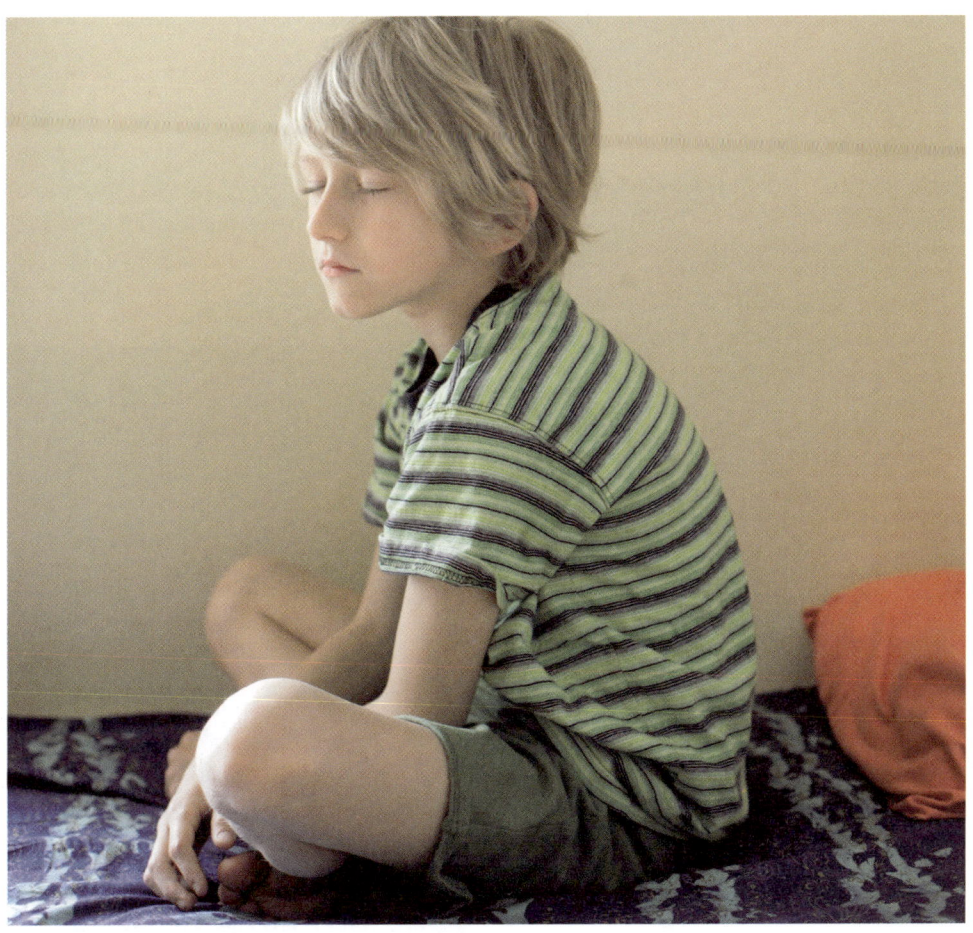

Ist Ihr Kind völlig aufgekratzt, total erledigt oder miesepetrig? Die folgenden Mini-Entspannungssequenzen lassen sich einfach in den Tagesablauf einbauen, zum Beispiel auch als Auftakt zu einer kleinen (nicht als Strafe gedachten) „Auszeit" des Kindes:

Hampeln, räkeln oder zappeln: Während Sie laut bis zehn zählen, darf sich das Kind nach Herzenslaune räkeln, es darf zappeln, tanzen oder springen wie ein Hampelmann. Anschließend liegt es für eine Weile ganz still am Boden.

Fischschwarm: Schon bei ganz kleinen Kindern funktioniert das Schweigen in der Gruppe meist sehr gut. Zum Beispiel als tägliches gebetsähnliches Ritual vor dem Mittagessen: Ein „Spielleiter" schaut auf die Uhr, gibt ein Zeichen und alle Kinder schweigen für eine Minute wie ein Fisch (mit offenen oder geschlossenen Augen möglich). Dann darf gegessen – oder auch gekichert – werden.

Probieren Sie mit Ihrem Kind zusammen aus, welche der folgenden kurz vorgestellten Entspannungstechniken Ihnen am besten gefällt.

Autogenes Training

Das wohl bekannteste und beliebteste Entspannungsverfahren stammt vom deutschen Psychologen Johannes Heinrich Schultz (1884–1979). Über eine tiefe körperliche Entspannung wird indirekt die Psyche entspannt. Das läuft so ab: Das Kind gibt sich selbst Anweisungen, die es ständig wiederholt: „Mein Körper ist ganz schwer und warm", „Meine Stirn ist schön kühl". Die Formeln werden mit der Zeit verinnerlicht und sollen das Kind suggestiv beeinflussen.
Fortgeschrittene formulieren eigene, ebenfalls immer gleich bleibende Sätze, je nach Zielsetzung. So kann das Kind mit seinen persönlichen Zauberformeln Einfluss auf Ängste oder negative Gedanken in Prüfungssituationen nehmen und zu einer bejahenden Einstellung kommen („Mutig und heiter komme ich weiter", „Mein Kopf ist klar. Ich bleibe ganz ruhig" etc.). Autogen heißt übrigens „selbst hervorbringend": Das Kind erlebt, wie es sich selbst beruhigen und entspannen kann. Es bekommt immer mehr Zutrauen in die eigenen Fähigkeiten.

Kurse in Autogenem Training gibt es für Kinder ab etwa 8 Jahren. Für kleinere Kinder eig-

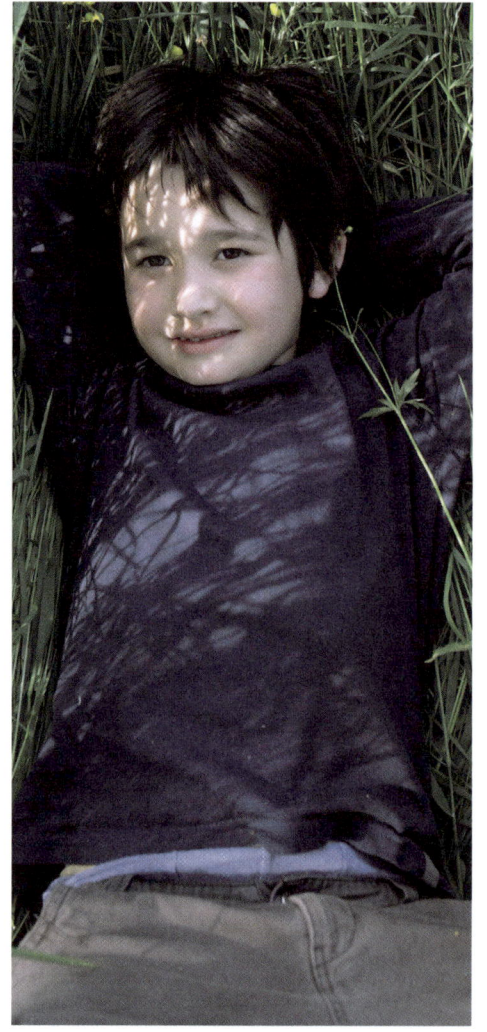

nen sich – statt der gedanklichen Befehle und Formeln – eher Fantasiereisen. Die Kursleiterin liest eine speziell für das Autogene Training geschriebene Geschichte vor und nimmt das Kind dabei mit auf eine gedankliche Reise in einen Märchenwald, Feengarten oder ähnliches. So funktioniert das Autogene Training für Kids:

Fliegender Teppich: Das Kind liegt auf dem Rücken. Unter sich hat es ein farbiges, eventuell selbst bemaltes Tuch ausgebreitet, seinen fliegenden Teppich. Nun versetzt es sich mit geschlossenen Augen in ein Fantasieland: Sie beschreiben zum Beispiel, wie das Kind langsam vom Boden abhebt, was es unten alles sieht: Kühe, Autos, Menschen, Häuser ganz winzig klein. Dann, wie das Kind in die wattigen Wolken hineinfliegt, vorbei an einem schillernden Regenbogen. Wie es Wind im Haar spürt, sich ganz leicht fühlt, dann an einem kleinen See landet, die warmen Wellen des Wassers seine Zehen umspülen etc. Eventuell zwischendurch Entspannungsmusik einspielen. Ab ungefähr 5 Jahren

„Ich bin ganz schwer": Auf einem weichen Teppich oder einer dicken Decke als Unterlage macht es sich das Kind bequem (Rückenlage). Kopf, Arme, Beine und Rücken eventuell mit Kissen unterlegen. Das Kind macht die Augen zu oder fixiert einen Punkt an der Decke. Sie leiten das Kind nun an, für sich gedanklich nachzusprechen: „Meine Arme sind ganz schwer", „Meine Beine sind ganz schwer", „Ich bin ganz schwer", und sich dabei zum Beispiel vorzustellen, dass seine Hände in riesigen Boxhandschuhen, die Füße in schweren Stiefeln stecken. Dann soll das Kind einige Zeit in sich hineinhorchen und nachspüren. Anschließend berichtet es über sein Erleben. Ab 8 Jahren

Progressive Muskelrelaxation

Diese Technik basiert auf Übungen, bei denen das Kind bewusst und nach Anleitung eines Lehrers verschiedene Muskeln (Gesicht, Hände, Arme, Schultern, Beine, Füße, Brust, Bauch usw.) zuerst einige Sekunden anspannt und dann abrupt entspannt. Dabei wird eine allgemeine, progressive – das heißt: fortschreitende – Gelöstheit des ganzen Körpers erzeugt. Die Muskeln entkrampfen sich, Herz und Atmung beruhigen sich, und auch dem Verdauungstrakt tut die Entspannung gut. Während der Nachspürphase horcht das Kind in sich hinein und konzentriert sich auf das, was es im Körper wahrnimmt.

Die Progressive Muskelrelaxation wurde in den Dreißigerjahren vom amerikanischen Arzt Edmund Jacobson entwickelt. Ziel der Methode ist unter anderem, die Körperwahrnehmung zu verbessern sowie Angstgefühle oder innere Anspannungen aufzulösen. Kurse in Progressiver Muskelrelaxation nach Jacobson gibt es für Kinder ab etwa 5 Jahren.

Hier ein kleiner Schnupperkurs:

Faust im Sack: Das Kind ballt eine Hand etwa 5 Sekunden lang zur Faust (es soll nicht weh tun!), entspannt sie und vergleicht sie dann mit der anderen Hand – und umgekehrt.

Bronzestatue: Das Kind steht mit beiden Beinen auf dem Boden. Auf das Kommando „Jetzt alle Muskeln anspannen!" spannt das Kind Arme, Beine, Gesicht und alle Muskeln im Körper an, erstarrt quasi zu einer Bronzestatue. Nach drei bis vier Sekunden heißt es: „Jetzt loslassen!", und das Kind fühlt, wie der Körper langsam weich und warm wird.

Yoga

Diese alte indische Technik erreicht Entspannung durch Versunkenheit, Körper- und Atemübungen. Yoga für Kinder verbindet Körperbewusstsein und Konzentration mit Freude an der Bewegung. Die Übungen im Kinderyoga tragen symbolische, gut einprägsame Namen wie Tiger, Baum im Wind, Schmetterling etc. und sind meist vereinfachte oder spielerisch abgewandelte Asanas (Körperübungen und Yogastellungen) der Großen.
Auf statische Körperhaltungen und auf das Verbinden von Bewegung und Atmung wird bei kleinen Yogis meist verzichtet. Auch ist Kinderyoga nicht leistungsorientiert, es will vielmehr Spiel sein und Spaß machen. Kinderyoga-Unterricht gibt es bundesweit. Ab 3 Jahren

Zwei Yoga-Übungen zum Kennenlernen:

Teddybär-Atmung: Das Kind legt sich auf den Rücken auf einen Teppich oder eine Gymnastikmatte. Auf seinen Bauch legt es sein Lieblingsplüschtier. Dann wird beobachtet, wie der eigene Atem das kleine Tier langsam bewegt: sanft auf und ab, auf und ab. Zwischendurch darf das Kind sein Knuddeltier streicheln. Wer weiß, vielleicht schläft Teddy sogar ein?

Sonnengruß: Eine klassische Aufwärmübung, die aus einer mehrteiligen, fließend ausgeführten Bewegung besteht: Das Kind steht mit geschlossenen Beinen und nimmt die gefalteten Hände vor die Brust. Mit dem Einatmen streckt es die Arme hoch, schaut an die Decke und biegt den Oberkörper leicht nach hinten. Dann beugt sich das Kind mit gestreckten Armen nach unten, die Hände berühren den Boden. Die Knie dürfen vorerst ruhig etwas angewinkelt sein. Nun geht das Kind mit dem linken Bein in die Knie und setzt gleichzeitig das rechte Bein möglichst weit nach hinten. Das rechte Knie berührt den Boden, der Kopf ist nach vorne gerichtet, die Hände bleiben am Boden. Dann wird das rechte Bein nach vorn zum

Körper gezogen, der Körper langsam aufgerichtet und die Arme wieder in Richtung Decke ausgestreckt. Anschließend beugt es sich wieder mit gestreckten Armen nach unten und berührt mit den Händen den Boden. Diesmal wird der linke Fuß nach hinten gesetzt und das rechte Knie gebeugt. Das linke Bein wieder nach vorn zum Körper ziehen, langsam aufrichten.
Übung 3-mal wiederholen.

> **Info**
> > Salbert, Ursula: Das Kinderyoga Spielebuch, Ökotopia, Münster 2012
> > Christine Rank: Der kleine Yogi, Menschenkinder, Münster 1998
> > Karven, Ursula: Sina und die Yogakatze, rororo, Reinbek 2008

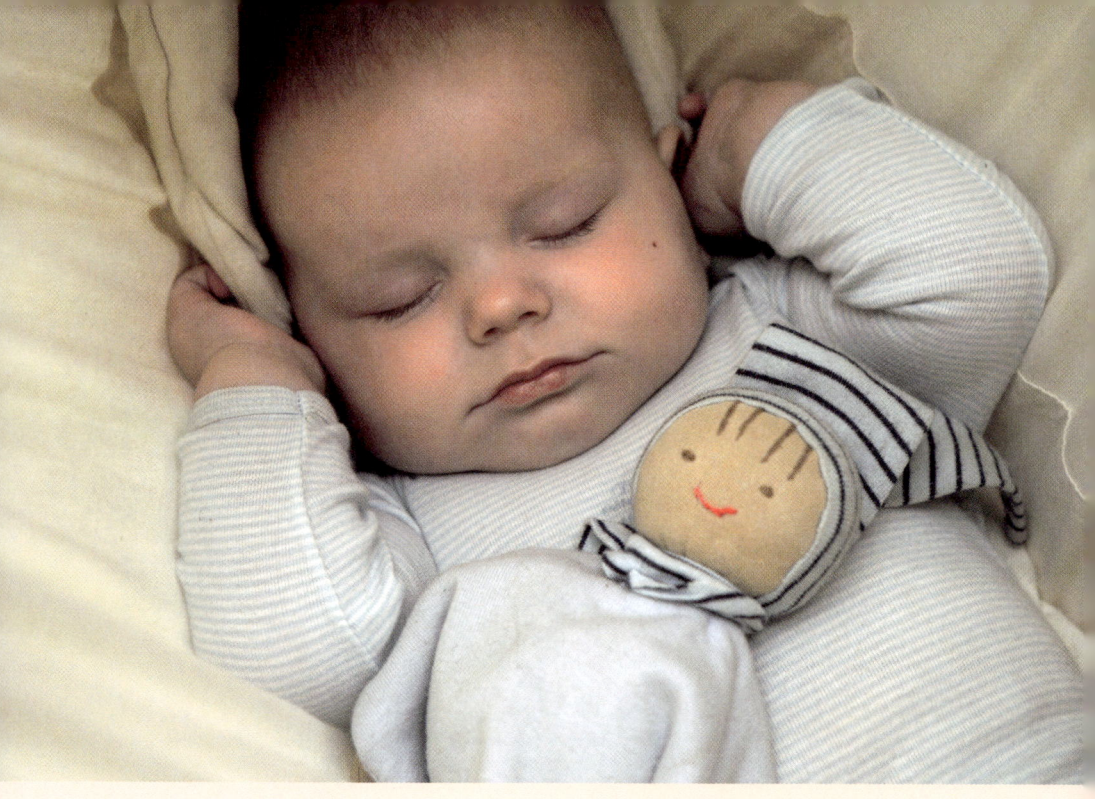

SCHLAFEN LERNEN

Dass Papa oder Mama abends neben dem Kinderbettchen nach der zweiten Strophe von „Der Mond ist aufgegangen" noch vor dem Kind wegdämmern, gehört zum teilweise ermüdenden Alltag junger Eltern. Auch dass ein Grundschüler regelmäßig nachts ins Elternschlafzimmer schleicht, ist nichts Ungewöhnliches. Denn Kinder müssen sich die Fähigkeit, selbstständig einzuschlafen, erst aneignen.

Durchschlafen kann ein Kind ab dem Zeitpunkt, an dem es gelernt hat, sich selbst wieder in den Schlaf zu „wiegen", wenn es nachts aufwacht – zum Beispiel, indem es mit seinem Lieblingsstofftier knuddelt, sich mit dem Schnuller beruhigt oder indem es einfach der Stille im Haus lauscht. Das fällt dem Kind am leichtesten, wenn es nachts die gleiche Umgebung und ähnliche Sinneseindrücke vorfindet wie abends beim Einschlafen. Deshalb kann es sinnvoll sein, das Kind alleine einschlafen zu lassen – ab einem gewissen Alter, versteht sich.

DIE HEXE UNTERM BETT

Selbst im Schulalter kann es immer wieder Zeiten geben, in denen das Kind irgendwann nachts unter die elterliche Bettdecke kriecht. Schimpfen Sie mit dem Kind nicht wegen der nächtlichen Störung. Sondern zeigen Sie ihm, dass Sie für es da sind. Wahrscheinlich sucht es Ihre Nähe, weil ihm etwas Angst macht, zum Beispiel ein Alptraum, die Dunkelheit oder eine Hexe unterm Bett. Vielleicht macht ihm auch eine neue Lebenssituation zu schaffen – ein Umzug, Probleme in der Schule, die Trennung der Eltern oder Mobbing unter Kindern. Manche Eltern streicheln das schlaftrunkene Kind kurz und begleiten es dann zurück ins Kinderzimmer. Andere nehmen es, wenn Not am kleinen Mann oder der kleinen Frau ist, zwischen sich auf oder betten das Kind auf eine Matratze neben ihrem Bett.

KINDER NACH DER UHR „TRIMMEN"?

Selbstständig einzuschlafen lernen die einen Kinder früher, die anderen später. Wenn das tägliche Zubettgeh-Ritual Stunden in Anspruch nimmt oder die Nächte sehr unruhig sind, kann das die Eltern extrem belasten. Dann ist es manchmal notwendig, die Familiengewohnheiten umzustellen. Einige Eltern schwören auf Schlaflernprogramme: Dabei wird das Kind abends wach ins Bettchen gelegt und die Eltern lassen es dann alleine. Weint es, wird es – mit Blick auf die Uhr – zunächst zum Beispiel drei Minuten in seinem Bettchen alleine gelassen, bevor die Eltern zu ihm kommen, um es kurz zu trösten. Später warten die Eltern fünf, zehn Minuten oder je nach Programm-Variante sogar länger. Nach etwa einer Woche ist das Kind meist „umprogrammiert" und weint nicht mehr oder nur kurz.

Trotz dieses verblüffenden Erfolgs ist das kontrollierte Weinenlassen umstritten. Denn seelische Folgen beim Kind sind nicht auszuschließen, und das Programm ist für die Eltern oft genauso hart wie für das Kind selbst. Viele Kinderärzte empfehlen heute, ein Schlaflernprogramm nur dann anzuwenden, wenn der Leidensdruck der Eltern groß ist und sich keine andere Lösung finden lässt. Außerdem sollten Eltern beim Kinderarzt abklären lassen, ob sich hinter dem „Schlafproblem" nicht eine seelische oder körperliche Ursache verbirgt: Vielleicht weint das Kind, weil es Ohrenschmerzen hat, die ja oft erst im Liegen auftauchen? Oder weil sich die Eltern so viel streiten?

Tauschen Sie sich mit anderen Eltern aus, fragen Sie den Kinderarzt, Hebammen usw. Vielleicht machen Sie lieber ein gezieltes „Motivationsprogramm" und belohnen Ihr Kind jeweils dann, wenn es gut einschläft? Oder Sie bieten ihm an, die Zimmertür offen zu lassen oder dass Sie kurz reinschauen werden usw. So lernt Ihr Kind, selbstständig einzuschlafen, ohne sich dabei allein gelassen zu fühlen.

→ Siehe auch Schlafstörungen (Seite 259), Angst (Seite 247).

2.8 Massagen

Massagen helfen Ihrem Kind, ruhig zu werden. Sie wirken aber auch anregend: Über die Berührung der Haut entwickelt das Kind ein Bewusstsein für seinen Körper. Außerdem haben Studien gezeigt: Regelmäßige Streicheleinheiten haben einen positiven Einfluss auf die geistige und körperliche Entwicklung. Indem Sie Ihr Kind massieren, stimulieren Sie zusätzlich die Durchblutung der Haut, sein Herz und seinen Kreislauf sowie Atmung und Verdauung. Massagen können auch dazu beitragen, den Schlaf Ihres Kindes zu verbessern – und beim Baby kann eine Massage des Bäuchleins Blähungen und Koliken lindern.

Streicheln verbindet

Ebenso wichtig ist aber das gemeinsame Erleben und der innige, liebevolle Kontakt zwischen Ihnen und Ihrem Kind. Beim Massieren Ihres Babys verstärkt sich die Bindung zwischen Ihnen. Sie lernen, die Signale Ihres Kindes besser kennen und finden vielleicht einen ganz neuen Zugang zu ihm. Und das Kind lernt nicht nur seinen Körper besser kennen, sondern auch seine Gefühle und Bedürfnisse – und es verbessert seine Fähigkeit, Ihnen diese mitzuteilen.

Der sinnliche Kontakt zwischen Ihnen und Ihrem Kind, der sich durch die Massage entwickelt, muss sich nicht auf die Babyzeit beschränken: Er lässt sich auch später, wenn das Kind im Kleinkind- oder Schulalter ist, weiterführen – oder auch erst dann neu entdecken.

So genießt Ihr Kind die Massage

Beim Massieren können Sie sich von konkreten Anleitungen aus Büchern oder einem Babymassagekurs inspirieren lassen – oder auch von Ihrem Gefühl. Sie können kreisende Bewegungen machen, streichende oder auch solche über Kreuz: zum Beispiel von

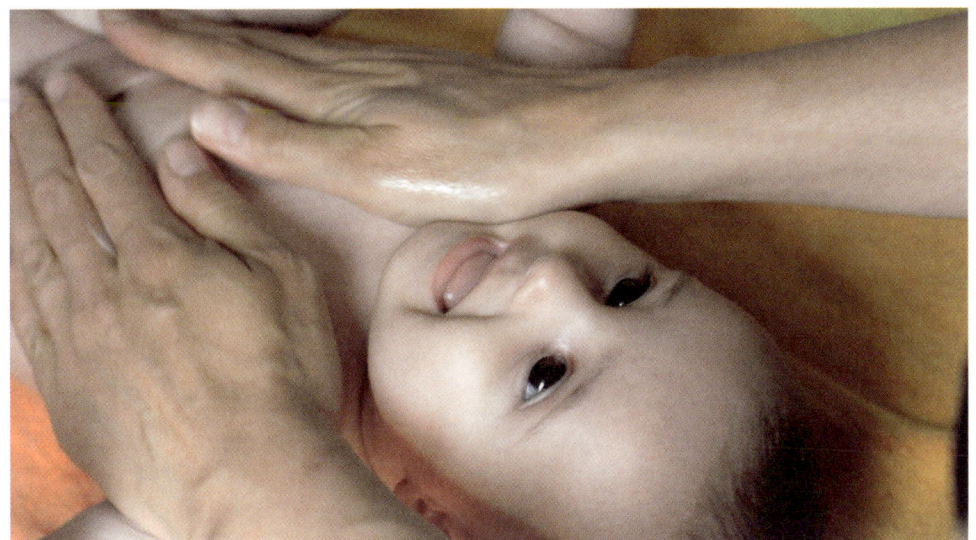

der linken Schulter über den Bauch das rechte Bein hinunter und von der rechten Schulter bis zum linken Fuß.

Viel falsch machen können Sie nicht! Nur drei Regeln sollten Sie beachten: Sparen Sie die Wirbelsäule des Kindes aus, massieren Sie seinen Bauch im Uhrzeigersinn und achten Sie darauf, immer beide Körperhälften zu berücksichtigen.

So wird die Massage für Ihr Kind zum Genuss:

> Massieren Sie Ihr Kind oder Baby nur, wenn es ihm angenehm ist (Massagegriffe, Dauer der Massage richten sich nach dem Kind).
> Vor jeder Massage sollten Sie das Kind um Erlaubnis fragen. Bei kleinen Kindern achten Sie auf die Körpersignale: Dreht es sich zur Seite, löst es den Blickkontakt mit Ihnen oder reagiert es nicht auf Ihre Berührungen, möchte es wahrscheinlich nicht massiert werden – zum Beispiel weil es müde oder hungrig ist.
> Sorgen Sie für eine ungestörte, ruhige Atmosphäre und für eine warme Umgebungstemperatur. Sie selbst sollten entspannt sein und warme Hände haben.
> Massageöl sparsam verwenden und zuerst in Ihren Händen anwärmen. Es eignen sich geruchsneutrale Öle (Oliven-, Mandel- oder Sonnenblumenöl) oder, wenn die Massage wärmen soll, Johanniskraut-, Schlehdornblüten- oder Malvenöl.
> Beginnen Sie mit kleinen Massageeinheiten, vielleicht nur mit einem einzelnen Massagegriff, zum Beispiel an Händchen oder Füßchen.

> Berühren Sie das Kind mit der ganzen Hand und mit sanftem, gefühlvollem Druck.

Bauchmassage

> Das Kind liegt auf dem Rücken. Legen Sie beide Hände auf seinen Bauch. Streichen Sie rasch hintereinander mit der linken und der rechten Hand über den Bauch des Kindes: In einer großen Kreisbewegung, vom rechten Unterbauch beginnend dem Darmverlauf entlang nach oben bis zu den Rippen und dann wieder hinunter bis zum linken Unterbauch. Also im Uhrzeigersinn, wenn das Baby vor Ihnen auf dem Rücken liegt.
> Variante: Die große Kreisbewegung im Uhrzeigersinn kann auch mit einer Hand und in kleinen kreisförmigen Bewegungen ausgeführt werden.
> Noch eine Idee für die Bauchmassage: Streichen Sie vom Bauchnabel her sanft mit beiden Daumen zu den Seiten hin.

Arm-/Beinmassage

> Beim Baby geht's zum Beispiel so: Umfassen Sie mit einer Hand Oberschenkel oder Oberarm und gleiten Sie mit der Hand langsam hinunter bis zum Fuß bzw. bis zur Hand. Lassen Sie erst los, wenn Ihre zweite Hand wieder den Oberschenkel oder Oberarm umschließt und abermals hinunter streicht, usw. Dann Bein beziehungsweise Arm wechseln.

Fußmassage

> Fahren Sie mit beiden Daumen abwechselnd auf dem Fußrücken von den Zehen bis zum Fußgelenk.
> Massieren Sie das Fußgelenk mit kleinen, kreisförmigen Bewegungen rund um das Gelenk herum. Zum Beispiel vom inneren Fußknöchel vorne rum zum äußeren Fußknöchel und hinten wieder zurück zum inneren Fußknöchel.
> Massieren Sie die Zehen einzeln nacheinander, vom großen bis zum kleinsten – am meisten Spaß macht das mit einem Finger- beziehungsweise Zehenvers.
> Drücken Sie mit der ganzen Länge Ihres Zeigefingers 2-mal in die Kuhle auf der Fußsohle, wo die Zehen beginnen. Dann streicht Ihr Finger mit sanftem Druck die Fußsohle hinunter. Dazu können Sie ein lustiges Geräusch machen, zum Beispiel „Wick wick wiu!".

Info

> Leboyer, Frédérick: Sanfte Hände. Die traditionelle Kunst der indischen Baby-Massage. Kösel, München 1999
> **www.dgbm.de** Deutsche Gesellschaft für Baby- und Kindermassage e.V.

3. WAS FEHLT MEINEM BABY?

Hier erfahren Sie, wie Sie Ihr Baby bei typischen Beschwerden des ersten Lebensjahres mit sanfter Naturmedizin unterstützen.

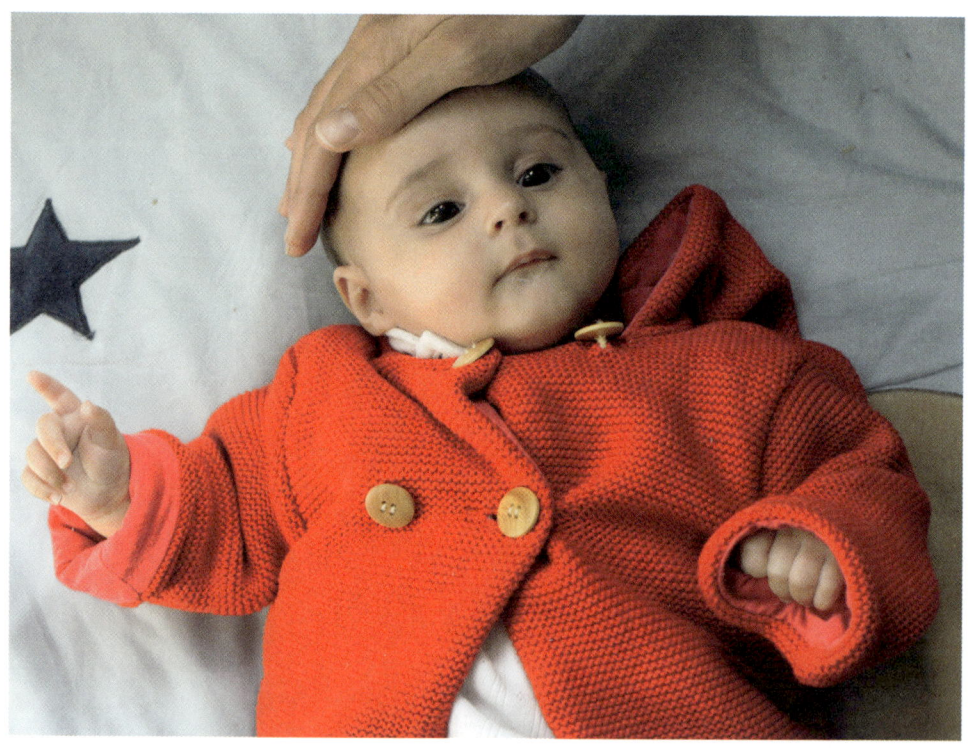

3.1 Wann mit dem Baby zum Arzt? **110**

3.2 Babys Beschwerden von A–Z **112**
    Bronchiolitis 112
    Dreimonatskoliken 113
    Gelbsucht 118
    Hautprobleme beim Neugeborenen 120
    Milchschorf (Säuglings-Ekzem) 121
    Nabelpflege 122
    Spucken 123
    Windeldermatitis, Mundsoor 125
    Zahnen 128

# 3. WAS FEHLT MEINEM BABY?

3.1 Wann mit dem Baby zum Arzt?

Ist Ihr Kind in den ersten zwölf Lebensmonaten krank, lohnt sich ein Anruf in der Arztpraxis, in der man Sie und Ihr Kind kennt. Schildern Sie dem Kinder- oder Hausarzt die Symptome Ihres Babys.

Ärztlichen Rat einholen sollten Sie vor allem, wenn das Baby
> Fieber hat (ab ungefähr 38,5 Grad).
> plötzlich nicht mehr trinken oder essen mag und dazu Durchfall hat oder erbricht.
> anhaltend weint und nicht zu trösten ist.
> teilnahmslos wirkt.
> hartnäckig hustet oder angestrengt atmet.

Bei Babys sollten Fieber, Erbrechen und Durchfall vorsichtshalber immer medizinisch abgeklärt werden. Denn ihr Körper trocknet bei Flüssigkeitsmangel schnell aus, was gefährliche Folgen haben kann. Deshalb ist es auch wichtig, zu reagieren, wenn Ihr Baby nicht richtig trinkt (zu Fieber siehe Seite 210, Austrocknung Seite 307).

Im Zweifel gilt: Lieber einmal zu viel zum Kinderarzt als einmal zu wenig!

Den Rettungsdienst 112 rufen sollten Sie, wenn das Baby
> bewusstlos ist (Erste Hilfe Seite 312).
> einen Krampfanfall hat (Fieberkrampf Seite 212).
> apathisch ist und nicht mehr wie gewöhnlich reagiert.
> etwas verschluckt hat und unstillbar hustet (Seite 324).
> hustet und sich dabei blau verfärbt oder keucht.
> verletzt ist oder sich verbrannt hat.

Bei Vergiftungen wählen Sie die Giftnotruf-Nummer:
> Berlin 030/19240
> Bonn 0228/19240
> Freiburg 0761/19240
> Göttingen (f. Bremen, Hamburg, Niedersachsen, Schleswig-Holstein) 0551/19240
> Homburg 06841/19240

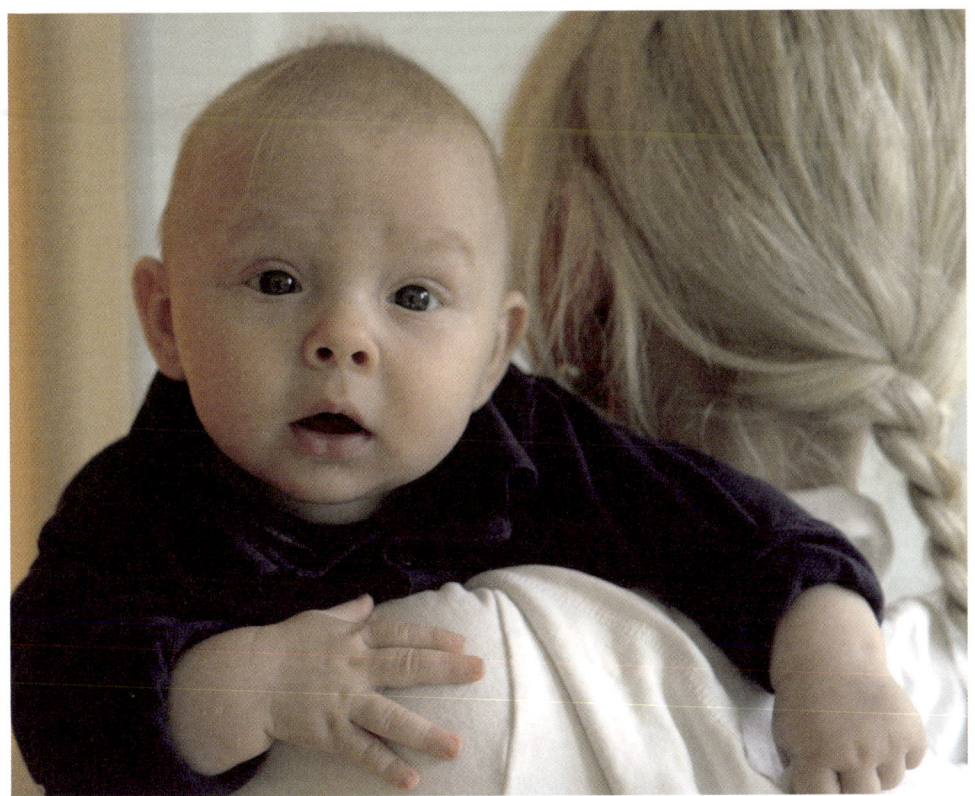

> Mainz 06131/19240
> München 089/19240
> Erfurt (f. Mecklenburg-Vorpommern, Sachsen, Sachsen-Anhalt, Thüringen) 0361/730730
> Nürnberg 0911/3982451 (mehr dazu Seite 321)

Erste Hilfe siehe Seite 312.

3.2 Babys Beschwerden von A–Z

Bronchiolitis

Die Bronchiolitis ist eine Sonderform von Bronchitis, von der nur Säuglinge betroffen sind. Die Krankheit ist ein medizinischer Notfall, der einen Krankenhausaufenthalt nötig machen kann.

Symptome
Typisch sind zunächst Schnupfen, leichter Husten oder Heiserkeit, eventuell Fieber; dann eine schnelle, schwere Atmung, eventuell Atemgeräusche. Zudem trinken die betroffenen Babys sehr schlecht und drohen auszutrocknen. Bei einem Säugling mit Bronchiolitis können Sie eventuell auch „Einziehungen" sehen: Die Haut zwischen den Rippen und um die Schlüsselbeinknochen sinkt mit jedem Atemzug ein. Oder die Babys beginnen zu „nasenflügeln": Aufgrund von Atemnot heben und senken sich die Nasenflügel schnell hintereinander.

Hintergrund
Die allerfeinsten Luftröhrenverästelungen der Lunge, die Bronchiolen, sind von Krankheitserregern befallen, entzünden sich und können zuschwellen. Meist ist der Erreger ein sogenanntes RS-Virus (Respiratorisches Synzytial-Virus).

SO HELFEN SIE IHREM BABY

Mehr Flüssigkeit
Babys, die wenig trinken, droht relativ schnell eine Austrocknung des Körpers (siehe auch Seite 307). Stillen Sie Ihr Kind öfter oder bieten Sie ihm immer wieder kleine Mengen zu trinken an. Geeignete Getränke sind: Wasser, nicht zu starker Lindenblüten-, Fenchel-, Holunderblüten- oder Schlehdornblütentee. Oder auch eine Glukose-Elektrolyt-Lösung. Trinkt Ihr Kind Flaschenmilch, sollten Sie die tägliche Milchmenge beibehalten und dem Kind zusätzlich Tee, Wasser oder Milch geben.

Mehr Feuchtigkeit
Sorgen Sie für ausreichende Luftfeuchtigkeit (ideal ist 40–50 Prozent relative Luftfeuchtigkeit): Überheizen Sie Babys

Zimmer nicht, die Schlaftemperatur sollte maximal 18 Grad betragen. Benutzen Sie bei trockener Raumluft einen Luftbefeuchter oder hängen Sie alternativ feuchte Tücher im Zimmer auf.

Vorbeugung für empfindliche Babys
Babys, die zu Atemwegsinfektionen neigen, sollten möglichst keinen Kontakt mit hustenden oder verschnupften Erwachsenen haben. Oder diese sollten sich vorher die Hände waschen. Auch Spielzeug sollte vor der Weitergabe gereinigt werden. Babys Umgebung sollte außerdem rauchfrei sein und die Wohnung regelmäßig gelüftet werden.

> **ZUM ARZT, WENN …**
>
> > Verdacht auf Bronchiolitis besteht.
> > das Baby nicht trinken mag oder Fieber hat.

> **DEN RETTUNGSDIENST 112 RUFEN, WENN …**
>
> > das Baby Atemnot hat.
> > das Baby heftige Hustenanfälle mit Erbrechen oder Atemaussetzern hat (Keuchhusten-Verdacht).
>
> → Siehe auch Husten (*Für das Baby*, Seite 173) und Fieber (*Für das Baby*, Seite 213).

Dreimonatskoliken

Wenn ein Säugling unter drei Monaten häufig weint oder schreit und man dahinter Bauchschmerzen vermutet, wird dies im Volksmund als Dreimonatskolik bezeichnet. Manche Kinder weinen vor allem nach den Milchmahlzeiten, andere abends zu ihren „Schreistunden". Dahinter steckt meist eine Anpassungsstörung.

Symptome
Die Koliken beginnen oft im Alter von zwei, drei Wochen, mit einem Höhepunkt um die fünfte Woche herum. Manche Babys haben dabei Schreikrisen, die bis zu 20 Minuten oder auch wesentlich länger dauern. Manchmal ziehen die Säuglinge ihre Beinchen an oder strampeln. Nach drei Monaten ist der Spuk meist vorüber.

Hintergrund
Eventuell haben die Babys Schmerzen wegen Blähungen, weil sie zu hastig trinken und dabei Luft schlucken. Oder aufgrund eines Bewegungsmangels. Es könnte auch eine Unreife des Verdauungssystems dahinterstecken, weil die Verdauungsenzyme noch nicht aktiv genug sind. Das hat zur Folge, dass die Muttermilch oder die Säuglingsnahrung nicht gut vertragen wird. Trotzdem: Hören Sie nicht auf zu stillen, auch bei Dreimonatskoliken ist Muttermilch die allerbeste Säuglingsnahrung!
Neuerdings gehen Fachleute denn auch eher davon aus, dass eine Art Überreizung – oder

das Schreien selbst – dazu führt, dass sich Babys Bäuchlein verkrampft. Schließlich sind die ersten drei Lebensmonate für das Neugeborene eine schwierige Phase, in der es zahlreiche neue Sinneseindrücke verarbeiten und viel lernen muss. Außerdem müssen viele Körperfunktionen dem Wechsel von Tag und Nacht angepasst werden: Babys Körper muss den 24-Stunden-Rhythmus (den sogenannten zirkadianen Rhythmus) von Puls, Blutdruck, Körpertemperatur und Hormonen erst ausbilden. Das Baby muss auch lernen, sich selbst zu beruhigen, um sich nicht ausgeliefert vorzukommen. Zum Beispiel, indem es ein Fingerchen in den Mund nimmt oder mit den Händen spielt.

Selten ist eine Milchunverträglichkeit oder eine Magen-Darm-Erkrankung Ursache der Koliken.

ÄUSSERLICH

Melissenbad
Wenn es dem Baby angenehm ist, kann ihm ein warmes Bad helfen, sich zu entspannen. Als Badezusatz eignet sich ein Melissentee: 1 EL Melissenblätter mit kochend heißem Wasser übergießen, 10 Minuten ziehen lassen, abgießen und zum Wasser in die Babybadewanne geben. Temperatur wie üblich mit dem Badethermometer kontrollieren (37 Grad).

Bauchmassage
Massieren Sie den Bauch des Babys. Als Massageöl eignen sich käufliche Öle, die aus Pflanzenölen (Olivenöl, Mandelöl) sowie einem kleinen Anteil ätherischen Melissen-, Fenchel- oder Kümmelöls bestehen. Das Massageöl sanft „einstreicheln". Was Sie bei der Bauchmassage beachten sollten, lesen Sie auf Seite 106.

INNERLICH

Kümmel, Fenchel, Anis
Tee aus einem dieser Kräuter oder einer Mischung davon hat sich bei Blähungen bewährt. Setzen Sie ½ TL Kümmel-, Fenchel- oder Anis-„Samen" mit 250 ml kaltem Wasser auf, kurz aufkochen, 5 Minuten ziehen lassen, absieben und löffelweise vor den Milchmahlzeiten verabreichen. Wenn Sie die Flasche geben: Milchpulver mit dem Tee zubereiten, damit der Verdauungstrakt nicht mit zu viel Flüssigkeit belastet wird.

Ringelblume oder Goldmelisse
Auch ein Tee aus einer dieser Heilpflanzen kann die Koliken mildern. Auf 250 ml kochendes Wasser kommt 1 TL getrocknete Blüten, Tee 3–10 Minuten ziehen lassen.

HOMÖOPATHIE

Aus der homöopathischen Kinderapotheke (Seite 341):

Chamomilla (Echte Kamille) D6
Wenn das Kind gereizt wirkt, herumgetragen werden will und eventuell zahnt.

Belladonna (Tollkirsche) D12
Bei wie aus heiterem Himmel einsetzenden, blitzartigen Schmerzen. Das Kind hat ein hochrotes Gesicht. Es biegt den Oberkörper nach hinten und kann nicht beruhigt werden.

Weiteres Mittel:

Colocynthis (Koloquinte) D6
Das Kind krümmt sich vor Schmerzen und zieht die Beinchen an. Es wirkt ärgerlich und hat wässrigen Durchfall.

ANTHROPOSOPHISCHE MEDIZIN

Chamomilla-Tropfen
Wässrige Lösung mit Kamille und vegetabilem Kupfer. Wirkt krampflösend, beruhigend, entstauend und durchwärmend. Anwendung: nach Bedarf vor den Mahlzeiten 3 Tropfen vermischt mit etwas Muttermilch mit dem Teelöffel eingeben.

Kümmel-Zäpfchen
Entkrampft das Bäuchlein, beugt Blähungen vor und wärmt.

Anwendung: bei Bedarf 1–2 Zäpfchen täglich.

→ Näheres zur anthroposophischen Medizin siehe Seite 88.

SPAGYRIK

Eberraute unterstützt Magen- und Darmfunktionen.
Schöllkraut wirkt krampflösend, unterstützt die Leber.
Fenchel durchwärmt den Verdauungstrakt sanft und hilft gegen Blähungen.

→ Näheres zur Spagyrik siehe Seite 92.

SO HELFEN SIE IHREM BABY

Einen Rhythmus finden
Hellwache Kinder, die von Anfang an schwer in den Schlaf finden und tagsüber nur mehrmals kurz schlafen, sind besonders oft von Dreimonatskoliken betroffen. Sie sind abends aber nicht umso müder, sondern – es ist paradox – finden erneut nicht in den Schlaf, weil sie überreizt sind. Abhilfe schafft ein fester Tagesablauf mit regelmäßigen, nicht zu häufigen Mahlzeiten und regelmäßigem Schlaf, mit wohltuenden kleinen Ritualen (Lieder vorsingen, baden, Bilderbuch-Stunde). Laut neuen Forschungen ist es wichtig, dass das Baby tagsüber nicht im Dunkeln, sondern bei offenen Vorhängen schläft. Nachts hingegen soll das Zimmer dunkel

sein. So fällt Säuglingen die Gewöhnung an den Tag-Nacht-Rhythmus leichter. Und sie quengeln weniger.

Wenn Ihr Baby sonst nicht zu erholsamem Tiefschlaf kommt: Vielleicht gewöhnen Sie sich an einen Spaziergang zu einer festen Stunde, bei dem Ihr Kind im Kinderwagen oder Tragetuch schlafen kann. Solche Eckpunkte im Tagesablauf geben Sicherheit. Sie sollten sie aber nicht einfach stur nach Schema F einführen, sondern sich dabei nach den Bedürfnissen des Kindes richten – achten Sie bewusst darauf, welcher Rhythmus Ihrem Kind gut tut. Probieren Sie aber nicht ständig neue Beruhigungsstrategien aus, sondern konzentrieren Sie sich auf wenige gleichbleibende Rituale.

Getragen werden

Gesunde Säuglinge schreien, wenn sie hungrig oder müde sind, die Windeln voll haben, sich irgendwie unwohl fühlen, wenn sie Ihre Stimme hören oder Ihre Nähe spüren möchten. Falls Sie keinen Grund für Babys Weinen finden können: Tragen Sie es eng am Körper, trösten sie es, streicheln Sie seinen Bauch, sprechen Sie mit ihm, auch wenn es schreit. Vielleicht hilft auch ein Schnuller oder einer Ihrer Finger, damit das Baby daran saugen kann. Manche Babys werden am liebsten in der Fliegerposition herumgetragen: Das Baby ruht dabei bäuchlings auf Ihrem Unterarm. Die Erwachsenenhand fasst zwischen den Beinchen hindurch.

Achten Sie darauf, dass das Köpfchen gut abgestützt ist.

Versuchen Sie selbst ganz ruhig zu bleiben, wenn Ihr Kind schreit. Denn Stress überträgt sich auf das Kind.

Manchmal hilft ein sanfter Lagewechsel, lästige Darmgase loszuwerden: Halten Sie das Baby vor sich mit einem Arm und setzen Sie es auf Ihre andere Hand. Drehen Sie nun langsam Babys Becken – zuerst nach rechts – und halten Sie das Kind so für einige Minuten. Anschließend drehen Sie das Becken nach links und halten es so für einige Minuten.

Trinktechnik überprüfen

Wird der Säugling ungünstig an die Brust angesetzt oder hat die Flasche ein zu großes Saugerloch, kann dies dazu führen, dass das Baby Luft schluckt und Blähungen bekommt. Beim Stillen ist es wichtig, dass das Baby nicht nur an der Brustwarzenspitze nuckelt, sondern den ganzen Warzenhof in den Mund nimmt. Beim Trinken aus dem Fläschchen sollte Ihr Kind nicht flach auf dem Rücken liegen, sondern mit erhöhtem Oberkörper. Es kann Sinn machen, dem Säugling Brust oder Flasche öfter zu geben und ihn nur jeweils eine kleinere Menge Milch trinken zu lassen. Bitten Sie gegebenenfalls die

Hebamme oder Stillberaterin zu überprüfen, ob Ihre Technik beim Stillen oder Fläschchengeben optimal ist.

Keine Zwiebeln für Mama
Manche Hebammen empfehlen stillenden Müttern, nicht zu viel blähendes Gemüse zu essen (Kohl, Zwiebeln). Denn was die Mutter bläht, kann auch das Kind blähen. Reduzieren Sie auf Ihrem Speisezettel außerdem Gemüsesorten, die lange aufstoßen (Gurke, Paprika) und eventuell Milchprodukte.

Keine Schuldgefühle
Vielleicht hilft es Ihnen, sich klar zu machen, dass es dem Baby trotz des Weinens nicht unbedingt schlechter geht: Sie wissen sicher aus eigener Erfahrung, dass es gut tut, seinen Tränen freien Lauf zu lassen. Echte Tränen fließen allerdings bei Babys noch nicht. Sie als Eltern machen auch nicht unbedingt etwas falsch, wenn Ihr Kind viel weint. Um sicher zu sein, dass keine Krankheit dahintersteckt, sollten Sie sich vorsichtshalber mit der Hebamme oder dem Kinderarzt beraten. Erschöpfte Eltern sollten sich ablösen und unterstützen lassen – bevor sie die Nerven verlieren.

Wichtig: Ein Baby darf nie geschüttelt werden, denn es besteht die Gefahr von lebensgefährlichen Hirnverletzungen!

ZUM ARZT, WENN …

> Ihr Baby länger oder lauter als gewöhnlich schreit.
> es ständig weint oder es ihm immer wieder unwohl ist.
> es nicht gut trinkt, öfter erbricht, Fieber oder Verstopfung hat, apathisch wirkt oder andere Symptome hinzukommen.
> Sie glauben, dass Ihr Baby starke Bauchschmerzen hat und es eventuell erbricht, einen gespannten Bauch hat und nichts mehr trinken mag.
> wenn der Stuhl blutig ist (Verdacht: Darmverschluss).
> die Situation Sie als Eltern stark belastet.

INFO

Links
> www.elterntelefon.de
Tel. 0800/1110550 (Hilfe auch anonym) Projekt der BundesArbeitsGemeinschaft Kinder- und Jugendtelefon unter dem Dach des Deutschen Kinderschutzbundes
> www.hebammenverband.de
Deutscher HebammenVerband e.V.
> www.rueckhalt.de
Zusammenschluss von Therapeuten der Schreibaby-Ambulanzen bundesweit mit Online-Therapeutensuche

Bücher

> Barth, Renate: Was mein Schreibaby mir sagen will. Hilfe durch bessere Kommunikation. Schritt für Schritt zum Erfolg. Beltz, Weinheim 2008
> Rankl, Christine: So beruhige ich mein Baby. Tipps aus der Schreiambulanz. Patmos, Ostfildern 2011

→ Siehe auch Schlafstörungen (*Für das Baby*, Seite 262) Schlafen lernen (Seite 102) und Blähungen (*Für das Baby*, Seite 266).

Gelbsucht

Jedes zweite Baby hat in den ersten Lebenstagen eine mehr oder weniger gelbliche Hautfarbe. Nur ausgeprägte und lang anhaltende Formen des sogenannten Neugeborenenikterus werden als krankhaft angesehen und müssen – meist noch in der Geburtsklinik – mit einer speziellen Blaulichttherapie behandelt werden.

Symptome

Die Haut der betroffenen Säuglinge samt der Augen ist gelblich. Eventuell ist das Baby schläfrig und hat keinen Appetit. Oft klingt die Neugeborenengelbsucht nach einer Woche wieder ab. Bei Brustkindern kann es auch vier oder sechs Wochen dauern.

Hintergrund

Die Gelbsucht ist ein Problem der Anpassung an das Leben außerhalb des Mutterleibs: Nach der Abnabelung muss das Neugeborene das in seinem Blut enthaltene (gelbe) Bilirubin – ein Abbauprodukt des Hämoglobins, das in den roten Blutkörperchen enthalten ist – selbst „entsorgen". Vorher hatte die Leber der Mutter diese Aufgabe erfüllt. Babys Leber arbeitet aber noch nicht effizient genug. Und das Bilirubin verteilt sich im Körper, unter anderem in der Haut und im Auge.

Bei älteren Babys, die bereits Beikost erhalten: Ist die Haut gelblich verfärbt (nicht aber das Weiße der Augen), dann kommt das vom Karotin, dem natürlichen Farbstoff der Karotten im Brei – ein häufiges und harmloses Phänomen.

ÄUSSERLICH

Leberwickel mit Schafgarbentee

Kochen Sie Schafgarbentee (1 TL Pflanzenteile mit 250 ml kochendem Wasser übergießen, 10 Minuten ziehen lassen, absieben und etwas abkühlen lassen). Bereiten Sie dann einen warmen Wickel zu wie auf Seite 72 beschrieben und legen Sie das warme, feuchte Tuch vom Nabel her auf den rechten Bauch und Rücken. Legen Sie eine zweite, wärmende Stofflage auf – diesmal rund um den Bauch –, und lassen Sie den Wickel eine halbe Stunde lang liegen. Vorsicht: Temperatur des Wickels vor dem Anlegen gut prüfen!

Johanniskrautöl

Auch mit dem leuchtend roten Johanniskrautöl (in der Apotheke erhältlich; Rezept zum Selbstherstellen Seite 82) können Sie einen warmen Leberwickel herrichten: Wickeltuch in das auf dem Herd leicht erwärmte Öl tauchen, auswringen und auflegen. Ein zweites (langes) Wickeltuch rund um den Bauch wickeln, Wickel eine halbe Stunde einwirken lassen. Vorsicht: Temperatur des Wickels vor dem Anlegen gut prüfen! Weitere Tipps zu Wickeln ab Seite 68.

Babymassage

Massieren Sie Ihr Baby sanft am ganzen Körper, sofern es das mag. Fangen Sie mit den Händchen und den Armen oder mit Füßchen und Beinen an (siehe auch Seite 104). Als Massageöl eignen sich Mandel- und Olivenöl oder ein Pflanzenöl mit 10%igem Rosenölanteil. Das belebt und wärmt das Baby durch. Auch Johanniskrautöl ist ein gutes Massageöl bei Gelbsucht des Babys: Es macht die Haut empfindlicher für Licht und kann so vermutlich helfen, den Bilirubinabbau des Babys zu verbessern. Allerdings: Nach der Massage mit Johanniskrautöl Babys Haut nicht der direkten Sonne aussetzen (Verbrennungsgefahr).

INNERLICH

Lebertee für Mama

Wenn Sie stillen, können Sie Leber- oder Gallentee trinken, um die entsprechenden Funktionen beim Baby indirekt zu unterstützen. Es eignet sich zum Beispiel Artischockenblättertee oder Tee aus Löwenzahnblättern oder -wurzeln. Auch eine vorübergehende Leberschonkost (wenig Fette, wenig tierische Eiweiße, keine Tomaten) kann möglicherweise etwas helfen.

SO HELFEN SIE IHREM BABY

Helligkeit heilt

Lassen Sie Licht ins Zimmer, legen Sie das Baby nackt ans (geschlossene) Fenster – vorausgesetzt, dass es so nicht friert. Gehen Sie mit ihm spazieren, denn das Sonnenlicht hilft Babys Körper, das Bilirubin umzuwandeln, damit es ausgeschieden werden kann. Achten Sie aber darauf, dass Ihr Kind keiner direkten Sonnenbestrahlung ausgesetzt ist und dass es nicht überhitzt!

Babys Darm ankurbeln

Geben Sie Ihrem Kind möglichst häufig die Brust, so wird Ihre Milchproduktion optimal angekurbelt – und beim Baby die Verdauung. Das ist wichtig, damit von Babys Leber bereits in den Darm ausgeschiedenes Bilirubin schnell aus dem Körper hinaustransportiert werden kann.

Sie können dem Baby auch zusätzlich Wasser oder Fencheltee zu trinken geben.

Was sonst noch hilft

Achten Sie darauf, dass Ihr Säugling nicht auskühlt. Für einen warmen Kopf kann ein Baumwollmützchen sorgen (aber nicht zum Schlafen! Siehe Seite 127).
Kein unnötiges Baden und Waschen, Wickelplatz eventuell mit Wärmflasche vorwärmen oder Wärmelampe über dem Wickeltisch installieren. Wichtig: Kühle Händchen und Füßchen sind bei Neugeborenen normal. Fühlt sich der Nacken warm an, ist das Baby warm genug.

ZUM ARZT, WENN ...

> die Gelbsucht nach Ansicht der Hebamme behandelt werden sollte.
> eine schwach ausgeprägte Gelbsucht länger als 14 Tage dauert.
> das Kind nur wenig trinkt und den Hunger immer wieder „überschläft" (siehe auch Seite 306, Trinken ist wichtig).

Hautprobleme beim Neugeborenen

Hautveränderungen in den ersten vier Lebenswochen kommen häufig vor und sind meist kein Grund zur Beunruhigung.

Symptome

> Bei der sogenannten **Neugeborenenakne** treten auf den Wangen und am Hals des Babys kleine Pickel auf. Verursacht werden sie durch die Hormonumstellung, denn der Einfluss der mütterlichen Hormone, die noch im Blut des Kindes enthalten sind, lässt langsam nach. Die Neugeborenenakne kann bis zu zwei Monate bestehen bleiben, vor allem bei gestillten Kindern.
> Um die Nase und am Kinn bilden sich oft kleine weiße, mit Talg gefüllte Pickelchen, sogenannte **Milien**.
> Häufig ist auch eine **Hautschuppung**, bei der die durch das Fruchtwasser aufgeweichte oberste Hautschicht austrocknet und abfällt.
> Das sogenannte **toxische Erythem** von Neugeborenen ist ein fleckiger Ausschlag an Ärmchen, Beinchen, Bauch oder Rücken mit roten Flächen und manchmal gelblichen Pusteln darauf. Der Ausschlag ist wahrscheinlich auf Anpassungsprobleme der Haut beim Wechsel vom feuchten Milieu in der Gebärmutter zum trockeneren Klima „draußen" zurückzuführen.

Hintergrund

Neugeborenenakne, schuppige Haut, das toxische Erythem und Milien verschwinden meist von selbst. Es ist in der Regel keine Behandlung nötig.

ÄUSSERLICH

Geduld bringt Segen!
Lassen Sie die Haut des Babys einfach in Ruhe. Sie regeneriert sich am besten von allein. Sie brauchen nicht mit Cremen oder Salben nachzuhelfen. Und: Auf keinen Fall Pickel ausdrücken oder Hautschuppen abkratzen oder abschälen! Erlaubt sind Bäder mit Ringelblumen-, Malven- oder Stiefmütterchentee (1 EL Pflanzenteile mit kochendem Wasser übergießen, 10 Minuten ziehen lassen, absieben und zum Badewasser geben), maximal einmal in der Woche. Alternativ eine Mischung aus Muttermilch und Sonnenblumen- oder Mandelöl ins Badewasser geben (Rezept siehe Muttermilchbad, Seite 155).

SO HELFEN SIE IHREM BABY

Haut auf Haut
Das Kind braucht jetzt Ihre körperliche Nähe: Nicht nur, um eine Bindung zu Ihnen aufzubauen und sich wohlzufühlen. Häufiger Körperkontakt zwischen Mutter und Kind hilft auch mit, dass sich auf der Haut des Kindes schützende, „gute" Bakterien ansiedeln. Wenn Sie Ihrem Baby also Ihre natürliche Hautflora „vererben", kann es besser mit verschiedenen Krankheitserregern fertig werden.

Was sonst noch hilft
Benutzen Sie bei Ihrem Baby keine Seifen oder Shampoos. Das Baby soll auch keine Wolle direkt am Körper tragen, da sonst die Haut gereizt werden könnte – besser ist Seide oder glatte Baumwolle.

ZUM ARZT, WENN …

> die Haut Ihres Kindes sich entzündet oder gelbe Eiterkrusten sichtbar sind.
> sich eine flächige Schuppung auf geröteter Haut zeigt.

→ Siehe auch Babyhaut: zart und empfindlich (Seite 240).

Milchschorf (Säuglings-Ekzem)

Ihren Namen hat diese Hauterscheinung von der Ähnlichkeit mit Flecken von übergekochter Milch auf der Herdplatte. Milchschorf, auch Säuglings-Ekzem genannt, ist meist auf das Säuglings- und Kleinkindalter beschränkt.

Symptome
Die behaarte Kopfhaut ist gelblich krustig. Manchmal gibt es auch schuppende, gelbliche Stellen hinter den Ohren oder in Hautfalten.

Hintergrund
Milchschorf tritt entweder bei Veranlagung zu fettiger Haut auf oder er ist möglicherweise ein erstes Zeichen von Neurodermitis (Seite 150). Mit einer Milchallergie hat der Milchschorf nichts zu tun. Sie dürfen ver-

suchen, den Milchschorf auf der Kopfhaut sanft abzulösen (siehe unten).

ÄUSSERLICH

Oliven-, Mandel- oder Ringelblumenöl
Ölen Sie die Kopfhaut zwei Stunden vor dem Haarewaschen mit Oliven- oder Mandelöl ein. Es eignet sich auch Ringelblumenöl (Drogeriemarkt, Reformhaus oder Apotheke). So weichen Sie den Schorf auf, und er lässt sich anschließend beim Kämmen teilweise (sanft und vorsichtig!) entfernen. Maximal einmal wöchentlich einölen. Ringelblumenöl können Sie auch selbst machen: Rezept Seite 82. Ab 6 Monaten

Borretsch- oder Nachtkerzenöl
Besonders bei Verdacht auf Neurodermitis können Sie den Schorf auch mit (relativ teurem) Borretsch- oder Nachtkerzenöl aufweichen. Die Öle gibt es in Form von Kapseln in der Apotheke zu kaufen. Schneiden Sie pro Anwendung jeweils eine oder zwei Ölkapseln auf, ölen Sie die Kopfhaut ein. Nach dem Einwirken Haare waschen und die Schuppen sanft mit einer Babybürste entfernen (nicht kratzen!). Ab 6 Monaten

Stiefmütterchentee
Tupfen Sie zweimal wöchentlich zimmerwarmen Tee auf die betroffenen Stellen auf: 1 TL Kraut mit 250 ml kochendem Wasser übergießen, 10 Minuten ziehen lassen, absieben, abkühlen lassen. Ab 6 Monaten

SO HELFEN SIE IHREM BABY

Kopfmassage
Mit einer sehr weichen Bürste oder auch von Hand dürfen Sie die Kopfhaut des Babys mehrmals täglich massieren.

ZUM ARZT, WENN ...

> die betroffenen Hautstellen gerötet sind, jucken oder nässen.
> sich eine Hautrötung auf den Körper ausbreitet.

Nabelpflege

Nach der Geburt trocknet der Nabelstumpf ein und löst sich nach einigen Tagen – manchmal Wochen – von selbst ab. Je dicker die Nabelschnur, desto länger dauert dieser Vorgang.

Hintergrund

Ab und zu kommt es zu leichten Entzündungen, die sich meist von alleine wieder legen. Der Nabelstumpf kann sich röten, manchmal auch leicht bluten. Nach dem Abfallen ist der Grund des Nabels eventuell noch ein paar Tage lang klebrig oder krustig, auch das ist normal.

Bildet sich im Nabel ein nässendes Knötchen, ein Nabelgranulom, werden der Kinderarzt oder die Hebamme es äußerlich mit Silbernitrat behandeln.

Wenn sich der Bauch um den Nabel herum rötet, sollten Sie mit dem Baby zum Arzt, um eine eitrige Nabelentzündung auszuschließen. Die muss eventuell mit Antibiotika behandelt werden.

ÄUSSERLICH

Sanfte Pflege

Es kann bis zu drei Wochen dauern, bis der Nabelstumpf abfällt. Versuchen Sie nicht, ihn abzunehmen. Damit der Nabel schön verheilt, sollten Sie ihn trocken halten: Lassen Sie Luft an Babys Bauch, indem Sie es oft nackt strampeln lassen. Die Windel sollte unter dem Bauchnabel abschließen, damit er nicht im feuchtwarmen Klima der Windel steckt, wo sich Krankheitskeime stark vermehren. Ist der Nabel noch feucht, sollten Sie ihn bei jedem Wickeln mit einem Wattestäbchen reinigen, das Sie zuvor in 70%igen Alkohol tauchen. Das tut dem Kind nicht weh. Auch Baden ist erlaubt.

Hamamelis und Ringelblume

Um den Nabel bis zum Abfallen des Nabelstumpfes und danach zu pflegen, können Sie ihn mit verdünnter Hamamelis- oder Ringelblumentinktur auswaschen (1 EL Tinktur auf 250 ml abgekochtes Wasser), maximal einmal täglich.

ZUM ARZT, WENN ...

> sich Hautstellen um den Nabel herum röten oder violett aussehen.
> sich der Nabel eitrig entzündet.
> Sie schmierige, schlecht riechende Absonderungen bemerken.
> sich Flüssigkeit aus dem Nabel entleert.
> sich Knötchen oder Vorwölbungen am Nabel bilden.

Spucken

Die meisten wenige Monate alten Säuglinge spucken nach den Mahlzeiten hin und wieder eine kleine Menge Milch oder Brei aus.

Symptome

Dem Baby läuft nach einer Mahlzeit oder auch erst Stunden später eine kleine Menge Nahrung wieder aus dem Mund heraus, beziehungsweise es spuckt sie aus. Bis zum Alter von 12 Monaten legt sich das Spucken meist von selbst.

Hintergrund

Solange das Baby nur ein oder zwei Mundvoll ausspuckt und es sonst keine Anzeichen von Unwohlsein zeigt, gut gedeiht und ausreichend zunimmt, ist das Spucken meist harmlos.

Bei häufigem schwallartigen Erbrechen – im hohen Bogen – kann es aber sein, dass der Muskel um den Magenausgang, der Magenpförtner, sich verkrampft und deshalb der Magenausgang eingeengt wird (Pyrolusstenose). Diese Störung beginnt wenige Wochen nach der Geburt und muss vom Arzt behandelt werden.

Auch die sogenannte Refluxkrankheit muss der Arzt behandeln: Bei dieser Krankheit fließt immer wieder Mageninhalt zurück in die Speiseröhre. Es kann sich mit der Zeit eine Entzündung der Speiseröhre entwickeln, Geschwüre können sich bilden und es kann zu einer Blutarmut kommen. Erste Anzeichen für die Refluxkrankheit: Das Baby weint beim Trinken, verweigert das Trinken und überstreckt eventuell auch den Oberkörper nach hinten. Eine mögliche Ursache der Refluxkrankheit ist ein nicht ausreichender Verschluss zwischen Magen und Speiseröhre.

ÄUSSERLICH

Heilkräuteröle sanft einstreicheln
Wenn es dem Baby angenehm ist: Massieren Sie das Bäuchlein mit einem fertig erhältlichen Massageöl aus Pflanzenölen (Olivenöl, Mandelöl) und einem kleinen Anteil ätherischen Melissen- oder Kümmelöls. Das Öl sanft „einstreicheln". Massagetechnik siehe Seite 106.

INNERLICH

Goldmelissen-, Melissen- oder Pfefferminztee
Bieten Sie dem Baby vor den Mahlzeiten jeweils mehrere Kaffeelöffel Tee an. 1 TL Pflanzenteile mit 250 ml kochendem Wasser übergießen und 3–10 Minuten ziehen lassen. Sie können den Tee auch in eine leere Spritze ohne Nadel aufziehen und ihn so langsam in Babys Mund träufeln.

SO HELFEN SIE IHREM BABY

Weniger, dafür öfter trinken oder essen
Oft hilft es bereits, die Trinkmengen beim Stillen oder Fläschchengeben beziehungsweise die Breimengen zu reduzieren und das Baby dafür öfter zu füttern.

Kopf hoch!
Das Bäuerchen nicht vergessen! Halten Sie das Baby nach dem Trinken etwa 20 Minuten aufrecht mit erhobenem Kopf, so kann es gut aufstoßen und der Speisebrei hat Zeit, nach unten zu wandern. Manche Hebammen empfehlen, den Kopfteil des Babybettes zu erhöhen, indem man zum Beispiel ein flaches Kissen unter die Matratze legt, damit beim Schlafen keine Nahrung zurückschwappt. Ob das tatsächlich etwas bringt, ist umstritten. Auf keinen Fall sollten Sie das Kind auf den Bauch oder in die Seitenlage

legen, denn in dieser Schlafposition ist das Risiko für den plötzlichen Kindstod erhöht (siehe Seite 127).

Lockere Windeln
Wickeln Sie das Baby lieber locker als straff: Eng anliegende Windeln können auf den Magen drücken und den Reflux verstärken. Beim Wickeln: Babys Beine nicht hochheben, sondern das Kind zur Seite drehen.

ZUM ARZT, WENN ...

> ein Säugling schwallartig oder immer wieder größere Mengen erbricht.
> das Baby beim Trinken weint oder es ihm dabei unwohl ist, wenn Husten, Fieber oder Apathie hinzukommen.
> das Baby häufig den Oberkörper überstreckt.
> Sie bräunliche Blutfäden im Erbrochenen entdecken.
> das Baby nicht gut trinkt oder nicht ausreichend an Gewicht zunimmt.

→ Siehe auch Erbrechen (*Für das Baby*, Seite 274).

Windeldermatitis, Mundsoor

Die Windeldermatitis (auch Windelekzem genannt) ist eine Hautentzündung, die dort vorkommt, wo feuchte Windeln zu lange auf der Haut liegen. Manchmal ist der Windelbereich auch mit dem Hefepilz Candida albicans befallen, dann spricht man von Windelsoor. Bevor sich der Pilz dort ausbreitet, hat er oft auch den Mund befallen (Mundsoor).

Symptome
Bei einer Windeldermatitis ist die Haut am Popo und um die Geschlechtsteile rot und wund. Bei Soor weist der Wundrand typischerweise Schüppchen auf. Oder an den Rändern der Rötung streuen Pusteln in die Umgebung (Satellitenpusteln). Soorinfektionen am Gesäß tauchen oft nach einer Besiedelung der Mundhöhle auf – die Pilze wandern dabei vom Mund durch den Darm bis zum After. Soor im Mund erkennen Sie an weißlichen Belägen am Gaumen und an der Wangenschleimhaut.

Hintergrund
Urin und Stuhl können die zarte Haut des Kinderpopos angreifen, und die angegriffene Haut kann dann von Bakterien oder Soor (einem Pilz) besiedelt werden.

ÄUSSERLICH

Pflege für den wunden Popo
Beim Wickeln den Po unbedingt mit Wasser oder noch besser mit Wasser und mit in Öl getränkten Tüchern reinigen. Tupfen Sie nach dem Baden die geröteten Stellen sanft trocken. Anschließend cremen Sie die Haut mit dünn aufgetragener zinkoxidhaltiger Creme oder Ringel-

blumencreme. Puder ist nicht geeignet. Lassen Sie die Windeln auch mal weg und das Kind nackig strampeln.

Sitzbad

Reagieren Sie gleich bei der ersten Rötung des Popos: Baden Sie das Gesäß mit einem Zusatz von Ringelblumen-, Salbeiblätter- oder Stiefmütterchenkrauttee. 1 EL Kraut mit kochendem Wasser übergießen, wie auf der Verpackung angegeben ziehen lassen und zum Badewasser geben, Wassertemperatur kontrollieren (37 Grad). Sie können auch zwei Tassen schwarzen Tee (Bio) ins Badewasser geben. Alternative: den Popo des Kindes mit Tee der Heilkräuter abtupfen (Dosierung: 1 TL Pflanzenteile auf 250 ml Wasser).

Mundsoor

Eine Pilzinfektion im Mund Ihres Säuglings können Sie mehrmals täglich mit Ringelblumentee oder verdünnter Ringelblumentinktur betupfen. Tee: 1 TL Pflanzenteile mit 250 ml kochendem Wasser übergießen, 10 Minuten ziehen lassen. Tinktur verdünnen: 3–5 Tropfen auf 100 ml Wasser. Vergessen Sie nicht, Schnuller und Trinkfläschchen gut auszukochen.

Brustwarzen mitbehandeln

Wenn Sie Ihr Baby stillen, müssen Sie Ihre Brustwarzen vorbeugend mitbehandeln.

Fragen Sie die Hebamme oder den Kinderarzt nach geeigneten Maßnahmen.

HOMÖOPATHIE

Aus der homöopathischen Kinderapotheke (Seite 341):

Mercurius solubilis (Quecksilber) D12
Wenn die betroffene Haut am Gesäß eitrig entzündet und die Mundschleimhaut geschwollen ist. Das Kind hat Mundgeruch und leidet unter wundmachendem Stuhl.

Weiteres Mittel:

Borax D6
Der Mund des Babys ist sehr heiß, die Mundschleimhaut wirkt wie verbrannt.

ANTHROPOSOPHISCHE MEDIZIN

In der anthroposophischen Medizin wird für die Pflege des Popos auch **Rosmarinsalbe** verwendet.

→ Näheres zur anthroposophischen Medizin siehe Seite 88.

SPAGYRIK

Salbei hilft bei Entzündungen der Mundschleimhaut.

Plötzlicher Kindstod

Manchmal stirbt ein gesundes Baby vollkommen unerwartet im Schlaf. Solch ein Todesfall wird plötzlicher Kinds- oder Säuglingstod (englisch SID, für Sudden Infant Death) genannt. Der plötzliche Säuglingstod ist selten, bedeutet aber für die betroffenen Familien unsagbares Leid. In den meisten Fällen betrifft es Kinder im ersten Lebensjahr. Die Gründe sind nicht ausreichend geklärt. Folgende Umstände spielen mit: Eine Störung der Hirnreifung bewirkt, dass der Körper des Babys in kritischen Situationen nicht entsprechend reagiert. So wacht das Baby zum Beispiel bei Sauerstoffmangel nicht automatisch auf. Außerdem sind teilweise äußere Umstände wie Infektionen, eine Überwärmung oder schlechte Luft (Passivrauchen) schuld.

So treffen Sie Vorsichtsmaßnahmen:
> Das Baby sollte in Rückenlage schlafen.
> Die Schlafzimmertemperatur sollte 16 bis 18 Grad betragen. Raum vor dem Zubettbringen gut lüften.
> Rauchen Sie nicht in der Schwangerschaft und setzen Sie Ihr Baby keinem Passivrauch aus.
> Wählen Sie Decken und Pyjama so, dass das Baby nicht schwitzt.
> Achten Sie darauf, dass es nicht unter die Bettdecke geraten kann (am besten: Schlafsack statt Bettdecke).
> Kein Kopfkissen, kein Mützchen, kein Fell, keine Wärmflasche ins Bett geben.
> Spuckt Ihr Baby häufig (siehe Seite 123), sollten Sie das Oberteil des Bettes leicht erhöhen (Kissen oder ähnliches unter die Matratze schieben).
> Stillen Sie das Kind möglichst vier bis sechs Monate ausschließlich.
> Das Baby sollte im ersten Jahr möglichst im Elternschlafzimmer schlafen – in einem eigenen Bettchen. Die Matratze darf nicht zu weich sein.
> Sie dürfen dem Kind zum Schlafen einen Schnuller anbieten.

Info:
> www.geps.de
  Gemeinsame Elterninitiative Plötzlicher Säuglingstod (GEPS) Deutschland e.V.

Propolis wirkt antimikrobiell (gegen Viren, Pilze, Bakterien) und unterstützt das Immunsystem.
Knolliger Hahnenfuß hemmt Bakterien und Pilze, stillt den Juckreiz.

→ Näheres zur Spagyrik siehe Seite 92.

SO HELFEN SIE IHREM BABY

Luft an den Popo!
Wickeln Sie Ihr Kind häufig und möglichst schnell nach dem Stuhlgang. Verwenden Sie atmungsaktive Windeln. Lassen Sie es möglichst nach Lust und Laune nackt strampeln.

Kein Parfüm
Verwenden Sie keine parfümierten Fertigfeuchttücher, um den Popo zu reinigen, sondern (reißfeste) Wegwerftücher, die Sie mit Wasser anfeuchten.

Auf Süßes verzichten
Bei Auftauchen von Windel- oder Mundsoor kann sich der Versuch lohnen, das Baby eine Zeit lang nicht mit Bananenbrei (und auch sonst mit nichts Süßem) zu füttern. Stillende Mütter sollten auch auf Süßes verzichten. So wird der Candida-Pilz quasi „ausgehungert". Allerdings: Eine zuckerfreie Diät ist für Säuglinge gar nicht möglich, denn auch Muttermilch und Kuhmilch enthalten Milchzucker.

Mehr Hygiene
Schnuller und Babyflasche sollten Sie jetzt unbedingt täglich auskochen. Hat Ihr Baby Soor, nehmen Sie (oder auch Geschwister) Schnuller oder Löffel des Babys nicht in den Mund.

ZUM ARZT, WENN …

> sich das Windelekzem (beziehungsweise der Mundsoor) nach zwei Tagen Selbstbehandlung nicht bessert.
> die Entzündung das Kind stark schmerzt oder beeinträchtigt.

Zahnen

Die ersten Milchzähnchen brechen meist zwischen dem vierten und zwölften Monat durch. Mit 24 Monaten ist das Zahnen in der Regel abgeschlossen. Bei manchen Kindern läuft alles ganz schmerzlos ab, andere leiden stark und durchleben eine Zeit, in der sie gereizt sind.

Symptome

Das Hochstoßen der Zähne durch den Knochen (besonders durch die Knochenhaut) kann zu schmerzhaften Schwellungen am Zahnfleisch führen – noch bevor ein neues Zähnchen sichtbar ist. In der Folge können sich auch rote „Zahnungsbäckchen" zeigen. Manche Babys sind in dieser Zeit quengelig und weinen oft, sie speicheln besonders viel und mögen nicht so recht trinken oder essen. Oder sie nehmen häufig Fingerchen oder Fäustchen in den Mund. Andere bekommen mit jedem neuen Zahn Durchfall und einen wunden Popo.

> **ÄUSSERLICH**
>
> **Etwas zum Kauen anbieten**
> Geben Sie dem Baby (ab dem 6. Lebensmonat) etwas Festes zu kauen: einen getrockneten Apfel- oder Birnenspalt oder ein Stück Fenchel – am besten direkt aus dem Kühlschrank, so kühlen die „Kauwerkzeuge" optimal. Auch einen nasskalten Waschlappen mögen manche Kinder (mehrmals am Tag auswechseln!).
>
> **Kirschholz oder Veilchenwurzel**
> Ein Kirschholz-Beißring oder eine Veilchenwurzel (aus der Apotheke) eignen sich gut, um drauf herumzubeißen. Bei der Veilchenwurzel handelt es sich nicht um die Wurzel des Veilchens, sondern um ein Stück des Wurzelstocks der Schwertlilie. Beim Kauen werden entzündungshemmende und zusammenziehende Stoffe freigesetzt.
>
> **Salbei oder Kamille**
> Betupfen Sie das Zahnfleisch mit kaltem Salbeiblätter-, Ringelblumenblüten- oder Kamillenblütentee (1TL Pflanzenteile mit 250 ml kochendem Wasser übergießen, 10 Minuten ziehen lassen).

Zahnöl
Geben Sie einen Tropfen eines käuflichen Zahnöls für Säuglinge, das unter anderem aus Johanniskraut- und Ringelblumenöl besteht, auf die Wange des Kindes, und massieren Sie das schmerzende Zahnfleisch quasi von außen. Alternativ können Sie auch reines Ringelblumen- oder Johanniskrautöl benutzen (gekauft oder selbst hergestellt, siehe Seite 82).

> **HOMÖOPATHIE**
>
> Aus der homöopathischen Kinderapotheke (Seite 341):
>
> **Chamomilla (Echte Kamille) D6**
> Wenn das Kind ständig kaut und sich in den Mund greift, Bauchkrämpfe hat, gereizt und launisch scheint, nicht weiß, was es will.
>
> **Aconitum (Blauer Eisenhut) D12**
> Das Kind beginnt plötzlich zu fiebern, wirkt ängstlich und unruhig.
>
> **Belladonna (Tollkirsche) D12**
> Bei plötzlichem Fieber. Das Zahnfleisch ist hochrot, geschwollen und berührungsempfindlich. Das Kind wirkt aggressiv, spuckt und schlägt um sich.
>
> **Pulsatilla (Küchenschelle) D6**
> Das Kind ist weinerlich, „klebt" an der Mutter, will getröstet und getragen werden.

3. WAS FEHLT MEINEM BABY?

→ Näheres zur Homöopathie siehe Seite 84.

ANTHROPOSOPHISCHE MEDIZIN

Chamomilla-Zäpfchen
Wirkt krampflösend, entspannend und fieberregulierend, fördert den Schlaf. Anwendung: Bei Bedarf 1–2 Zäpfchen täglich.

Belladonna-Chamomilla-Globuli
Ein gutes Kügelchen bei Zahnungsbeschwerden. Das Kombinationsmittel mit homöopathisierten Bestandteilen löst Krämpfe und wirkt beruhigend. Besonders geeignet, wenn das Zahnen mit Magen-Darm-Krämpfen einhergeht. Abends verabreichen. Dosierung siehe Homöopathie Seite 87.

→ Näheres zur anthroposophischen Medizin siehe Seite 88.

SPAGYRIK

Storchenschnabel wirkt schmerzstillend bei Zahnungsschmerzen.
Kamille hilft gegen Entzündungen, löst Krämpfe und wirkt beruhigend auf das Baby.

→ Näheres zur Spagyrik siehe Seite 92.

SO HELFEN SIE IHREM BABY

Zuwendung heilt
Ein quengeliges, missmutiges Baby braucht eine doppelte Portion Geduld von Seiten der Erwachsenen. Achten Sie auch darauf, dass Ihr Kind sich mehrmals am Tag erholen kann und nicht ständig Reizen ausgesetzt ist.

Nicht zu warm
Vermeiden Sie zu warme Getränke oder Breie, da sie die Schmerzen verstärken können.

Beruhigendes Fußbad
Kinder, denen das Zahnen Beschwerden bereitet, kann ein warmes Fußbad besänftigen – und natürlich auch ein gewöhnliches warmes Wannenbad. Beachten Sie die Hinweise ab Seite 61.

Bernsteinkette
Dem Schmuck wird eine lindernde Wirkung bei Zahnungsschmerzen zugeschrieben. Ziehen Sie aber wegen der Erstickungsgefahr dem Baby lieber keine Halskette, sondern eine fürs Handgelenk an.

ZUM ARZT, WENN …

> Ihr Baby ständig weint und unleidig ist.
> die Situation Sie als Eltern belastet.

→ Zur Kariesvorbeugung von Babys Zähnchen: Siehe Gesunde Zähne (Seite 38).

4. WAS FEHLT MEINEM KIND?

Viele Eltern wollen ihre Kinder in kranken Tagen sanft unterstützen. Sie wissen aber oft nicht, wie. Dieses Kapitel hilft Ihnen zu entscheiden, in welchen Situationen Sie Ihr Kind selbst behandeln dürfen – und welche Mittel sich dafür eignen.

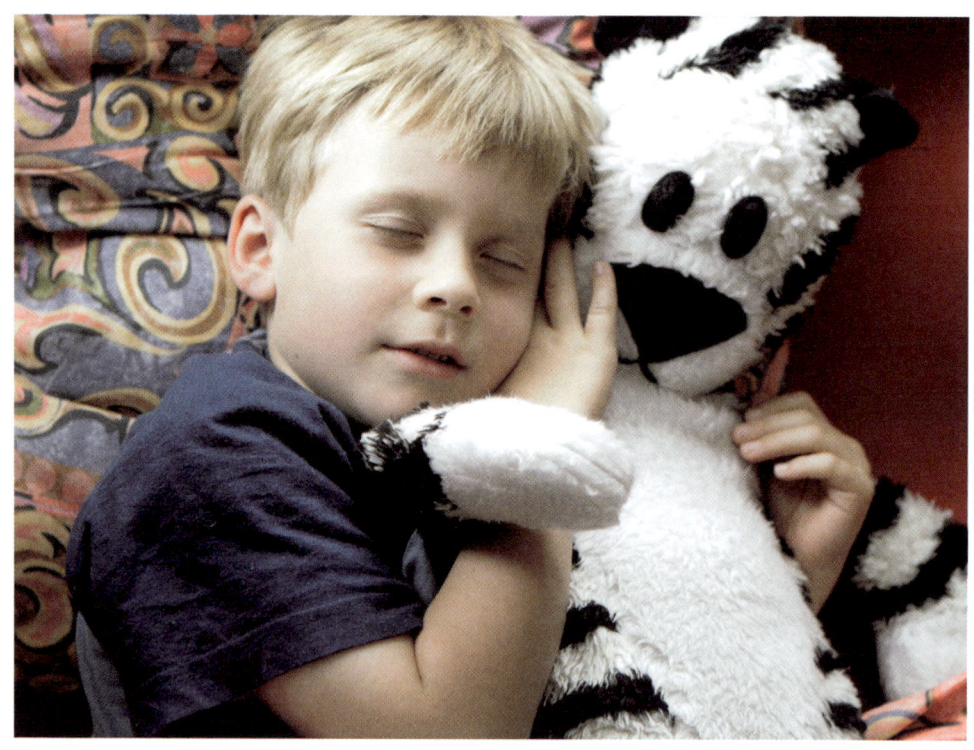

4.1 Wann mit dem Kind zum Arzt?	**136**
4.2 Allergien	**138**
Hausstaubmilben-Allergie	138
Heuschnupfen	141
Insektengift-Allergie	145
Kontaktallergie	146
Nahrungsmittel-Allergie	148
Neurodermitis	150
Für das Baby	*155*
Tierhaarallergie	156
Allergien	**158**
4.3 Atemwege	**162**
Asthma	162
Bronchitis	167
Husten	170
Für das Baby	*173*
Pseudokrupp	174
4.4 Augen, Mund	**176**
Aphthen	176
Bindehautentzündung	178
Für das Baby	*180*
Fieberblasen (Lippenherpes)	181
Gerstenkorn	183

4. WAS FEHLT MEINEM KIND?

4.5 Gelenke, Muskeln — 186
Gelenk- und Muskelschmerzen — 186
Muskelkater — 188
Sehnenscheiden-Entzündung — 190

4.6 Hals, Nase, Ohren — 192
Hals- oder Mandelentzündung — 192
Heiserkeit — 196
Nasenbluten — 197
Nasennebenhöhlen-Entzündung — 198
Mittelohrentzündung — 201
Schnupfen — 205
Für das Baby — *207*
Heilsames Fieber — **210**
Für das Baby — *213*

4.7 Harnwege — 214
Bettnässen, Einnässen — 214
Blasenentzündung — 217

4.8 Haut — 220
Akne — 220
Fußpilz — 223
Insektenstiche — 225
Kopfläuse — 227
Nagelbett-Entzündung — 230
Sonnenbrand — 231
Warzen — 234
Zeckenstich — 236
Kinderhaut — **240**

4.9	**Psychische und psychosomatische Beschwerden**	**244**
	Kranke Kinderseele	244
	ADHS, ADS	244
	Angst, Prüfungsangst	247
	Depressive Verstimmung	251
	Kopfschmerzen, Migräne	255
	Schlafstörungen	259
	Für das Baby	*262*
4.10	**Verdauungstrakt**	**264**
	Blähungen	264
	Für das Baby	*266*
	Durchfall, Brechdurchfall	267
	Für das Baby	*269*
	Erbrechen	271
	Für das Baby	*274*
	Verstopfung	274
	Für das Baby	*277*
	Krankenkost	**278**

4. WAS FEHLT MEINEM KIND?

4.1 Wann mit dem Kind zum Arzt?

Zögern Sie nicht, zum Arzt zu gehen, wenn Sie befürchten, Ihr Kind könnte eine schwere Krankheit haben.

Ärztlichen Rat einholen sollten Sie vor allem, wenn das Kind
> fiebert und weitere Krankheitssymptome zeigt wie Antriebslosigkeit, Atemnot, Nackensteifigkeit oder einen Hautausschlag.
> anhaltende Schmerzen hat.
> mehrmals erbricht oder anhaltenden Durchfall hat und dabei ungenügend trinkt.

Im Zweifel gilt: Lieber einmal zu viel zum Kinderarzt als einmal zu wenig! Oder rufen Sie beim Kinderarzt an und beschreiben Sie die Symptome Ihres Kindes.

Den Rettungsdienst 112 rufen sollten Sie, wenn das Kind
> bewusstlos ist (Erste Hilfe Seite 312).
> einen Krampfanfall hat (Fieberkrampf Seite 212).
> etwas verschluckt hat und unstillbar hustet (Seite 324).
> Atemnot hat.
> Fieber, Kopfweh und eine Nackensteifigkeit hat.
> an einer Allergie leidet und plötzlich eine Hautrötung mit Juckreiz und Atemnot auftritt.
> sich stark verletzt hat (Seite 327).
> sich schwer verbrannt hat (Seite 321).

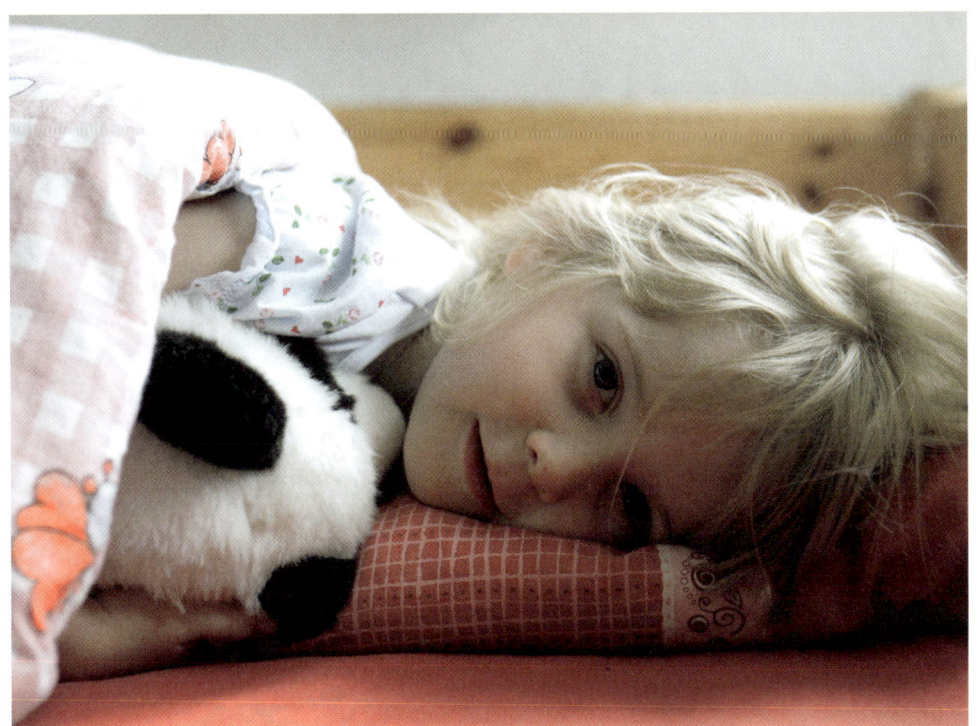

Bei Vergiftungen rufen Sie den Giftnotruf an:
> Berlin 030/19240
> Bonn 0228/19240
> Freiburg 0761/19240
> Göttingen (f. Bremen, Hamburg, Niedersachsen, Schleswig-Holstein) 0551/19240
> Homburg 06841/19240
> Mainz 06131/19240
> München 089/19240
> Erfurt (f. Mecklenburg-Vorpommern, Sachsen, Sachsen-Anhalt, Thüringen) 0361/730730
> Nürnberg 0911/3982451

Siehe auch Erste Hilfe (Seite 312), Fieber (Seite 210) und Wann mit dem Baby zum Arzt? (Seite 110).

4.2 Allergien

> **Hinweis**
> Die Therapievorschläge in den Kapiteln 4, 5 und 6 gelten – wenn nichts anderes erwähnt ist – für Kinder von 2–12 Jahren. Ausnahme: Tipps unter der Rubrik *Für das Baby*.
> Bei schweren oder chronischen Krankheiten verstehen sich die beschriebenen Therapien als Begleitmaßnahmen, die Sie mit dem Arzt absprechen sollten.

Hausstaubmilben-Allergie

Rund sechs Prozent der Kinder in Deutschland sind von einer Allergie auf Hausstaub betroffen. Sie reagieren allergisch auf mikroskopisch kleine Milben, die im Hausstaub und im Bett vorkommen.

Symptome

Die Allergie zeigt sich an ganzjährigem Nasenjucken, Schnupfen, Niesattacken, Ekzemen der Haut, Bindehautentzündungen der Augen (Seite 178) sowie Asthma (Seite 162). Die Beschwerden sind morgens nach dem Aufwachen besonders stark, ebenso beim Staubwischen oder Staubsaugen und in der kalten Jahreszeit, wenn geheizt wird.

Hintergrund

Die Milben leben auf Textilien, im Bett und im häuslichen Staub. Sie ernähren sich unter anderem von menschlichen Hautschüppchen. Hausstaubmilben – genauer: ihr Kot und zu Staub zerfallene Reste von toten Milben – sind ein Inhalationsallergen. Der Stoff, auf den das Kind reagiert, gelangt also durch die Atemwege in den Körper. Die Allergie kommt bei erblicher Veranlagung eher vor. Die Symptome können durch Stress verstärkt werden.

ÄUSSERLICH

Die Nase spülen
Die Dusche für die Nase ist angesagt! Benetzen Sie die Nase des Kindes öfter mit Salzwasser-Nasensprays oder mit einem

Spritzer aus der Salzwasser-Einzelampulle. (Tipps und Rezept zum Selbstherstellen der isotonischen Kochsalzlösung siehe Seite 59).

Die Augen spülen …
Um die Reizung in den Augen zu lindern, können Sie die Augen des Kindes öfter mit klarem, abgekochtem Wasser oder mit isotonischer Kochsalzlösung (siehe Seite 59) spülen.

… oder kühlen
Legen Sie dem Kind einige Minuten lang nasskalte (nicht eiskalte) Wattebäusche auf die Augenlider, das lindert die Entzündung. Die Bäusche können Sie auch in frisch aufgebrühtem und abgekühltem Augentrosttee (1 TL Pflanzenteile auf 250 ml Wasser) tränken und dann ausgedrückt auf die Augenlider legen. Noch einfacher: Legen Sie zwei ausgedrückte Beutel schwarzen Tees (Bio-Qualität) auf.

INNERLICH

Nachtkerze, Borretsch
Die regelmäßige Einnahme von Nachtkerzen- oder Borretschöl kann allergische Erkrankungen dämpfen. Verantwortlich für den Effekt scheinen mehrfach ungesättigte Fettsäuren zu sein, vor allem Gamma-Linolensäuren. Sie können Öl oder Kapseln kaufen. Die Anwendung sollte zwei bis drei Monaten lang erfolgen. Kinder müssen die Kapseln nicht schlucken:

Schneiden Sie einfach die Spitze der Kapsel mit einer Schere auf und geben Sie das Öl ins Essen des Kindes oder lassen Sie es die Kapsel aussaugen (altersabgestufte Dosierung nach Beratung in der Apotheke).

Schwarzkümmelöl
Das Gewürz unterdrückt die Aktivität der Substanzen, die die Entzündung auslösen. Es wird mit Erfolg vorbeugend und heilend bei allergischem Schnupfen angewendet. Schwarzkümmelöl wird aus den kleinen schwarzen Samen des Schwarzkümmels gewonnen. Sie erhalten Schwarzkümmel in Form von reinem Öl oder Kapseln (Kapseln für Kinder aufschneiden, siehe oben unter Nachtkerze, Borretsch).
Dosierung altersgemäß nach Empfehlung des Apothekers.
Tipp: Sie können Schwarzkümmelsamen auch als Gewürz verwenden. Es ist unter anderem in türkischen Lebensmittelgeschäften zu finden (Cörek otu).

Sauerkraut und Joghurt
Möglicherweise bewirken „liebe" Bakterien in Sauerkraut oder probiotisch wirkende Milchprodukte (Seite 37) einen gewissen Schutz vor Allergien.

Magnesium und Vitamin C
Der Mineralstoff und das Vitamin können eventuell helfen, den Allergie-Botenstoff Histamin in Schach zu halten. Näheres unter Heuschnupfen (Seite 141).

4. WAS FEHLT MEINEM KIND?

HOMÖOPATHIE

Aus der homöopathischen Kinderapotheke (Seite 341):

Apis (Honigbiene) D12
Bei plötzlicher Wasseransammlung im Körper, hellroter Schwellung der Haut.

Arsenicum album (Weißes Arsen) D12
Wenn das Kind asthmaähnliche Atemschwierigkeiten hat, ängstlich und unruhig ist.

Weiteres Mittel:

Euphrasia (Augentrost) D6
Bei Fließschnupfen, häufigem Niesen und wenn es das Kind in den Augen juckt.

ANTHROPOSOPHISCHE MEDIZIN

Berberis-Quarz-Globuli
Das Komplexmittel wirkt abschwellend, beruhigend und stärkend auf die Schleimhäute. Mit Berberitze und Bergkristall in homöopathischer Form. Dosierung und Anwendungstipps siehe Homöopathie (Seite 86).

→ Näheres zur anthroposophischen Medizin siehe Seite 88.

SO HELFEN SIE IHREM KIND

Weg mit den Staubfängern!
Reinigen Sie Böden und Oberflächen von Möbeln regelmäßig feucht mit antistatischen Tüchern, damit sich kein Staub ansammelt. Oder staubsaugen Sie am besten mehrmals wöchentlich mit einem Sauger mit Feinstaubfilter – allerdings nur dann, wenn Ihr Kind gerade nicht im Haus ist.
Entfernen Sie nach Möglichkeit alle nicht dringend benötigten Textilien aus der Wohnung: Teppiche, Vorhänge, Felle, Tischtücher, Sofakissen und Polstermöbel mit Stoffbezug. Legen Sie die Plüschtiere Ihres Kindes jeden Monat für zwei Tage ins Gefrierfach und waschen Sie sie anschließend bei 60 Grad. Lassen Sie Ihr Kind nur ein, zwei ausgewählte Schmusetiere mit ins Bett nehmen. Bewahren Sie die Kleider Ihrer Sprösslinge nicht im Kinderzimmer auf. Lassen Sie das Kind abends den Schlafanzug im Badezimmer anziehen, und lassen Sie es sich am Morgen auch dort ankleiden.

Das Bett
Wählen Sie Bettdecken und Kissen, die bei 60 Grad gewaschen werden dürfen. Wechseln Sie die Bettwäsche jede Woche. Beziehen Sie eventuell die Matratze des Kindes mit speziellen Überzügen für Allergiker (Encasings), so können sich

keine Milben darin einnisten. Darüber kommt dann die normale Bettwäsche. Bei Kindern mit Hausstaubmilben-Allergie und Asthmasymptomen beteiligen sich viele Krankenkassen an den Kosten dieser Maßnahme. Die Erkrankung muss allerdings durch einen Arzt/Allergologen nachgewiesen werden.

Das Klima
Lüften Sie richtig: Öffnen Sie 2–3-mal täglich die Fenster, um die Luft zu wechseln, damit diese nicht zu feucht wird. Lüften Sie auch das Bettzeug. Denn die Spinnentierchen im Hausstaub lieben es feucht und warm. Heizen Sie deshalb möglichst nicht zu stark (Schlafraum maximal 19 Grad), und kontrollieren Sie die Luftfeuchtigkeit mit einem Hygrometer (Feuchtigkeitsmesser): Das Maximum ist 50 Prozent relative Luftfeuchtigkeit. Rauchen Sie Ihrem allergiekranken Kind zuliebe nicht in der Wohnung.

Ferien ohne Milben
Machen Sie mit der Familie möglichst Ferien in den Bergen. Denn die mikroskopisch kleinen Achtbeiner leben nur unterhalb von 1200 Metern über dem Meeresspiegel.

> **ZUM ARZT, WENN …**
>
> › Sie bei Ihrem Kind eine Hausstaubmilben-Allergie vermuten.

> **DEN RETTUNGSDIENST 112 RUFEN, WENN …**
>
> › Ihr Kind eine Allergie hat und Sie plötzlich eine Rötung am ganzen Körper bemerken, das Kind Atemnot hat oder bewusstlos wird.

Heuschnupfen

Etwa 15 Prozent der Kinder und Jugendlichen haben Heuschnupfen (Pollinose). Sie reagieren allergisch auf Pflanzenpollen in der Atemluft. Babys und Kleinkinder sind selten betroffen, meist tritt der Heuschnupfen ab dem Schulalter auf.

Symptome
Pollenallergiker leiden unter einem Kitzelgefühl in der Nase, dünnflüssigem Schnupfen, Niesen, geröteten Augen, Augenjucken, eventuell auch an Asthma-Anfällen (Seite 162) und vermehrten Infekten. Auch Symptome an der Haut oder im Mund oder Verdauungstrakt kommen vor (siehe auch Neurodermitis, Seite 150, Nahrungsmittel-Allergie, Seite 148).

Hintergrund
Verschiedenste Pflanzen, die ihre Blütenpollen mit dem Wind verstreuen, können den betroffenen Kindern und Jugendlichen zu schaffen machen: Im Frühjahr Birke, Weide, Erle, Esche, Hasel und andere Bäume und Sträucher. Im Sommer Gräser und Getreide, insbesondere Roggen. Im Herbst Kräuter wie

4. WAS FEHLT MEINEM KIND?

Beifuß oder Ambrosia. Heuschnupfen kommt bei erblicher Veranlagung gehäuft vor. Stress und andere psychische Faktoren können die Symptome verstärken.

ÄUSSERLICH

Für die Nase

Lassen Sie Ihr Kind regelmäßig mit einem salzwasserhaltigen Nasenspray die Nase benetzen! Wie Sie solche Nasensprays selbst herstellen, lesen Sie auf Seite 61. Die Lösung hält die Schleimhaut feucht und lässt sie abschwellen, gleichzeitig reinigt sie die Nase effizient von Pollen. Außerdem: Lassen Sie Ihr Kind viel trinken, das verflüssigt den Nasenschleim.

Für die Augen

Auch die Augenspülung beseitigt Pollen und lindert dabei gleichzeitig die Reizung. Spülen Sie die Augen des Kindes mit zimmerwarmem, klarem, abgekochtem Wasser oder mit isotonischer Kochsalzlösung (siehe Seite 59). Oder: Legen Sie einige Minuten lang nasse, kalte (nicht eiskalte) Kompressen auf die Augenlider, das lindert die Entzündung. Sie können zum Beispiel Wattebäusche in Augentrosttee tränken (für den Tee 1 TL Kraut mit 250 ml kochendem Wasser übergießen) und die Wattebäusche dann etwas ausdrücken und auflegen. Oder zwei mit kochendem Wasser übergossene Beutel schwarzen Tees (Bio-Qualität) verwenden – komplett abgekühlt, versteht sich!

INNERLICH

Nachtkerze, Borretsch und Schwarzkümmel

Öle, die aus diesen Pflanzen gewonnen werden, erhalten Sie in Form von Ölfläschchen oder auch als Kapseln, die flüssiges Öl enthalten. Als Kur eingenommen können die Öle allergische Erkrankungen mildern (siehe unter Hausstaubmilben-Allergie, Seite 138).

Sauerkraut und Joghurt

Weniger Heuschnupfen oder Asthma bekommen möglicherweise Kinder, die regelmäßig Sauerkraut oder anderes milchgesäuertes Gemüse essen, wie es beispielsweise anthroposophische Mediziner empfehlen oder wie es in Skandinavien üblich ist. Die Milchsäurebakterien im Gemüse scheinen das Immunsystem im Darm positiv zu beeinflussen, so dass man besser vor Allergien geschützt ist. Auch Joghurt mit probiotischen Keimen soll Kinder vor Allergien schützen (zu probiotischen Keimen siehe auch Seite 37).

Honig

Mit Honig, am besten mit lokal produziertem, können Sie eine Art natürliche

> **Manchmal ist es Schimmel**
> Zu den Allergien, die saisonal auftreten und bei denen die Nase läuft, gehört auch die Schimmelpilzallergie: Die Symptome sind meist im Herbst am stärksten. Schimmelpilze kommen entweder in geschlossenen Räumen vor, in denen es staubig, feucht und dunkel ist. Oder in vermodernder Vegetation, zum Beispiel im Laub oder rund um den Kompostplatz.
> Maßnahmen bei Schimmelpilzallergie: Mehrmals täglich stoßlüften, vor allem im Badezimmer. Luftfeuchtigkeit mit einem Hygrometer kontrollieren und unter 50 Prozent halten. Möbel in einem Abstand von vier Zentimetern an die Wände stellen. Keine Pflanzen im Kinderzimmer, keine Aquarien oder Terrarien in der Wohnung. Regelmäßig staubsaugen und staubwischen. Komposteimer auf dem Balkon lagern, den Kühlschrank öfter reinigen und angebrochene Lebensmittel im Kühlschrank gut einpacken. Stockflecken und Schimmelpilzbefall an Wänden oder Möbeln vom Fachmann sanieren lassen.

Hyposensibilisierungstherapie bei Ihrem Kind ausprobieren: Geben Sie ihm jeden Tag einen Teelöffel davon. Die Idee dahinter: Das Kind gewöhnt sich so an die im Honig enthaltenen Pollen.

Magnesium und Vitamin C

Der Mineralstoff Magnesium scheint die körpereigene Produktion des Allergie-Botenstoffes Histamin zu drosseln. Steigern Sie den Anteil magnesiumreicher Nahrungsmittel auf dem Speiseplan des Kindes. Also: Vollkornprodukte wie Haferflocken, Hirse, Vollkornreis, Trockenfrüchte (am besten ungeschwefelte), Soja, Nüsse, Gemüse oder Fisch.
Auch Vitamin C kann eventuell dazu beitragen, allergische Reaktionen abzufedern, denn es bindet überschüssiges Histamin. Besonders viel Vitamin C ist enthalten in: schwarzen Johannisbeeren, rohen roten und grünen Paprika, Kiwi, rohem Kohlrabi, Erdbeeren, rohem Rotkohl, Orangen und Zitronen (Reihenfolge entsprechend absteigendem Gehalt).

HOMÖOPATHIE

Aus der homöopathischen Kinderapotheke (Seite 341):

Arsenicum album (Weißes Arsen) D12
Wenn das Kind asthmaähnliche Atemschwierigkeiten hat.

Weitere Mittel:

Allium cepa (Küchenzwiebel) D6
Bei Fließschnupfen und wässriger, extrem scharfer Absonderung aus der Nase.

4. WAS FEHLT MEINEM KIND?

Euphrasia (Augentrost) D6
Bei häufigem Niesen, wenn es dem Kind in den Augen juckt und brennt und seine Augen lichtempfindlich sind.

ANTHROPOSOPHISCHE MEDIZIN

Berberis-Quarz-Globuli
Komplexmittel mit Berberitze und Bergkristall in homöopathischer Form. Stärkt die Nasenschleimhäute und wirkt abschwellend. Das Mittel kann vorbeugend gegen Entzündungen der Nasennebenhöhlen eingesetzt werden. Anwendungshinweise siehe Homöopathie (Seite 86).

→ Näheres zur anthroposophischen Medizin siehe Seite 88.

SPAGYRIK

Meerträubel wirkt antiallergisch, Schleimhaut abschwellend und antiasthmatisch.
Augentrost lindert die Bindehautentzündung, wirkt abschwellend.

→ Näheres zur Spagyrik Seite 92.

SO HELFEN SIE IHREM KIND

Wann fliegt was?
Falls der Arzt bereits festgestellt hat, auf welche Pollen Ihr Kind reagiert: Halten Sie sich über die aktuelle Pollenflug-Lage auf dem Laufenden (zum Beispiel per Tageszeitung oder Internet) und gestalten Sie die Freizeit Ihres Kindes entsprechend.

Frische Luft
Lüften Sie während der Blütezeit des entsprechenden Allergens das Kinderzimmer und den Rest der Wohnung lieber erst am späten Abend und nicht bei Wind, damit möglichst wenige Pollen ins Haus gelangen. Oder: Bringen Sie ein Pollenschutzgitter am Fenster an. Verlegen Sie – nach Möglichkeit – die Spielplatzbesuche und andere Freizeitaktivitäten im Freien aufs Regenwetter oder die Zeit kurz nach dem Regen. Übrigens: Ein Ort, wo Pollen rar sind, ist der Wald.

Ferien vom Allergen
Hat Ihr Kind die Nase voll vom ewigen Heuschnupfen? Planen Sie Ihre Ferien wenn es geht so, dass sie in der Hauptblütezeit „seiner" Pflanze verreisen. Und machen Sie Urlaub am Meer, in der Wüste oder im Gebirge.

Was sonst noch hilft
Lassen Sie Ihr Kind Taschentücher nur ein Mal verwenden, waschen Sie die Bettwäsche und die Kleider des Kindes regelmäßig, trocknen Sie die Wäsche während der Blütezeit des Allergens nicht im Freien. Lassen Sie das Kind sich abends im

Badezimmer entkleiden, und lassen Sie getragene Sachen nicht im Kinderzimmer liegen. Eventuell abends duschen und Haare waschen. Verzichten Sie auf blühende Topfpflanzen in der Wohnung. Wechseln Sie den Pollenfilter in Ihrem Auto im Frühjahr und im Herbst. Verwenden Sie einen Staubsauger mit Feinstaubfilter. Sorgen Sie für eine rauchfreie Umgebung! Tabakrauch reizt die Atemwege und kann speziell die Symptome der Allergie verschieben und den Übergang zu Asthma begünstigen.

> **ZUM ARZT, WENN ...**
>
> > Sie bei Ihrem Kind eine Pollenallergie vermuten.

> **DEN RETTUNGSDIENST 112 RUFEN, WENN ...**
>
> > Ihr Kind eine Allergie hat und Sie plötzlich eine Rötung am ganzen Körper des Kindes bemerken, es Atemnot hat oder bewusstlos wird.

> **INFO**
>
> > **www.daab.de** Deutscher Allergie- und Asthmabund
> > **www.dwd.de/pollenflug** Pollenflugvorhersage des Deutschen Wetterdienstes
> > **www.pollenstiftung.de** Stiftung Deutscher Polleninformationsdienst, u.a. mit Pollenflugkalender

Insektengift-Allergie

Bei den betroffenen Kindern führen Stiche von Bienen, Wespen, Hummeln oder Hornissen zu allergischen Reaktionen.

Symptome

Eine Insektengift-Allergie kann sich auf verschiedene Arten äußern: Lokal um die Einstichstelle herum als Juckreiz, Rötung oder Schwellung der Haut. Oder als generalisierte allergische Reaktion (Ganzkörperwirkung), zum Beispiel mit Nesselfieber (mit Hautrötung, Jucken) oder einer Schwellung im Gesicht, mit Erbrechen und Durchfall, mit einem Asthmaanfall. Manchmal kommt es sogar zu einem Schockzustand mit Blutdruckabfall, Schwindel, Zittern, Angstgefühlen, Atemnot und Ohnmacht – man spricht dann von einer sogenannten Anaphylaxie.

Hintergrund

Die Substanzen, auf die ein betroffenes Kind allergisch reagiert, sind Eiweiße aus dem Insektengift. Insektengift-Allergien sind nicht erblich bedingt. Sie können sich in jedem Alter neu ausbilden.

> **ÄUSSERLICH**
>
> Tipps zur Behandlung der Einstichstelle siehe unter Insektenstiche (Seite 225).

> **HOMÖOPATHIE**
>
> Siehe Insektenstiche (Seite 226).

SO HELFEN SIE IHREM KIND

Stichen vorbeugen
Welche Vorsichtsmaßnahmen helfen, damit Ihr Kind nicht von Bienen oder Wespen gestochen wird, lesen Sie unter Insektenstiche (Seite 225).

Nach dem Stich
Bienenstachel entfernen. Achten Sie dabei darauf, den Giftsack nicht auszudrücken! Notfallmedikamente einnehmen/einatmen lassen. Mit dem Kind einen Arzt aufsuchen – nach Einnahme der Notfallmedikamente bessert sich die allergische Reaktion nur für einen begrenzten Zeitraum!

ZUM ARZT, WENN …

> Ihr Kind in der Vergangenheit einmal auf einen Insektenstich allergisch reagiert hat.
> Ihr Kind allergisch auf Insektengift ist und gerade von einer Biene, Wespe, Hummel oder Hornisse gestochen wurde. Geben Sie trotzdem zuerst die Notfallmedikamente!

DEN RETTUNGSDIENST 112 RUFEN, WENN …

> der Stich im Rachen sitzt – es besteht Lebensgefahr. In der Zwischenzeit: das Kind Eiswürfel lutschen lassen, um die Schwellung zu lindern.
> nach einem Insektenstich Atemnot, eine Schwellung im Gesicht, Erbrechen, Angstgefühle oder Ohnmacht auftreten.

Kontaktallergie

Eine Kontaktallergie ist eine allergische Hauterkrankung mit Ekzemen, die durch direkten Hautkontakt mit einer bestimmten Substanz ausgelöst wird. Bei Kindern und Jugendlichen kommt vor allem die Nickelallergie vor.

Symptome
Die Haut an der betroffenen Stelle ist gerötet und geschwollen, sie kann auch Bläschen bilden, jucken und nässen. Bei längerem Kontakt mit dem Allergen verdickt sich die Haut und schuppt.

Hintergrund
Nickel kommt in Modeschmuck, in Jeans-Knöpfen, Brillengestellen, Schlüsseln, Reißverschlüssen und ähnlichem vor. Weitere Verursacher von allergischen Kontaktekzemen sind: Chromat in Leder oder Zement, Putzmittel, verschiedenste Konservierungs-, Wirk- und Duftstoffe in Kosmetika (Deo, Haarfärbemittel, Parfüms, Cremen, Seifen etc.), Perubalsam, Farben (auch in Textilien), Lacke. Kinder mit Neurodermitis (Seite 150) sind häufiger betroffen, da ihre Haut emp-

findlicher ist. Photoallergisches Kontaktekzem (Sonnenallergie) siehe Seite 157.

ÄUSSERLICH

Essigsaure Tonerde, schwarzer Tee
Als kalter Wickel kühlt und beruhigt essigsaure Tonerde die Haut (siehe Seite 71). Umschläge mit kaltem schwarzen Tee (Bio-Qualität) lindern den Juckreiz und wirken entzündungshemmend.

Pflanzliche Badezusätze
Baden Sie den betroffenen Körperteil in etwa 36 Grad warmem Wasser (z.B. Sitz- oder Armbad) mit folgenden Zusätzen: Tee aus Stiefmütterchenkraut, Zinnkraut (Ackerschachtelhalm) oder Eichenrinde. Das beschleunigt das Abheilen der Ekzeme.
Stiefmütterchenkraut und Zinnkraut können Sie als Tee mit 1 EL Pflanzenteilen zubereiten (10 Minuten ziehen lassen) und zum Badewasser geben. Auch Waschungen mit Kräutertee sind gut geeignet: 1 TL Pflanzenteile mit 250 ml kochendem Wasser übergießen, absieben, abkühlen lassen.

Mehr zum Eichenrindebad siehe Seite 63.

Aloe vera-Gel
Gel aus dem Dicksaft der stacheligen Pflanze, die zur Familie der Lilien gehört, lindert den Juckreiz und fettet nicht.

INNERLICH

Wenn der Schlaf gestört ist
Kontaktallergien können stark jucken. Tees aus folgenden Heilkräutern beruhigen: Orangenblüten, Lavendelblüten, Passionsblumenkraut, Melissenblätter (1 TL Pflanzenteile auf 250 ml kochendes Wasser, 3–10 Minuten ziehen lassen).

HOMÖOPATHIE

Aus der homöopathischen Kinderapotheke (Seite 341):

Apis (Honigbiene) D12
Wenn die Haut stark gerötet und geschwollen ist.

Weitere Mittel:

Sulfur (Schwefelblüte, Schwefel) D6
Bei trockener, schuppiger oder rissiger Haut, die eitert oder brennt.

Graphites (Graphit, Reißblei) D6
Bei klebrigen Absonderungen der Haut.

SPAGYRIK

Herzsame wirkt antiallergisch und lindert Juckreiz.
Brennnessel lindert allergische Hautausschläge und Juckreiz und wirkt ausleitend.

→ Näheres zur Spagyrik siehe Seite 92.

4. WAS FEHLT MEINEM KIND?

Nahrungsmittel-Allergie

Nahrungsmittel-Allergien sind im Vergleich zu anderen Allergien selten. Allerdings haben etwa ein Drittel der Kinder, die an Neurodermitis leiden, auch eine Nahrungsmittel-Allergie. Kinder unter zwei Jahren sind besonders oft betroffen. Säuglinge reagieren am häufigsten auf Kuhmilch und Hühnerei, ältere Kinder auf Nüsse, Sellerie, Karotten, Sesam, Sojabohnen, Schalentiere, Fisch oder Fleisch, Senf, Erdbeeren, Äpfel, Kiwi, Zitrusfrüchte oder Getreide. Auch Konservierungsmittel oder Geschmacksverstärker können allergische Reaktionen auslösen.

Symptome

Eine Nahrungsmittel-Allergie kann sich auf verschiedene Arten äußern:
> Juckreiz oder Schwellung im Mund, Durchfall, Übelkeit, Erbrechen, Bauchschmerzen
> Neurodermitis (Seite 150)
> Nesselfieber (mit Hautrötung, Jucken, Schwellung)
> Atemnot, Asthmaanfall (Asthma siehe Seite 162)
> oder sogar in einer allergischen Allgemeinreaktion, einer sogenannten Anaphylaxie (siehe Seite 145).

Hintergrund

Bei einer Nahrungsmittel-Allergie reagiert das Immunsystem auf bestimmte Stoffe – meist

---

SO HELFEN SIE IHREM KIND

Hände weg vom Allergen!
Das A und O der Abheilung eines allergischen Kontaktekzems ist – wie schon der Name sagt – jeglichen Kontakt zum Allergen zu vermeiden: Entfernen Sie die Kleidungs- oder Schmuckstücke, die das Kind oder der Jugendliche nicht verträgt. Und meiden Sie ähnliche Produkte. Reagieren Jugendliche allergisch auf bestimmte Kosmetika, sollten sie schonende, hypoallergene Produkte verwenden.

ZUM ARZT, WENN ...

> Ihr Kind Symptome einer Kontaktallergie aufweist.

DEN RETTUNGSDIENST 112 RUFEN, WENN ...

> Ihr Kind plötzlich einen Hautausschlag hat und dabei Atemnot bekommt oder die Lippen anschwellen.

INFO

> www.daab.de
Deutscher Allergie- und Asthmabund, u.a. mit Infos zum Gütesiegel, an dem Produkte erkennbar sind, die frei von allergieauslösenden Stoffen sind.

Allergie, Intoleranz oder Zöliakie?

Neben echten Nahrungsmittel-Allergien gibt es auch sogenannte Intoleranzen, also Unverträglichkeiten bei bestimmten Lebensmitteln. Bei einer Allergie treten meist innerhalb von Minuten oder weniger Stunden Symptome auf (zum Beispiel Brennen im Mund oder Durchfall). Bei einer Unverträglichkeit dauert es meist länger, und der Zusammenhang zwischen dem Lebensmittel und den Symptomen ist somit weniger offensichtlich. Unverträglichkeiten treten außerdem oft erst auf, wenn das Kind das entsprechende Nahrungsmittel in größeren Mengen konsumiert. Allergiker hingegen können unter Umständen auch auf Spuren von Allergenen reagieren.

Die **Nahrungsmittel-Intoleranz** kann verschiedene Ursachen haben. Bei der **Laktose-Intoleranz** ist es ein Enzymmangel: Den betroffenen Kindern – die meist bereits im Schulalter sind – fehlt ein bestimmtes Verdauungseiweiß, das den Milchzucker spaltet. Dadurch kann Milch nicht richtig verdaut werden und verursacht Beschwerden.

Bei **Histamin-Intoleranz** sollten Sie stark histaminhaltige Nahrungsmittel auf dem Speiseplan des Kindes einschränken. Dazu gehören zum Beispiel Käse, Fisch, Tomaten, Erdbeeren, Gepökeltes, Zitrusfrüchte.

Bei **Zöliakie** reagieren Kinder auf das Klebereiweiß Gluten, das in Getreiden vorkommt. Die Zöliakie ist eine Autoimmunerkrankung, d.h. das körpereigene Immunsystem des Kindes wendet sich – wenn das Kind Getreide gegessen hat – gegen die Schleimhaut des Dünndarms. Die Folge ist eine Schädigung der Dünndarmschleimhaut und eine unzureichende Aufnahme von verschiedenen Nährstoffen. Typische Symptome bei Kleinkindern: häufiger, massiger Stuhl, mangelnde Gewichtszunahme. In Deutschland sind rund 300 000 Menschen von der Krankheit betroffen. Wichtigste Maßnahme bei Zöliakie: strikter Verzicht auf glutenhaltige Nahrungsmittel.

> **www.dzg-online.de** Deutsche Zöliakie Gesellschaft e.V.

Eiweiße –, die in der Nahrung enthalten sind. Oft sind Kreuzallergien im Spiel (siehe Seite 160). Dabei richtet sich die ursprüngliche Sensibilisierung der Kinder nicht gegen das Lebensmittel, sondern beispielsweise gegen ein Allergen, das eingeatmet wird. Jugendliche, die als Kind gegen Birkenpollen allergisch waren, vertragen zum Beispiel später im Leben oft keine Nüsse und kein Kernobst.

INNERLICH

Nachtkerzen-, Borretsch- oder Schwarzkümmelöl

Die regelmäßige Einnahme eines dieser Öle kann allergische Erkrankungen dämpfen. Sie können Kapseln oder reines Öl kaufen. Zu Dosierung und Einnahme fragen

Sie Ihren Arzt oder Apotheker. Die Anwendung sollte über zwei, drei Monate erfolgen. Weitere Informationen siehe Hausstaubmilben-Allergie (Seite 138).

> **HOMÖOPATHIE**
>
> Aus der homöopathischen Kinderapotheke (Seite 341):
>
> **Apis (Honigbiene) D12**
> Wenn die Haut stark gerötet und geschwollen ist.
>
> **Arsenicum album (Weißes Arsen) D12**
> Die Haut juckt, das Kind hat Asthmasymptome, sein Kreislauf ist labil und es ist unruhig und ängstlich.
>
> Weiteres Mittel:
>
> **Nux vomica (Brechnuss) D12**
> Wenn das Kind Magendrücken hat und erbrechen muss.

> **SO HELFEN SIE IHREM KIND**
>
> **Tagebuch**
> Zuerst ist es wichtig herauszufinden, auf welche Nahrungsmittel Ihr Kind allergisch reagiert. Hilfreich dafür ist ein Essenstagebuch, in das Sie auch die Symptome notieren.

Vermeidung
Hat der Kinderarzt oder Allergologe bei Ihrem Kind eine Nahrungsmittel-Allergie diagnostiziert, achten Sie darauf, dass es das entsprechende Nahrungsmittel – auch in Fertigprodukten – konsequent meidet (Deklaration auf Verpackungen beachten!). Machen Sie keine Diät auf eigene Faust, sondern lassen Sie sich von einem Ernährungsberater erklären, wie Sie Ihr Kind trotz des Verzichts auf das Nahrungsmittel ausgewogen ernähren können.

> **ZUM ARZT, WENN ...**
>
> > Sie bei Ihrem Kind eine Nahrungsmittel-Allergie vermuten.
> > Ihr Kind starkes Bauchweh oder blutige Durchfälle hat.

> **DEN RETTUNGSDIENST 112 RUFEN, WENN ...**
>
> > Ihr Kind eine Allergie hat und Sie plötzlich eine Rötung am ganzen Körper des Kindes feststellen, es Atemnot hat oder bewusstlos wird.

Neurodermitis

Rund 10 Prozent aller Kinder in Deutschland leiden an Neurodermitis, auch atopisches Ekzem genannt. Es gibt leichtere, aber auch schwerere Formen. Erste Symptome einer

Neurodermitis treten oft schon bei Säuglingen auf. Die entzündliche Hautkrankheit ist chronisch und verläuft in Schüben. Viele Kinder mit Neurodermitis leiden gleichzeitig oder später auch an Allergien oder Asthma. In der Jugend verschwinden die Neurodermitis-Symptome meist.

Symptome

Die Haut ist generell trocken und sehr empfindlich. Babys haben eventuell runde, raue Flecken oder einen nässenden, juckenden Ausschlag auf den Wangen, den Oberarmen, Oberschenkeln oder auf dem Bauch. Später zeigen sich rote Ekzeme an den Händen, den Handgelenken und den Unterarmen oder in den Armbeugen und Kniekehlen. Bei älteren Kindern sind Neurodermitis-Ekzeme meist trocken und schuppig.

Wenn die Haut stark juckt, kann das zu einem Juckreiz-Kratz-Zirkel führen: einem Teufelskreis, bei dem sich juckende Haut, die stark gekratzt wird, entzündet und dann noch mehr juckt.

Hintergrund

Verschiedenste Faktoren spielen als Ursache mit: Vererbung, eine trockene, leicht reizbare Haut, Allergien auf Kuhmilch, Eier, Nüsse, Hausstaubmilben, Pflanzenpollen, Schimmelpilze und anderes, Hautreizungen durch Wolle oder grobe Stoffe, Schwitzen, Chlorwasser, Tabakrauch oder trockene Luft, Infektionskrankheiten. Eventuell spielt auch eine Störung im Fettstoffwechsel der Haut eine Rolle, daneben Stress und psychische Faktoren.

> **ÄUSSERLICH**
>
> **Pflanzen-Kraft**
> Bei trockenen Ekzemen ist Fetten und Salben angesagt. Zum Beispiel eignen sich Salben mit Nachtkerzenöl, Sanddornöl oder Zaubernussauszügen (Hamamelis). Auch Birkenrindensalbe oder Salbe mit Herzsame (Cardiospermum) beruhigen und nähren die Haut. Bei nässenden Ekzemen kann die Haut (lokal) mit Teekompressen gekühlt und getrocknet werden.
>
> **Kalte Heilkräuterteekompressen**
> Lindert den Juckreiz und wirkt entzündungshemmend: Übergießen Sie 1 TL Zaubernuss-Rinde (Hamamelis), Zinnkraut, Bittersüß-Stängel, Stiefmütterchen- oder Zistrosenkraut mit 250 ml kochendem Wasser. Lassen Sie den Sud nach Angaben auf der Verpackung ziehen und auskühlen. Tränken Sie ein Baumwolltuch mit dem kalten Tee, wringen Sie es aus und legen Sie es für maximal 15 Minuten auf.
> Gute und einfache Alternativen sind kalte Kompressen mit Pfefferminztee oder schwarzem Tee (Bio-Qualität).
>
> **Lebe glücklich, lebe froh …**
> … wie die Maus im Haferstroh! Ein Haferstrohbad stillt den Juckreiz und führt dazu, dass sich die Haut zusammenzieht. Es wirkt antientzündlich und kann das Kind außerdem beruhigen und Schlafprobleme mildern (Anleitung siehe

Seite 63). Auch Weizenkleiebäder kommen in Frage (Seite 63). Die Haut anschließend eincremen.

Eichenrinde

Umschläge, Waschungen oder Bäder mit Eichenrindenabsud haben sich bei offenen Hautstellen bewährt. Geben Sie 1 TL Rinde (aus Apotheke) in 250 ml kaltes Wasser, lassen Sie das Ganze schnell aufkochen und 10 Minuten lang ziehen, dann absieben. Den Absud können Sie für Kompressen oder Waschungen benutzen. Für ein Vollbad nehmen Sie 2 EL Eichenrinde, für ein Teilbad 1 EL Eichenrinde und geben Sie den Absud zum Badewasser. Nach dem Baden die Haut eincremen.
(Achtung: Eichenrinde verursacht Flecken auf Textilien. Reinigen Sie auch die Badewanne gleich nach dem Baden!)

Aloe vera

Auch Aloe vera-Gel (Apotheke, Drogeriemarkt, Reformhaus) können Sie auf die entzündlichen Stellen der Ekzeme auftragen. Es hilft bei der Heilung.

INNERLICH

Borretsch- und Nachtkerzenöl

Ab dem Alter von einigen Monaten dürfen Sie Ihrem Kind Borretsch- und Nachtkerzenöl ins Essen mischen. Die darin enthaltene Gamma-Linolensäure kann Neurodermitis lindern.
Die Anwendung sollte über zwei bis drei Monate erfolgen. Sie erhalten Öl oder Kapseln. Kapseln kleinen Kindern nicht zum Schlucken geben, sondern aufschneiden. Halten Sie sich dabei an die auf der Verpackung angegebene Dosierung oder fragen Sie Arzt oder Apotheker.

Schwarzkümmelöl

Das Gewürz unterdrückt die entzündlichen Prozesse der Allergie. Wirkt vorbeugend und heilend. Siehe unter Hausstaubmilben-Allergie (Seite 138).

Sauerkraut, Joghurt und Honig

Einen Versuch wert sind auch Lebensmittel mit „guten" Bakterien wie Sauerkraut oder probiotischer Joghurt (siehe Seite 37) sowie Honig (Seite 142).

Beruhigende Tees

Wenn das Kind starken Juckreiz hat und nicht schlafen kann – Tees aus folgenden Heilkräutern beruhigen: Orangenblüten, Lavendelblüten, Passionsblumenkraut, Melissenblätter. Bereiten Sie den Tee mit 1 TL Pflanzenteilen und 250 ml kochendem Wasser zu. 3–10 Minuten ziehen lassen.

HOMÖOPATHIE

Silicea (Kieselsäure) D12
Geeignet, wenn die Haut rau und sehr spröde ist und jede Verletzung gleich eitert.

Calcium carbonicum (Calcium carbonat, Austernschalen) D12
Bei feuchtem, stark juckendem Ekzem und Neurodermitisschüben während des Zahnens.

→ Beachten Sie: Erfolg versprechender ist die homöopathische Behandlung von Neurodermitis, wenn ein erfahrener Homöopath ein Konstitutionsmittel für Ihr Kind bestimmt.

SPAGYRIK

Stiefmütterchen unterstützt bei verschiedenen chronischen Hautkrankheiten, wirkt ausleitend über die Nieren.
Herzsame wirkt antiallergisch und stillt den Juckreiz.

→ Näheres zur Spagyrik siehe Seite 92.

SO HELFEN SIE IHREM KIND

Hautpflege
Neurodermitishaut braucht eine gute Pflege, die auf die Jahreszeit abgestimmt ist. Denn die Barrierefunktion der Haut reicht nicht aus. Das bedeutet u.a.: tägliches Eincremen und schonendes (nicht zu heißes, nicht zu häufiges) Waschen, Duschen oder Baden mit anschließender Rückfettung. Oder das Kind nimmt Ölbäder. Fragen Sie den Kinderarzt nach geeigneten Produkten zum Baden, Duschen und Eincremen. Siehe auch Kinderhaut (Seite 240).

Keine Wolle, kein Schweiß
Meiden Sie Wolle direkt auf der Haut, zum Beispiel bei Kinderkleidern und -decken. Ziehen Sie Ihr Kind luftig an. Geeignete Materialien sind Seide (Seite 154), Baumwolle und Viskose. Die Kleider sollten nicht einengen, und das Kind sollte möglichst nicht wegen zu warmer Kleidung oder Bettdecke schwitzen. Waschen Sie neu gekaufte Kleider vor dem ersten Tragen. Benutzen Sie Ihrem Kind zuliebe spezielle Waschmittel (sensitiv), die sich für neurodermitische Haut eignen. Benutzen Sie keinen Weichspüler, geben Sie stattdessen einen Schuss Essig ins Spülwasser. Achten Sie darauf, Waschmittelreste gut auszuspülen (bei der Waschmaschine einen zweiten Spülgang aktivieren!).

Zaubermantel
Einen Versuch wert: Für Babys und Kinder sind Textilien mit eingearbeiteten Silberfäden erhältlich (Bodys, Leibchen etc.). Diese sollen einen antientzündlichen und antibakteriellen Effekt auf die Neurodermitishaut

haben. Sie sind ungiftig und verursachen nach heutigem Wissensstand auch keine Resistenzen bei Bakterien.

Auch Textilien aus Seide (Handschuhe, Pyjama etc.), die eine antimikrobielle Substanz enthalten, helfen, den Hautzustand zu verbessern: Einerseits irritiert Seide die Haut weniger als andere Materialien, andererseits werden schädliche Mikroben vernichtet, die sich auf der Haut befinden.

Kein Chlorwasser
Meiden Sie Hallen- und Freibäder mit gechlortem Wasser, so gut es geht. Und entschädigen Sie Ihr Kind dafür zum Beispiel mit sommerlichen Badeausflügen an einen See!

Kurze Fingernägel
Wenn sich das Kind viel kratzen muss, lohnt es sich, seine Nägel kurz zu schneiden, um die Haut möglichst zu schonen.

Kein Kratz-Verbot
Verbieten Sie dem Kind das Kratzen nicht, sonst kann es Schuldgefühle entwickeln. Ermuntern Sie es stattdessen, die Haut zu kneifen, zu reiben, zu kneten oder um die juckende Stelle herum zu kratzen. Eine beliebte Alternative ist es auch, etwas anders zu kratzen, zum Beispiel den Teddybären. Ablenkung wirkt manchmal ebenfalls. Oder: Das Kind darf, wenn es juckt, zum Beispiel in ein Kissen boxen oder auf den Boden stampfen.

Trostpflaster
Neurodermitisschübe flackern oft in Stresssituationen auf: Vermeiden Sie deshalb psychische Überlastungen des Kindes. Stärken Sie sein Selbstwertgefühl. Bauen Sie immer wieder Wohlfühlinseln in den Tag ein: Gemeinsame Singspiele oder Vorlesestunden – das tut Kindern, die von Neurodermitis betroffen sind, besonders gut.

Yoga, Autogenes Training & Co.
Manche Kinder mit Neurodermitis neigen bei Stress zur Ausschüttung von Substanzen, die den Juckreiz fördern. Abhilfe kann das Erlernen von Entspannungstechniken schaffen. Mehr dazu lesen Sie ab Seite 96.

Kurse und Infos
Infos zu Kursen und Schulungen für an Neurodermitis erkrankte Kinder und deren Eltern, in denen es um den Umgang mit der Krankheit geht, gibt es auf den Seiten von AGNES (Arbeitsgemeinschaft Neurodermitisschulung e.V.) unter www.neurodermitisschulung.de.

FÜR DAS BABY

Ernährung
Stillen Sie Ihr Baby vier bis sechs Monate. Andernfalls besprechen Sie mit dem Kinderarzt, ob Sie ihm eine spezielle Babymilch (z.B. HA-Milch oder eine semielementare Milch) geben sollten. Näheres siehe Seite 35.

Teebad
Dem Badewasser können Sie – zum Beispiel neben einem rückfettenden Zusatz, den der Arzt verschreibt – schwarzen Tee, Malven-, Stiefmütterchen- oder Hamamelistee (Bio-Qualität) zugeben. Das lindert den Juckreiz. Übergießen Sie 1 EL Pflanzenteile mit kochendem Wasser, lassen Sie den Sud bis zu 10 Minuten ziehen, sieben Sie ihn ab und geben Sie den Tee zum Badewasser.

Muttermilchbad
Oder geben Sie in die Kinderbadewanne eine geschüttelte Emulsion aus 2–3 Eierbechern voll Muttermilch, ½ TL Oliven-, Sonnenblumen- oder Mandelöl und 1 EL Wasser zum Badewasser dazu.

Sanft umhüllt
Lassen Sie Wolle, Schaffelle und grobe Textilien sowie synthetische Strampler nicht direkt an Babys Haut. Wählen Sie Jäckchen und Mützchen aus Seide oder reiner Baumwolle. Und kaufen Sie am besten ungefärbte Textilien.

Rituale
Führen Sie für das Baby jeweils ein Einschlafritual durch. Vermeiden Sie jede Aufregung, bevor Sie es schlafen legen. Massieren Sie das Baby (siehe Seite 104), schaukeln und wiegen Sie es und singen Sie Lieder. Das beruhigt das Kind und gibt ihm Sicherheit.

ZUM ARZT, WENN ...

> Sie Symptome einer Neurodermitis bei Ihrem Kind entdecken.
> sich neurodermitische Ekzeme entzünden oder ausbreiten.

→ Siehe auch Allergien (Seite 158), Asthma (Seite 162), Hausstaubmilben-Allergie (Seite 138), Heuschnupfen (Seite 141), Nahrungsmittel-Allergie (Seite 148), Tierhaarallergie (Seite 156).

INFO

Links
> **www.daab.de** Deutscher Allergie- und Asthmabund
> **www.neurodermitis-bund.de** Deutscher Neurodermitis Bund e.V.
> **www.neurodermitis.net** Bundesverband Neurodermitiskranker in Deutschland e.V.

Bücher

> Hellermann, Mechthild: Neurodermitis bei Kindern. Auslöser erkennen und wirksam meiden – So schützen Sie Ihr Kind am besten vor einem Schub – Fit und fröhlich in Kindergarten und Schule. Trias, Stuttgart 2004
> Schickinger, Jürgen: Neurodermitis. Der Haut helfen. Stiftung Warentest, Berlin 2011

Tierhaarallergie

Kinder, die Allergien gegen Tiere haben, reagieren meist auf Katzen, Pferde, Hunde, Mäuse, Meerschweinchen, Kaninchen, Hamster und andere Nagetiere, Ziervögel, Kühe, Schweine, Schafe oder Ziegen.

Symptome
Häufigste Auswirkungen sind eine Bindehautentzündung mit tränenden, juckenden oder roten Augen (Seite 178), allergischer Schnupfen (häufiges Niesen, triefende Nase; siehe Seiten 138 und 141) und Asthma (Seite 162). Auch Hautekzeme oder Nesselsucht kommen vor. Nesselsucht ist ein plötzlich auftretender Ausschlag, der stark juckt und rote Quaddeln verursacht, ähnlich wie Brennnesseln.

Hintergrund
Verantwortlich für die allergische Reaktion sind Eiweiße in den Tierhaaren oder Tierfedern, in Hautschüppchen, Speichel oder Kot der Tiere. Die Neigung zu dieser Allergie ist oft erblich bedingt.

HOMÖOPATHIE

Siehe Hausstaubmilben-Allergie (Seite 138)

SO HELFEN SIE IHREM KIND

Trennen muss sein!
So schwer es für Ihr Kind oder seine Geschwister sein mag: Hat ein Kind eine schwere Allergie gegen eine bestimmte Tierart, muss das entsprechende Haustier weggegeben werden. Siehe hierzu auch unter „Allergien vorbeugen" (Seite 159).

Versteckte Allergene
Bei entsprechender Allergie – und ausgeprägten Symptomen – müssen ebenfalls aus dem Haus: Woll-Textilien, Felle, Rosshaarmatratzen, Daunenbettdecken, Kuscheltiere aus echtem Fell.

Keine Staubfänger
Am besten tut Ihrem Kind mit Tierhaarallergie eine Umgebung, in der sich möglichst wenig Tierhaare, Hautschüppchen usw. verfangen können. Also eine Wohnung ohne Teppiche, Stoffsofas

und so weiter, in der Sie regelmäßig staubwischen und staubsaugen (mit Feinstaubfilter und nur, wenn das Kind nicht im Haus ist).

Weitere Maßnahmen

Je nach Schweregrad der Erkrankung: keine Ferien auf dem Bauernhof, keine Reitstunden, keine Zoo- oder Zirkusbesuche oder Besuche in Zoohandlungen. Nach jedem Kontakt mit dem Tier Hände waschen. Außerdem sollten alle Familienmitglieder ihre Schuhe an der Tür ausziehen. So werden keine Tierhaare in die Wohnung geschleppt.

ZUM ARZT, WENN …

> Sie Symptome einer Tierhaarallergie bei Ihrem Kind entdecken.

DEN RETTUNGSDIENST 112 RUFEN, WENN …

> Ihr Kind eine Allergie hat und plötzlich Atemnot bekommt, eine Rötung des ganzen Körpers auftritt oder wenn es bewusstlos wird.

Sonnenallergie

Eine Sonnenallergie kann durch die UVA-Strahlen der Sonne hervorgerufen werden (polymorphe Lichtdermatose). Es kann aber auch sein, dass die Haut auf die Kombination von Sonnenlicht und Kosmetika wie Lotionen oder Sonnencremes reagiert (photoallergisches Kontaktekzem).

Symptome der Sonnenallergie sind juckende Bläschen und Knötchen auf der Haut, unmittelbar nach der Sonneneinwirkung oder auch Tage später. Betroffen sind ausschließlich Stellen, die direkt der Sonne ausgesetzt waren, zum Beispiel Gesicht, Arme oder Schultern. Bei Sonnenallergie helfen im Akutfall kühle Umschläge sowie Lotionen oder Gels, die auch beim Sonnenbrand helfen (siehe Seite 232). Kinder und Jugendliche mit Sonnenallergie sollten sich gut vor der Sonne schützen (Seite 242) und – schon vor den Ferien! – behutsam und schrittweise an die Sonne gewöhnen. Außerdem: Sonnenschutzmittel auswechseln – Gel mit Sonnenschutzfaktor ist oft weniger problematisch als Sonnencreme.

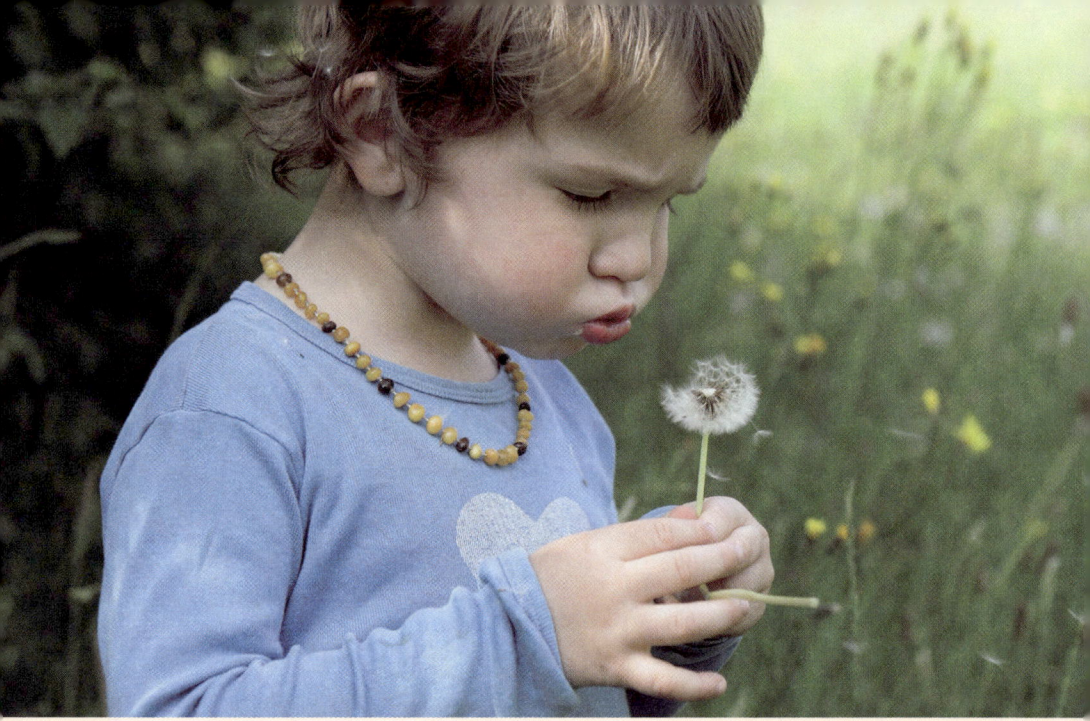

ALLERGIEN

Von einer Allergie spricht man, wenn das Immunsystem überempfindlich auf bestimmte Stoffe in der Umwelt reagiert. Die sogenannten Allergene können von Tieren stammen (Katzen, Hunde, Pferde, Insekten, Meeresfrüchte) oder von Pflanzen (Pollen, Gemüse und Früchte), sie kommen im Hausstaub vor (Kot von Milben), in chemischen Produkten (Putzmittel) oder Medikamenten. Am häufigsten sind Allergien gegen Hausstaubmilben, Gräser-, Roggen- und Birkenpollen.

UNTERSCHIEDLICHE SYMPTOME

Allergene können auf verschiedenen Wegen in den Körper gelangen: Entweder werden sie eingeatmet oder geschluckt, oder sie kommen in Kontakt mit der Haut. Zu Reaktionen kommt es frühestens ab dem zweiten Kontakt, wenn eine sogenannte Sensibilisierung stattgefunden hat. Die Allergie zeigt sich dann als Schnupfen oder Niesen, an roten Augen, als Atemproblem, Asthmaanfall, als Durchfall, Erbrechen oder als Hautausschlag – in Form eines Ekzems oder einer Nesselsucht. Ekzeme sind entzündliche Hautveränderungen mit Rötung, Schuppung, Nässe, Bläschen oder Hautverdickung. Nesselsucht ist ein plötzlicher Ausschlag, der stark juckt und rote Quaddeln verursacht, ähnlich wie nach dem Kontakt mit Brennnesseln. Bei manchen Kindern verstärkt sich die Allergie mit zunehmendem Lebensalter, bei anderen klingt sie mit der Zeit ab. Oft machen die Kinder eine „Allergikerkarriere" durch: Auf die Neurodermitis oder eine Lebensmittelallergie in der frühen Kindheit folgen Asthma oder Heuschnupfen.

ALLERGIEN SIND HÄUFIG

Allergien haben in den letzten Jahrzehnten zugenommen. Inzwischen sind sie eine der häufigsten Erkrankungen im Kindesalter. Fast ein Drittel der Bevölkerung in Deutschland ist betroffen. Mitverantwortlich für das Entstehen von Allergien sind neben der erblichen Veranlagung der heutige Lebensstil, die Ernährung, die Wohnumgebung, das Passivrauchen, die Luftverschmutzung sowie Stress.

DEM ALLERGEN AUSWEICHEN

Wichtigste Schutzmaßnahme bei einer Allergie ist die Allergenkarenz. Das heißt: Ihr Kind sollte mit der Substanz, auf die es allergisch reagiert, möglichst nicht in Berührung kommen. Erklären Sie ihm, wie es „sein" Allergen am besten meidet. Und ermutigen Sie es (altersentsprechend), das eigenverantwortlich zu tun. Informieren Sie auch die Umgebung (Krippe, Kita, Babysitter, Nachbarn, Schule). So lernt Ihr Kind, dass es auf Rücksicht hoffen darf und sich wegen seiner Allergie nicht schämen muss. Aber auch, dass es – abgesehen von einigen Vorsichtsmaßnahmen – ein Leben wie andere Kinder führen kann (mehr dazu Seite 24).

ALLERGIEN VORBEUGEN

Allergien treten in manchen Familien gehäuft auf. Leiden Vater und/oder Mutter darunter, ist Vorbeugung sinnvoll. Denn das Kind hat ein 30- beziehungsweise 70%iges Risiko, selbst Allergien zu entwickeln. Auch bei Kindern, die bereits an allergischen Symptomen leiden, können die folgenden Maßnahmen dabei helfen, dass keine weiteren Allergien auftreten:

Während der Schwangerschaft: Verzichten Sie auf das Rauchen und den Konsum von Alkohol. Beides fördert Allergien beim Kind. Nach der Geburt soll das Kind in einer rauchfreien Umgebung leben.
Babys Ernährung: Stillen Sie das Baby mindestens vier bis sechs Monaten lang ausschließlich. Stillen Sie wenn möglich auch nach Einführung von Beikost (fünfter bis siebter Monat) weiter. Falls das Baby Flaschennahrung erhält, besprechen Sie mit dem Arzt, ob es hydroli-

Das Kreuz mit den Kreuzallergien

Leidet Ihr Kind an einer Allergie, sollten Sie mögliche Kreuzallergien im Auge behalten. Bei einer Kreuzallergie richtet sich die überschießende Reaktion des Immunsystems nicht nur gegen das Allergen, sondern zusätzlich auch gegen Substanzen, die diesem in der Molekülstruktur ähnlich sind. Im Laufe der Jahre können sich daher Allergien gegen andere Substanzen dazugesellen: Kinder, die anfangs zum Beispiel nur gegen bestimmte Baumpollen oder Hausstaubmilben allergisch waren, verspüren später vielleicht auch ein Kribbeln oder Brennen im Mund und an den Lippen, wenn sie einen Apfel oder Tintenfisch essen.

Häufige Kreuzallergien:
> Birkenpollen, Nüsse, Apfel, Birne
> Sellerie, Karotten, Gewürze
> Hausstaubmilben, Schalentiere

Hat Ihr Kind eine Allergie, muss es Nahrungsmittel, die bei ihm typischerweise Kreuzallergien auslösen könnten, nicht komplett meiden. Aber es empfiehlt sich, ihm nur kleine Mengen davon zu essen zu geben – und lieber gekocht als roh.

---

sierte Muttermilchersatzpräparate (HA) oder eine andere Spezial-Babymilch erhalten soll. Deren Nutzen ist allerdings nicht gesichert.

Die geeignete Wohnumgebung: Die ideale Wohnung für Kinder mit Allergien hat Böden, die man feucht wischen kann, und möglichst keine textilen Staubfänger wie Teppiche, Vorhänge, Sofas etc. Waschen Sie die Kuscheltiere Ihres Kindes regelmäßig. Legen Sie ihm nur ein, zwei Plüschtiere ins Bett, die sich bei 60 Grad waschen lassen. Lüften Sie ausreichend, damit die relative Luftfeuchtigkeit nicht über 50 Prozent steigt – so halten Sie Hausstaubmilben in Schach. Stellen Sie keine Pflanzen ins Schlafzimmer. Sanieren Sie Wände mit Schimmelpilzbefall. Sorgen Sie dafür, dass Ihr Kind in einer rauchfreien Umgebung lebt.
Übrigens: Einen Schutz vor Allergien scheinen Wurm- und andere Infektionskrankheiten in der frühen Kindheit zu bringen, die Kinder ja aus der Krabbelgruppe oder dem Kindergarten häufig mit nach Hause bringen. Und: Der frühe Kontakt mit sogenannten Endotoxinen im Stallmist schützt Bauernhofkinder offensichtlich vor Allergien. Hat also das Immunsystem des Kindes in den ersten Lebensjahren gut zu tun, gerät es weniger häufig auf den „Abweg" der Allergie.

DAS HAUSTIERPARADOX

Wenn Sie als Eltern Ihrem Kind eine Neigung zu Allergien vererbt haben könnten: Lassen Sie Haustiere nicht ins Schlafzimmer des Kindes. Und schaffen Sie keine neuen Haustiere mit Fell oder Federn an, denn sonst könnte Ihr Kind eine Tierhaarallergie entwickeln. Anders ist es, wenn Haustiere bereits ab Geburt eines Kindes in der Familie leben: Dann bieten sie dem Kind vermutlich einen gewissen Schutz vor Allergien.

> **INFO**
>
> > **www.daab.de**
> > Deuscher Allergie- und Asthmabund

4.3 Atemwege

Asthma

In Deutschland leidet etwa jedes zehnte Kind und rund fünf Prozent aller Erwachsenen an Asthma. Asthma ist eine Krankheit, die schubweise verläuft. Mit einer chronischen Entzündung, bei der die tiefen Luftwegsröhren der Lunge (Bronchien, Bronchiolen) überempfindlich auf verschiedene Reize reagieren. Je früher die Krankheit erkannt und behandelt wird, desto besser sind die Aussichten auf Heilung und auf ein Leben mit weniger Beschwerden.

Kinder mit Asthma müssen kontinuierlich ärztlich behandelt werden, damit ihre Lebensqualität und Entwicklung nicht beeinträchtigt werden. Die hier empfohlenen Hausmittel, Verhaltenstipps und naturmedizinischen Anwendungen können eine schulmedizinische Therapie ergänzen, aber nicht ersetzen.

Symptome

Die Schleimhaut der Bronchien und Bronchiolen schwillt an, die Muskulatur verkrampft sich und es wird vermehrt Schleim gebildet. Das verengt die Luftwege, erschwert das Ausatmen und führt zu Husten (besonders in der Nacht), Kurzatmigkeit und Anfällen von Atemnot. Asthma kann ganz verschiedene Schweregrade annehmen: von einem sporadischen leichten Engegefühl beim Ausatmen bis hin zu schwersten Asthmaanfällen mehrmals pro Woche mit schnappender Atmung und Verwirrtheit. Das Alter des erstmaligen Auftretens variiert: Bei 80 Prozent der Kinder, die an Asthma erkranken, zeigt es sich vor dem ersten Schuljahr, bei 30 Prozent bereits im ersten Lebensjahr. Asthma verliert sich bei der Hälfte der betroffenen Kinder bis nach der Pubertät.

Hintergrund

Bei Kindern, deren Asthma einen allergischen Hintergrund hat, sind die auslösenden Reize zum Beispiel Hausstaubmilben, Pollen, Tierhaare (Katze, Hund, Pferd), Nahrungsmittel (Milcheiweiß, Eier, Sellerie, Schalentiere, Nüsse, Soja) oder Schimmelpilzsporen. Beim nicht-allergischen Asthma reagieren die Atemwege des Kindes vor allem auf Virusinfektionen (z.B. Erkältungskrankheiten) sowie auf körperliche Anstrengung. Weitere sogenannte Trigger (Auslöser) des nicht-allergischen Asthmas sind kalte Luft, Nebel, Luftverschmutzung, Zigarettenrauch, Gase, Parfüm, Sprays (Haarspray, Deodorants) oder psychische Faktoren (Stress). Bei kleinen Kindern äußert sich Asthma in Form einer sogenannten obstruktiven Bronchitis (siehe Kasten Seite 169). Bei den meisten Kindern heilt die Neigung zur obstruktiven Bronchitis vollständig aus, manche entwickeln später Asthma.

ÄUSSERLICH

Ansteigende Fuß- oder Armbäder
In anfallsfreien Phasen entspannen ansteigende Fuß- und Armbäder (siehe Seite 64). Ab 4 Jahren

Thymianwickel
Ein Brust- oder Rückenwickel mit Thymian wirkt krampflösend, keimhemmend und lindert den Hustenreiz. Tauchen Sie ein Baumwolltuch in den (etwas abgekühlten) Tee, wringen Sie es aus und legen Sie es – nach einer Temperaturprobe – möglichst warm auf Brust oder Rücken des Kindes. Anschließend wickeln Sie einen Baumwoll- oder Wollschal um seinen Oberkörper (siehe Warmer Heilkräuterwickel, Seite 73).

Kopfdampfbad
Auch Inhalieren tut der Asthma-Lunge Ihres Kindes gut. Am besten mit isotonischer Kochsalzlösung (1TL Salz auf 500 ml Wasser) oder mit Thymiantee (1TL Pflanzenteile mit 250 ml kochendem Wasser übergießen). Vorsichtshalber allerdings nicht während Asthma-Anfällen. Tipps zum Inhalieren siehe Seite 58. Ab 3–4 Jahren

Wirkt vorbeugend: Sauna
Die Reize von heiß und kalt bringen Durchblutung und Immunsystem des Kindes auf Touren und können so – regelmäßig durchgeführt – Asthmaanfällen vorbeugen. Was Sie beachten sollten, wenn Sie Ihr Kind mit in die Sauna nehmen wollen: siehe Seite 66. Ab 4 Jahren

INNERLICH

Thymian und Spitzwegerich
Diese Pflanzen enthalten Inhaltsstoffe, die die Bronchien entkrampfen und den Auswurf von Sekreten fördern. Mit Thymiankraut oder Spitzwegerichblättern können Sie dem Kind einen gesüßten Tee zubereiten (1TL Kraut mit 250 ml kochendem Wasser übergießen und 3–10 Minuten ziehen lassen).

Efeusirup oder -tinktur
Efeu hat ähnliche Figenschaften wie die Heilkräuter Thymian und Spitzwegerich.

Er ist in der Apotheke oder im Reformhaus als Fertigpräparat erhältlich (Hustensirup oder Tinktur). Erkundigen Sie sich nach der altersgerechten Dosierung. Achtung: Verarbeiten Sie keine selbst gepflückten Efeublätter, auch nicht zu Tee – sie sind giftig.

Sauerkraut und Joghurt
Milchsäurebakterien im Sauerkraut und Joghurt mit probiotischen Keimen (Seite 37) trainieren das Immunsystem möglicherweise so, dass es weniger Allergien entwickelt.

Salbeitee
Naturärzte empfehlen, dem Kind abends eine Tasse gesüßten Salbeitee zu trinken zu geben. Anschließend Zähne putzen nicht vergessen.

HOMÖOPATHIE

Aus der homöopathischen Kinderapotheke (Seite 341):

Arsenicum album (Weißes Arsen) D12
Das Kind wirkt ängstlich, unruhig und erschöpft. Es muss ständig aufstehen und sich wieder hinsetzen.

Weitere Mittel:

Cuprum met (Kupfer) D12
Bei starken Krämpfen.

Carbo vegetabilis (Pflanzen-Holzkohle) D6
Es bestehen Blähungen, Kreislaufbeschwerden. Das Kind schwitzt, hat aber eine kalte Haut, wirkt erschöpft und hat das Bedürfnis, an die frische Luft zu gehen.

SPAGYRIK

Meerträubel wirkt antiallergisch, antiasthmatisch, abschwellend und erweitert die Bronchien.
Lobelie stimuliert die Atmung und reguliert den Atemrhythmus.
Galphimia ist ein guter Zusatz bei allergischem Asthma.

→ Näheres zur Spagyrik siehe Seite 92.

SO HELFEN SIE IHREM KIND

Auslösereize meiden
Bei allergischem Asthma: Finden Sie – am besten mit Hilfe eines Asthma-Tagebuchs – heraus, welche Reize das Asthma Ihres Kindes verschlimmern und meiden Sie die entsprechenden Konstellationen: zum Beispiel Zigarettenrauch, zu starke körperliche Anstrengung, kalte Luft. Beachten Sie auch die Seite 158 zu Allergien sowie die Ratschläge zur Vermeidung von Pollen (Seite 144), Hausstaub (Seite 140),

allergenen Lebensmitteln bei entsprechender Allergie (Seite 150), Tierhaaren (Seite 156) oder Schimmelpilzsporen (Seite 143).

Sport treiben

Moderater Sport wirkt sich bei Kindern mit Asthma positiv aus: Tanzen, Gymnastik, Klettern, Rollschuh- oder Radfahren, Schwimmen etc. machen das Kind belastbarer und führen zu weniger Asthmaanfällen. Denn dadurch wird die Atemmuskulatur gestärkt, die Beweglichkeit des Brustkorbs verbessert und der Schleim kann besser aus den Lungen hinaustransportiert werden. Wichtig: Kein Kaltstart, sondern vor dem Training immer eine zehnminütige Aufwärmzeit einlegen! Mehr zum Thema Bewegung siehe Seite 39.

Ruhig Blut!

Ein Asthmaanfall kann beim Kind starke Angst auslösen. Entspannungstechniken wie Autogenes Training oder die Progressive Muskelentspannung können Ihrem Kind helfen, bei einem Asthmaanfall gelassener zu reagieren und möglichst ruhig ein- und auszuatmen. So wird nicht nur der Umgang mit Asthma erleichtert, sondern eventuell auch direkt die Funktion der Atmungsorgane verbessert. Lesen Sie mehr über Entspannungstechniken für Kinder ab Seite 96.

Was sonst noch hilft

Von Asthma betroffene Kinder sollten ausreichend trinken, denn Flüssigkeit hilft bei der Schleimlösung. Das Erlernen eines Blasinstrumentes wie Flöte, Klarinette oder Saxophon fördert eine gute Atemtechnik und kann die Symptome lindern. Sorgen Sie dafür, dass Ihr Kind sich nie in Räumen aufhält, in denen geraucht wird. Machen Sie Ferien mit der Familie entweder am Meer oder im Gebirge: Das Klima dort wirkt bei Asthmatikern oft wahre Wunder. Stärken Sie das Selbstwertgefühl des Kindes. Und vermeiden Sie eine psychische und körperliche Überforderung, denn das könnte das Asthma verstärken.

Kurse und Infos

Anbieter von Kursen und Schulungen in Ihrer Nähe für Kinder und Eltern, in denen es um den Umgang mit der Krankheit geht, um Selbstwahrnehmung, Inhalationstechniken und um das Verhalten im Notfall, können Sie über www.asthmaschulung.de (Arbeitsgemeinschaft Asthmaschulung e.V.) finden.

Techniken beim akuten Asthmaanfall

Folgende Techniken erleichtern die Atmung beim akuten Asthmaanfall:
Lippenbremse: Das Kind atmet durch die Nase ein und mit leicht geschlossenen Lippen wieder aus. Durch diese Atemtechnik wird bei einem Asthmaanfall der Luftstrom gebremst und fließt deshalb

gleichmäßiger. Dadurch fallen die Bronchien nicht so leicht zusammen und bleiben länger offen.

Kutschersitz: Das Kind sitzt vornübergebeugt mit rundem Rücken auf einem Stuhl, die Füße stehen weit gespreizt auf dem Boden, die Ellenbogen stützt das Kind auf die Oberschenkel, die Hände lässt es entweder nach unten baumeln oder stützt damit den Kopf. Diese Körperstellung unterstützt das Kind bei der Atmung während der Asthmakrise.

INFO

Links
> www.atemwegsliga.de
> Deutsche Atemwegsliga e.V.
> www.daab.de
> Deutscher Allergie- und Asthmabund
> www.lungenaerzte-im-netz.de
> Informationen zu Krankheit und Behandlung
> www.onmeda.de
> Ratgeberseiten für Medizin und Gesundheit

Bücher
> Theiling, Stephan; Szczepanski, Rüdiger; Lob-Corzilius, Thomas: Der Luftikurs für Kinder mit Asthma. Ein fröhliches Lern- und Lesebuch für Kinder und ihre Eltern. Erhältlich über: Luftiku(r)s,

Iburger Str. 187, 49082 Osnabrück, Tel. 0541/560 22 17

ZUM ARZT, WENN ...

> Sie Symptome von Asthma bei Ihrem Kind wahrnehmen: Pfeifen bei der Ausatmung, Atemprobleme, Husten nach körperlicher Anstrengung, Husten aufgrund von kalter Luft, oder wenn Sie eine Allergie dahinter vermuten.
> Ihr Kind immer wieder Hustenanfälle hat oder wenn ein Husten länger als zwei Wochen andauert.

DEN RETTUNGSDIENST 112 RUFEN, WENN ...

> das Kind akute Atemnot hat. In der Zwischenzeit: Beruhigen Sie das Kind, geben Sie ihm seine Asthma-Medikamente und lassen Sie es den Kutschersitz einnehmen.
> das Kind sehr rasch atmet.
> das Kind sehr unruhig ist oder auch, wenn es apathisch wirkt.
> dem Kind schwindlig wird.
> es ein brennendes Gefühl auf der Zunge hat oder die Handinnenflächen und Fußsohlen jucken.

Bronchitis

Eine Bronchitis ist eine Entzündung der Atemwege (Luftröhre, Bronchien, Bronchiolen), die in den Wintermonaten besonders häufig ist.
Bronchiolitis wird die Entzündung der Bronchiolen genannt, wenn sie beim Säugling vorkommt (siehe Seite 112). Eine **obstruktive Bronchitis** kommt bei Kleinkindern vor und ist zunächst nicht von Asthma zu unterscheiden (siehe Kasten Seite 169).

Symptome
Auswurf von schleimigen (eitrigen) Sekreten, die aber oft auch geschluckt werden, Fieber, das Kind fühlt sich krank, hat vielleicht Gliederschmerzen. Das Ausatmen macht manchmal Rasselgeräusche, eventuell erbricht das Kind. Bei Bronchiolitis kommen zusätzlich Atemschwierigkeiten dazu.

Hintergrund
In der Regel geht einer akuten Bronchitis eine Erkältung mit Husten, Halsschmerzen oder Schnupfen voraus. Die Erreger sind meist Viren. Bronchitis tritt gehäuft im Winter auf.

ÄUSSERLICH

Ansteigendes Fußbad
Bei den ersten Anzeichen einer Bronchitis können Sie Ihrem Kind ein ansteigendes Fußbad einlaufen lassen (siehe Seite 64). Ab 4 Jahren

Kopfdampfbad
Lassen Sie den kleinen Patienten mehrmals täglich Salzwasser, Thymian- oder Kamillentee unter einem Tuch inhalieren. Das befeuchtet die Atemwege und löst den Schleim. Was Sie beim Dampfbaden mit Kindern beachten müssen, siehe Seite 58. Ab 3–4 Jahren

Warmer Brustwickel
Der Brustwickel wird warm aufgelegt, entweder auf die Brust oder auch auf den Rücken. Er entkrampft die Bronchien und fördert den Auswurf. Als Zusätze eignen sich zum Beispiel Thymiantee, Spitzwegerichsalbe, Leinsamen, heiße Zwiebeln, Kartoffeln oder Zitronenscheiben (Anleitungen ab Seite 72).

Ritterbrustschild aus Bienenwachs
Auch eine warme Kompresse auf der Brust mit einem Bienenwachslappen (aus der Apotheke) lindert die Beschwerden und wärmt den Körper des Kindes für längere Zeit. Anleitung siehe Seite 74.

Vorbeugen mit Sauna
Wenn Sie Ihr Kind regelmäßig in die Sauna mitnehmen, tun Sie ihm Gutes: Die Durchblutung und das Immunsystem des Kindes kommen so auf Touren – und können Bronchitis und anderen Atemwegsinfektionen vorbeugen. Was Sie beim Saunen mit Kind beachten sollten, siehe Seite 66. Ab 4 Jahren

INNERLICH

Folgende Pflanzen helfen, den Schleim zu verflüssigen und das Abhusten der Sekrete zu beschleunigen, damit die sich nicht in den Bronchien festsetzen:

Schlüsselblume
Tee aus getrockneten Wurzeln und Blüten der Wald- oder Wiesenschlüsselblume (Apotheke) verflüssigt die Sekrete und löst den Husten. Süßen Sie den Tee mit Honig oder Zucker.

Thymian, Anis oder Fenchel
Diese Kräutertees sind phytomedizinische Klassiker bei schleimigem Husten. Geben Sie Ihrem hustenden Kind mehrmals täglich eine Tasse, je nach Belieben gesüßt mit Honig oder Zucker.

Efeu
Extrakt aus den Efeublättern regt den Körper zur Bildung von Stoffen an, die den Schleim verflüssigen, das Abhusten erleichtern und den Hustenreiz dämpfen. Gleichzeitig erweitern sich die Bronchien. Efeuextrakt ist in Hustensaft oder Hustentropfen (Apotheke, Reformhaus) enthalten. Beachten Sie die Altersangaben auf der Packungsbeilage oder fragen Sie Ihren Apotheker, ab welchem Alter das jeweilige Hustenmittel angewendet werden darf. Achtung: Bereiten Sie niemals selbst gepflückte Efeublätter zu einem Tee oder ähnlichem zu – es drohen starke Nebenwirkungen.

→ Weitere Hausmittel sowie homöopathische Mittel siehe Husten (Seite 170).

ANTHROPOSOPHISCHE MEDIZIN

Bronchi-Plantago-Globuli
Bei häufig wiederkehrendem Husten oder Entzündungen der Bronchien. Komplexmittel mit homöopathischen Inhaltsstoffen.

→ Zur Anwendung siehe Homöopathie (Seite 86).

→ Näheres zur anthroposophischen Medizin siehe Seite 88.

SO HELFEN SIE IHREM KIND

Tee trinken …
Bei Bronchitis gilt wie bei vielen anderen Erkältungskrankheiten: Viel trinken! Bieten Sie dem Kind regelmäßig Wasser, verdünnte Fruchtsäfte (vor allem Holunderbeerensaft) oder einen Kräutertee an, den es besonders mag. Flüssigkeit hilft, den Schleim so zu lösen, dass er ausgehustet werden kann. Bei Fieber empfiehlt sich auch Lindenblüten-,

Holunderblüten- oder Schlehdornblütentee. Mehr zum Thema Trinken siehe Seite 306.

… und abwarten

Sorgen Sie dafür, dass Ihr Kind Ruhe hat und sich schont, damit sich seine Selbstheilungskräfte entfalten können.

Feuchtigkeit

Sorgen Sie für ausreichende Luftfeuchtigkeit (ideal ist 40–50 Prozent relative Luftfeuchtigkeit): Überheizen Sie das Kinderzimmer nicht und benutzen Sie bei trockener Raumluft einen Luftbefeuchter. Oder hängen Sie feuchte Tücher im Zimmer auf und geben Sie eventuell 1 oder 2 Tropfen Lavendelöl auf eines der Tücher (nicht auf die Haut!).

Die Abwehr verbessern

Denken Sie in gesunden Tagen ans Vorbeugen: Ist das Immunsystem des Kindes trainiert, kann es sich besser gegen die Auslöser von Infektionskrankheiten zur Wehr setzen (siehe Seite 44).

Keine Hustenblocker!

Medikamente, die den Hustenreiz unterdrücken, sind höchstens nachts bei schlechtem Schlaf angebracht. Denn sie wirken kontraproduktiv, weil das Kind ja den Schleim in den Bronchien abhusten können muss!

Obstruktive Bronchitis und Asthma

Bei Kleinkindern (seltener Schulkindern) wird manchmal von einer sogenannten obstruktiven Bronchitis gesprochen. Obstruktiv steht für verengend, spastisch. Denn ähnlich wie bei Asthma (Seite 162) verkrampfen und verengen sich bei dieser Erkrankung die Bronchien. Die betroffenen Kinder haben neben einem trockenen Husten auch Atemschwierigkeiten mit eventuell pfeifender Ausatmung. Auslöser der Erkrankung sind meist Viren. Das Kind hustet oft, wenn es sich körperlich anstrengt oder bei kaltem Wetter draußen ist. Kleinkinder, die zu obstruktiver Bronchitis neigen, haben ein leicht erhöhtes Risiko, später Asthma zu bekommen.

ZUM ARZT, WENN …

> die Atmung des Kindes verändert ist.
> der Husten Begleitgeräusche macht.
> hohes Fieber dazukommt oder der Allgemeinzustand des Kindes sich verschlechtert.
> Verdacht auf Asthma oder Lungenentzündung besteht.
> ein Husten (auch bei gutem Allgemeinbefinden) länger als zwei Wochen bestehen bleibt.

4. WAS FEHLT MEINEM KIND?

> **DEN RETTUNGSDIENST 112 RUFEN, WENN ...**
>
> \> das Kind akute Atemnot hat.
> \> Ihr Baby heftige Hustenanfälle mit Erbrechen oder Atemaussetzern hat (Verdacht Keuchhusten).
>
> → Siehe auch Bronchiolitis bei Babys (Seite 112), Fieber (Seite 210), Husten (Seite 170), Asthma (Seite 162), Keuchhusten (Seite 288).

Husten

Husten ist ein sinnvoller Selbstreinigungsvorgang der Atemwege, bei dem Schleim, Krankheitserreger und Fremdkörper nach oben transportiert werden. Ein banaler Husten, der in der kalten Jahreszeit auftaucht, kann gut mit Hausmitteln behandelt werden.

Symptome

Reizhusten oder „produktiver" (schleimiger) Husten. Kommen hohes Fieber, eine allgemeine Schwäche oder Schwierigkeiten beim Atmen hinzu oder dauert ein Husten (ohne andere Symptome) länger als zwei Wochen, sollten Sie mit Ihrem Kind den Kinderarzt aufsuchen. Die Gründe für den Husten müssen abgeklärt werden. Asthma (Seite 162), Bronchiolitis (Seite 112), Lungenentzündung, Keuchhusten (Seite 288) oder Pseudokrupp (Seite 174) sind ein klarer Fall für die ärztliche Praxis. Auch wenn Sie pfeifende Atemgeräusche hören oder die Atmung erschwert ist, sollten Sie mit Ihrem Kind zum Arzt gehen.

Hintergrund

Trockenem Reizhusten liegt meist eine Entzündung der Schleimhäute in den oberen Atemwegen (Luftröhre, Rachenraum) zugrunde. Reizhusten kann auch durch kalte Luft, Staub, Dämpfe oder bestimmte Medikamente ausgelöst werden.

Schleimiger Husten, bei dem auch Sekrete aushustet werden, ist Ausdruck eines Infekts in den Bronchien oder Bronchiolen – anfangs meist durch Viren verursacht.

> **ÄUSSERLICH**
>
> **Warmer Brustwickel**
> Wenn es dem Kind angenehm ist, können Sie seine Brust warm umwickeln. Je nach Vorliebe legen Sie als erste Lage eine Baumwollkompresse auf Brust oder Rücken, das Außentuch bringen Sie dann rund um den Oberkörper an. Ein warmer Brustwickel entkrampft die Bronchien und fördert den Auswurf. Als Zusätze eignen sich zum Beispiel Thymiantee oder warme Kartoffeln, Leinsamen, Zwiebeln oder Spitzwegerichsalbe. Sie können auch einen Bienenwachswickel auflegen (Anleitungen und Tipps auf Seite 74).

Dampf-Zelt

Lassen Sie Ihr Kind mit Salzwasser, Thymian- oder Kamillentee inhalieren. Das befeuchtet die Atemwege, löst den Schleim und wirkt abschwellend. Wie es geht, lesen Sie auf Seite 58. Ab 3–4 Jahren

INNERLICH

Malve (Käsepappel), Isländisch Moos, Spitzwegerich

Diese Tees helfen bei Reizhusten, denn sie enthalten Schleimstoffe, die sich als schützende Schicht auf die entzündete Schleimhaut legen und reizmildernd wirken. 1 TL Pflanzenteile mit 250 ml kochendem Wasser übergießen, 3–10 Minuten ziehen lassen, süßen. Übrigens: Es gibt auch Lutschbonbons mit Isländisch Moos zu kaufen.

Schlüsselblume, Thymian

Produktiven, schleimigen Husten lindert Tee aus getrockneten Schlüsselblumenblüten oder Thymiankraut. Bereiten Sie ihn so zu: 1 TL Pflanzenteile mit 250 ml kochendem Wasser übergießen, 3–10 Minuten ziehen lassen, absieben, süßen.

Kirschstiele-Tee

Ein altes Hausmittel: Aus Kirschenstielen – frisch oder getrocknet – lässt sich ein wirksamer Hustentee zubereiten: 1 TL geschnittene Stiele mit 250 ml kochendem Wasser übergießen, etwa 10 Minuten ziehen lassen. Getrocknete Kirschenstiele erhalten Sie in spezialisierten Apotheken oder über Internet-Versandhändler unter der Bezeichnung „Cerasi Caulis".

Heiße Honigmilch

Das Hausmittel hilft schon seit Generationen!

Öl und Zucker

Ein uraltes Wundermittel gegen Reizhusten: Mischen Sie in einem Teelöffel etwas Raps- oder Sonnenblumenöl mit Zucker. Mehrmals täglich nach Bedarf.

Holunderbeersaft

Verdünnen Sie den Saft mit heißem Wasser und lassen Sie ihn anschließend abkühlen. Löst den Husten und enthält viel Vitamin C. Auch Holunderbeerensirup wird von Kindern im doppelten Sinn „heiß geliebt".

Rettich- oder Zitronen-Zwiebel-Sirup

Wie Sie diese beiden alten Hausmittel herstellen, steht auf Seite 83.

Käuflicher Hustensirup

Geeignet ist zum Beispiel Thymian-, Spitzwegerich-, Efeu- oder Tannenspitzensirup aus Reformhaus oder Apotheke. Zu Dosierung und Anwen-

4. WAS FEHLT MEINEM KIND?

dungseinschränkungen bezüglich des Alter des Kindes: Beipackzettel lesen oder Fachperson fragen.

HOMÖOPATHIE

Drosera (Sonnentau) D12
Bei trockenem, bellenden Husten und plötzlichen Hustenanfällen, vor allem nach Mitternacht oder beim Hinlegen.

Ipecacuanha (Brechwurzel) D12
Bei Husten mit Würgen beziehungsweise Husten bis zum Erbrechen und bei Schleimrasseln.

Ferrum phos. (Eisenphosphat) D12
Bei schmerzendem Husten und sich langsam entwickelnden entzündlichen Prozessen im Nasen- und Rachenraum oder Mittelohr.

Hepar sulfuris (Kalkschwefelleber) D6
Bei Kitzelhusten und Wundheitsgefühl im Hals, im Zusammenhang mit einem Nasennebenhöhleninfekt. Das Kind reagiert empfindlich auf Kälte.

ANTHROPOSOPHISCHE MEDIZIN

Bronchi-Plantago-Globuli
Komplexmittel mit homöopathischen Inhaltsstoffen. Geeignet bei häufig wiederkehrendem Husten und bei Entzündungen der Bronchien. Dosierung und Anwendung siehe Homöopathie (Seite 86). Näheres zur anthroposophischen Medizin siehe Seite 88.

SPAGYRIK

Klatschmohn wirkt gut bei Husten, Heiserkeit und als Beruhigungsmittel für Kinder.
Kapland-Pelargonie stimuliert das Immunsystem und löst den Schleim.
Anis hilft bei Reizhusten und wirkt schleimlösend.

→ Näheres zur Spagyrik siehe Seite 92.

SO HELFEN SIE IHREM KIND

Gegen das Austrocknen
Bieten Sie Ihrem Kind immer wieder zu trinken an, zum Beispiel Tee und verdünnte Fruchtsäfte. Flüssigkeit hilft bei der Schleimlösung und sorgt dafür, dass der Schleim ausgehustet werden kann.
Ist die Luft in den Räumen, in denen sich das Kind aufhält, vielleicht zu trocken? Messen Sie mit einem Hygrometer und erhöhen Sie mit einem Luftbefeuchter die Feuchtigkeit, falls sie unter 40 Prozent liegt. Sie können auch feuchte Tücher im Zimmer aufhängen und eines davon mit 1 oder 2 Tropfen Lavendelöl beträufeln

> **Süßen erlaubt!**
> Frohe Botschaft für hustengeplagte Kids: Kräutertees gegen Husten wirken noch besser, wenn sie gesüßt sind (mit Honig, Zucker oder Traubenzucker). Denn: Werden die Geschmacksknospen auf der Zunge, die Süßes schmecken, durch den süßen Tee gereizt, steigert das indirekt auch die Schleimproduktion in den Bronchien, und der Sekretauswurf wird vorangetrieben.

(nicht auf die Haut!). Überheizen Sie die Wohnung nicht: Das Schlafzimmer des Kindes sollte in der Nacht nicht wärmer als 18 Grad sein.

FÜR DAS BABY

Viel trinken
Auch für Ihr hustendes Baby sind Flüssigkeit und Feuchtigkeit jetzt wichtig: Stillen Sie das Kind öfter und geben Sie ihm eventuell zusätzlich nicht zu starken Lindenblüten-, Holunderblüten-, Schlehdornblüten-, Thymian- oder Fencheltee zu trinken. Sie können diese Tees auch als Beigabe ins Milchfläschchen mischen. Siehe auch Seite 309.

Gesunde Luft
Neben den oben genannten feuchten Tüchern in Babys Schlafzimmer beachten Sie: wenn das Baby kein Fieber hat, darf es auch im Winter – entsprechend gekleidet – nach draußen: Die frische Luft unterstützt die Heilung der gereizten Schleimhäute.

Brustwickel
Sie können Ihrem Baby einen Brustwickel mit 10%iger Spitzwegerichsalbe anlegen: Stellen Sie die ganze Tube in ein Gefäß mit warmem Wasser. Verteilen Sie dann wenig Salbe auf Brust (oder Rücken) des Babys. Und legen Sie ein vorgewärmtes Baumwolltüchlein darauf. Am Schluss umwickeln Sie den Oberkörper des Babys mit einer zweiten Lage Baumwollstoff.

ZUM ARZT, WENN …

> - die Atmung des Kinds verändert ist.
> - der Husten Begleitgeräusche macht (pfeifende Atmung).
> - hohes Fieber oder ein schlechter Allgemeinzustand dazukommt.
> - Verdacht auf Asthma, Bronchitis, Bronchiolitis, Lungenentzündung, Keuchhusten oder Pseudokrupp besteht.
> - ein Kind länger als zwei Wochen, ein Baby länger als drei Tage hustet.
> - das Kind hustet, nachdem es einen Gegenstand verschluckt hat.

DEN RETTUNGSDIENST 112 RUFEN, WENN …

> - das Kind akute Atemnot hat. In der Zwischenzeit: Gehen Sie mit ihm ins

Badezimmer und lassen Sie die Dusche laufen, damit die Luft feucht wird. Falls es sich um Pseudokrupp handelt, lindert das die Symptome.
> ein Baby heftige Hustenanfälle mit Erbrechen oder Atemaussetzern hat (Keuchhusten-Verdacht).

Pseudokrupp

Pseudokrupp (auch falscher Krupp) ist eine akute Kehlkopfentzündung, die zu plötzlich einsetzendem Husten mit Atemnot führt – meist abends oder nachts.
Die betroffenen Kinder sind häufig zwischen 1 und 5 Jahre alt. Ein Krankenhausaufenthalt ist selten nötig.

Symptome
Die Kehlkopfschleimhaut unterhalb der Stimmbänder schwillt an. Das kann zu Heiserkeit, bellendem, trockenem Husten sowie einem hörbaren Ziehen beim Einatmen führen. Das Kind reagiert eventuell verängstigt. Pseudokrupp kann zu plötzlicher Atemnot führen. Seltener kommt Fieber dazu.

Hintergrund
Meist zeigt sich Pseudokrupp als Folge einer Erkältung in kalten, trockenen Nächten im Frühling oder Herbst. Auch ein Zusammenhang mit der Luftverschmutzung und dem Passivrauchen ist erwiesen. Die Erreger des Pseudokrupp sind Viren. Kinder können mehrmals im Leben daran erkranken.
Der Name Pseudokrupp kommt von der Unterscheidung zum „echten" Krupp – so wurde die Diphtherie (eine bakterielle Halsentzündung) früher genannt.

HOMÖOPATHIE

Aus der homöopathischen Kinderapotheke (Seite 341):

Aconitum (Blauer Eisenhut) D12
Das Hauptmittel bei Pseudokrupp. Bei plötzlichem Husten, wenn das Kind aus dem Schlaf gerissen wird.

Weiteres Mittel:

Hepar sulfuris (Kalkschwefelleber) D6
Gutes Mittel für den nächsten Morgen, wenn weiterhin Husten und Atemnot bestehen.

SO HELFEN SIE IHREM KIND

Bei plötzlicher, abendlich-nächtlicher Atemnot durch Pseudokrupp: Beruhigen Sie das Kind, lenken Sie es ab, geben Sie ihm etwas Kaltes zu trinken. Gehen Sie mit ihm (warm angezogen) ans offene Fenster oder ins Freie. Die Kälte lässt die Kehlkopfschleimhaut abschwellen, das erleichtert das Atmen. Oder drehen Sie im Badezimmer die Wasserhähne voll auf (heiß!), damit die Luft feuchter wird. Auch das lindert die Symptome.

Falls diese Maßnahmen Erfolg haben, dürfen Sie Ihr Kind wieder schlafen legen – am besten im Elternschlafzimmer. Falls jedoch nach 15 Minuten keine Besserung eintritt: Den Rettungsdienst 112 anrufen! In der Regel kommt ein Pseudokrupp-Anfall nicht allein, sondern das Geschehen wiederholt sich gleich in der nächsten Nacht. Sorgen Sie deshalb schon vorbeugend für kühle Luft im Schlafzimmer Ihres Kindes. Befeuchten Sie die Luft mit einem Luftbefeuchter oder hängen Sie feuchte Tücher im Zimmer auf.

ZUM ARZT, WENN …

> Verdacht auf Pseudokrupp besteht.

DEN RETTUNGSDIENST 112 RUFEN, WENN …

> das Kind akute Atemnot hat und Erste-Hilfe-Maßnahmen (wie oben beschrieben) nicht helfen.
> Verdacht auf Epiglottitis (siehe Kasten) besteht.

Epiglottitis: Lebensbedrohlich, aber selten

Pseudokrupp ist eine Entzündung der Schleimhaut des Kehlkopfes, Epiglottitis dagegen eine Entzündung des Kehlkopfdeckels, die durch Hib-Bakterien (Haemophilus-Bakterien vom Typ B) verursacht wird. Sie äußert sich u. a. in Atemnot, einem Pfeifen beim Einatmen, Schluckbeschwerden, starkem Speicheln, einer kloßigen Sprache und hohem Fieber. Die Erkrankung ist für Kinder lebensbedrohlich, weil die Atemwege durch die Schwellung des Kehlkopfdeckels blockiert werden können. Dank der Hib-Impfung (Seite 50) ist die Krankheit aber äußerst selten geworden.

4.4 Augen, Mund

Aphthen

Aphthen sind kleine Geschwüre in der Mundschleimhaut oder auf der Zunge. Sie können das Wohlbefinden des Kindes stark einschränken, sind aber in der Regel harmlos.

Symptome
Das Kind plagen kleine, runde Wunden im Mund, in der Mitte hell und mit rotem Rand. Oft bereitet das Essen starke Schmerzen (besonders bei Saurem), manche Kinder mögen nicht sprechen oder nicht genügend trinken. Aphthen heilen meist nach einigen Tagen von selbst ab.

Hintergrund
Aphthen können unterschiedlichste Ursachen haben: Bei Kindern treten sie im Zusammenhang mit der Mundfäule (Herpes) (siehe Seite 294) oder der Hand-Fuß-Mund-Krankheit (Seite 286) auf – dann meist gleich zu mehreren. Einzelne Aphthen können sich aus kleinen Verletzungen der Mundschleimhaut bilden, zum Beispiel wenn sich das Kind versehentlich in die Wange gebissen hat. Andere mögliche Gründe: eine Allergie, eine Medikamentenunverträglichkeit, Vitamin- beziehungsweise Mineralstoffmangel (sehr selten). Manche Kinder (wie auch Erwachsene) bekommen immer wieder Aphthen, ohne dass dafür ein Grund gefunden werden könnte. Bei einigen Kindern rufen saure Früchte, Fruchtgetränke oder Nüsse Aphthen hervor. Auch Farbstoffzusätze in Lebensmitteln und Medikamenten und gewisse Stoffe in Zahnpasta werden als Auslöser (sogenannte Trigger) verdächtigt.

> **ÄUSSERLICH**
>
> **Honig hilft!**
> Gegen die Aphthen im Mund hilft Honig: Streichen Sie mehrmals täglich einen kleinen Klecks auf die betroffenen Stellen im Mund.
>
> **Aphthen betupfen**
> Zum Auftupfen auf die betroffenen Stellen im Mund – zum Beispiel mit einem Watte-

stäbchen – eignet sich verdünnte Ringelblumentinktur (10 Tropfen auf 100 ml Wasser; Ringelblumentinktur selbst machen siehe Seite 81). Sie können die Stellen auch mit kaltem Kräutertee betupfen: Mit Ringelblumen-, Kamillen-, Melissen-, Malven-, Salbei- oder Thymiantee, 2–3-mal täglich. Diese Tees darf das Kind übrigens auch trinken.

Gurgelwasser

Ältere Kinder können mit den Tees der oben genannten Heilkräuter auch gurgeln (siehe Seite 60). Wenn Sie lieber Ringelblumentinktur verwenden, sollten Sie diese stark verdünnen: 10 Tropfen auf 100 ml Wasser. Manchen Kindern tut es auch gut, ab und zu einen Eiswürfel zu lutschen.
Ab 3–4 Jahren

Sole-Zahnpasta

Lohnen kann sich eventuell auch ein Versuch mit solehaltiger Zahnpasta (erhältlich in Reformhäusern, Apotheken oder Bioläden): Einfach für ein paar Tage auf eine Sole-Zahnpasta umstellen. Viele Aphthengeplagte schwören darauf, der Geschmack gefällt allerdings nicht allen Kindern.

HOMÖOPATHIE

Aus der homöopathischen Kinderapotheke (Seite 341):

Mercurius solubilis (Quecksilber) D12
Bei Eiterbildung, entzündetem Zahnfleisch und Mundgeruch.

Chamomilla (Echte Kamille) D6
Wenn das Kind zahnt, schmerzempfindlich ist und seine Mundschleimhaut gereizt und entzündet ist.

ANTHROPOSOPHISCHE MEDIZIN

Antimonit-Rosen-Gel
Das Gel hat verschiedene mineralische und pflanzliche homöopathische Bestandteile. Es wirkt beruhigend, entzündungshemmend und glättend auf die Schleimhaut. Sie können es direkt auf die Aphthen auftragen.

Apis-Belladonna-Mercurio-Globuli
Dieses Komplexmittel mit homöopathischen Inhaltsstoffen eignet sich bei eitrigen Mundschleimhaut-Entzündungen. Wie Sie homöopathische Globuli richtig anwenden, steht auf Seite 86.

→ Näheres zur anthroposophischen Medizin siehe Seite 88.

SPAGYRIK

Aronstab lindert brennende Schmerzen auf der Mundschleimhaut.
Salbei ist ideal bei Entzündungen im Mund- und Rachenbereich.

Kapuzinerkresse steigert die Resistenz gegen Bakterien, Viren und Pilze.

→ Näheres zur Spagyrik siehe Seite 92.

SO HELFEN SIE IHREM KIND

Genug trinken
Achten Sie darauf, dass Ihr Kind trotz der Schmerzen im Mund genügend trinkt. Ansonsten besteht die Gefahr der Austrocknung (siehe Seite 307). Lassen Sie Tee genügend abkühlen, denn Hitze verstärkt eventuell die Beschwerden. Fruchtsäfte sind aufgrund ihrer Säure kein geeignetes Getränk. Auch Heißes oder Scharfes sollten Sie Ihrem Kind nicht vorsetzen.

Vorbeugung
Neigt Ihr Kind zu Aphthen, schöpfen Sie am besten alle Möglichkeiten aus, um seine Abwehr zu stärken (siehe Seite 44).

ZUM ARZT, WENN ...

> Ihr Kind wegen Aphthen nicht ausreichend trinkt.
> eine Entzündung der Mundschleimhaut nach ein paar Tagen nicht abheilt oder immer wieder auftaucht.
> Fieber oder ein starkes Krankheitsgefühl dazukommen.

Bindehautentzündung

Die Bindehaut ist eine elastische Membran, die den äußeren Augapfel und das Innere des Augenlids auskleidet. Ursachen von Bindehautentzündungen (Konjunktivitis) sind Reizungen oder Infekte.

Symptome
Die Augen sind gerötet, tränen und brennen, vielleicht hat das Kind auch das Gefühl, „Sand in den Augen zu haben", ist lichtscheu oder reibt sich immer wieder die Augen. Morgens sind die Augenlider oft verklebt.

Hintergrund
Die Bindehaut kann sich durch Viren oder Bakterien entzünden, ebenso durch Sonnenlicht, Rauch, Zugluft, Chlorwasser im Schwimmbad, Staub oder einen Fremdkörper im Auge. Allergien können ebenfalls eine Bindehautentzündung auslösen, zum Beispiel eine Allergie auf Pollen, Hausstaub oder Tierhaare. Eine Bindehautentzündung kommt auch häufig vor bei Erkältungen und bei Masern.

In den allermeisten Fällen ist die Bindehautentzündung harmlos. Es gibt allerdings virale sowie bakterielle Formen, die schwer verlaufen und auch sehr ansteckend sind.

ÄUSSERLICH

Augenspülung
Sie dürfen die Augen des Kindes 2–3-mal täglich mit klarem, abgekochtem Wasser oder mit isotonischer Kochsalzlösung (siehe Seite 59) spülen. Die Spülflüssigkeit sollte Zimmertemperatur haben. Lassen Sie dabei das Kind den Kopf zur Seite neigen und achten Sie darauf, dass das Spülwasser nicht vom einen Auge in das zweite Auge gerät.

Kühlung
Legen Sie dem Kind einige Minuten lang kühle (nicht eiskalte) Kompressen auf die Augenlider, das lindert Schmerz und Juckreiz.

Augentrost, Ringelblume, Hamamelis
Kalte (wiederum nicht eiskalte) Kompressen mit Tee aus diesen Heilpflanzen können die Heilung beschleunigen: Tränken Sie zwei Wattebäusche in dem frischen, abgekühlten, abgesiebten Tee, drücken Sie sie gut aus und legen Sie die Bäusche dem Kind für einige Minuten auf die Augen (Dosierung für den Tee: 1 TL Pflanzenteile auf 250 ml Wasser). Achtung, damit nichts ins Auge geht: Verwenden Sie keine alkoholhaltigen Pflanzentinkturen! Und lieber auch keinen Kamillentee, denn der kann im Auge eine Allergie auslösen und reizt außerdem die Bindehaut unnötig.

Teebeutel aufs Auge
Diese fertigen Kompressen aus dem Küchenregal verwenden Sie so: Übergießen Sie zwei Beutel schwarzen Tees oder zwei Fencheltee-Beutel (Bio-Qualität) mit kochendem Wasser, Beutel aus dem Wasser nehmen, ausdrücken und einige Minuten lang auflegen.

HOMÖOPATHIE

Aus der homöopathischen Kinderapotheke (Seite 341):

Pulsatilla (Küchenschelle) D6
Bei Bindehautentzündung nach Schnupfen mit viel Sekret. Das Kind hat stark verklebte Augen.

Weiteres Mittel:

Euphrasia (Augentrost) D6
Bei Bindehautentzündung in Folge von Allergien. Die Augen des Kindes sind trocken, gerötet und jucken.

SO HELFEN SIE IHREM KIND

Ansteckungen vermeiden
Um eine Ansteckung von Mensch zu Mensch oder auch vom einen Auge zum anderen zu verhindern: Lassen Sie Ihr Kind regelmäßig die Hände waschen. Es sollte möglichst nicht in den Augen reiben und ein eigenes Handtuch benutzen. Sekrete im Augenwinkel sollten

Sie mit Papiertüchern oder Wattebäuschen entfernen – benutzen Sie jeweils zwei Einwegtücher gleichzeitig, eines fürs linke, eines fürs rechte Auge. Schicken Sie Ihr Kind, falls es an einer schweren und ansteckenden Bindehautentzündung leidet, nicht in Krippe, Kindergarten oder Schule.

Kein direktes Sonnenlicht
Lassen Sie Ihr Kind draußen eine Sonnenbrille tragen, bis die Entzündung abgeklungen ist. Auch um geröteten Augen vorzubeugen, sollten Sie die Augen Ihres Sprösslings an sonnigen Tagen vor der UV-Strahlung mit einer Sonnenbrille schützen (siehe auch Seite 242).

FÜR DAS BABY

Enger Tränenkanal
Viele Neugeborene haben in den ersten Lebenstagen tränende, entzündete oder verklebte Augen. Denn der Tränenkanal der Augen ist noch sehr eng und die Tränenflüssigkeit staut sich. Das legt sich mit einigen Monaten meist von selbst.
Wischen Sie Babys Äuglein mehrmals täglich sanft mit einem nassen Wattebausch oder noch besser mit einer sterilen Gaze sauber – vom äußeren zum inneren Augenwinkel. Tränken Sie den Wattebausch oder die Gaze zuvor entweder in abgekochtem Wasser, in Muttermilch (Muttermilch enthält Antikörper, die die Schleimhäute schützen) oder frisch aufgegossenem Augentrosttee (1 TL Kraut mit 250 ml kochendem Wasser übergießen, 5 Minuten ziehen lassen). Heiße Flüssigkeiten auf Zimmertemperatur abkühlen lassen!
Sie können Ihrem Baby zusätzlich quasi „auf die Tränendrüse drücken": Massieren Sie sanft seinen Tränensack, der sich im inneren Augenwinkel befindet. So entleert sich der Sack leichter und der Tränenkanal wird besser entstopft. Außerdem: Waschen Sie sich und Ihrem Baby öfter die Hände!

ZUM ARZT, WENN ...

> Ihr Kind stark gerötete Augen hat oder sich eitrige Verklebungen bilden.
> Eine Augenentzündung mit schwach ausgeprägten Beschwerden nach zwei oder drei Tagen nicht bessert.
> Sie einen Fremdkörper im Auge vermuten oder sich das Kind am Auge verletzt hat (dann sofort zum Arzt!).

→ Siehe auch Allergien (ab Seite 138).

Fieberblasen (Lippenherpes)

Für viele Kinder ab dem Schulalter sind die kleinen Bläschen immer wiederkehrende, lästige Begleiter.

Symptome
Das Kind spürt zunächst eventuell ein Kitzeln oder ein Spannungsgefühl auf den Lippen. Später entsteht ein Knötchen, dann eine mit Flüssigkeit gefüllte Blase, die schließlich platzt und abheilt.

Hintergrund
Ursache des Lippenherpes ist eine Infektion mit dem Herpes-Simplex-Virus Typ 1 (HSV1). Die meisten Kleinkinder tragen das Virus bereits in sich, manche von ihnen haben die Mundfäule (siehe Seite 294) durchgemacht. Wird das Immunsystem belastet, flammt die Infektion wieder auf, zum Beispiel bei Stress, zu viel Sonne, bei körperlicher oder seelischer Belastung oder bei einer fiebrigen Erkältung – deshalb auch der Name Fieberbläschen.
Für Neugeborene und Kinder mit Neurodermitis kann eine Herpesinfektion gefährlich werden, deshalb in diesen Fällen zum Kinderarzt!

ÄUSSERLICH

Zinkpaste oder Melissensalbe
Tupfen Sie ganz dünn eine zinkoxidhaltige Paste oder Melissensalbe auf den Herpesherd. Maximal 3-mal täglich.

Rhabarber und Salbei
Auch Salben mit Rhabarber- und Salbeiextrakten wirken auf die Lippen aufgetragen gegen die Fieberbläschen (in Apotheken erhältlich).

Honig
Die Wirkung des Hausmittels ist wissenschaftlich bekräftigt: Honig verkürzt die Dauer der Herpesepisode, verringert den Schmerz und beschleunigt die Verkrustung. Und das ohne Nebenwirkungen!
4-mal täglich ein mit Honig getränktes Taschentuch sanft auf die Lippe des Kindes pressen. Oder bestreichen Sie seine Lippe ganz einfach mehrmals täglich mit Honig.

Zahnpasta
Geben Sie möglichst rasch, nachdem Sie eine Fieberblase bei Ihrem Kind bemerkt haben, einen Tupf Zahnpasta auf die betroffene Stelle: Entweder Sole-Zahnpasta oder eine mit Schlemmkreide. Kühlt und trocknet aus.

Mit Kräutertee betupfen
Betupfen Sie die Fieberblase mehrmals am Tag mit Kamillen-, Thymian-, Salbei-, oder Zinnkrauttee. Diese Kräuter haben entzündungshemmende, antivirale Eigenschaften. Jeweils 1 TL Pflanzenteile mit 250 ml kochendem Wasser übergießen, absieben und ausreichend abkühlen lassen.

HOMÖOPATHIE

Aus der homöopathischen Kinderapotheke (Seite 341):

Apis (Honigbiene) D12
Bei Fieberblasen, die im Anfangsstadium eine leichte rosa Schwellung haben, später dann brennen und stechen.

Weitere Mittel:

Cantharis (Spanische Fliege) D12
Bei akuter Hautentzündung mit großen Blasen.

Acidum nitricum (Salpetersäure) D30
Wenn die Fieberblasen bei Stress, Schulmüdigkeit und Ängsten des Kindes auftreten.

SPAGYRIK

Schwalbenwurz wirkt antiviral und entgiftend.
Zitronenmelisse hemmt Herpesviren.

→ Näheres zur Spagyrik siehe Seite 92.

SO HELFEN SIE IHREM KIND

Lippenpflege
Vergessen Sie nicht, besonders im Winter, die Lippen Ihrer Sprösslinge vorbeugend einzucremen, um sie vor Wind und Trockenheit zu schützen. Packen Sie dem Kind den Fettstift in die Kindergartentasche, in den Schulranzen oder in die Manteltasche – dann denkt es bald selbst daran. Wenn allerdings gerade eine Fieberblase neu sprießt, sollte das Kind zunächst keinen Fettstift benutzen.

Sonne und Trockenheit meiden
Trockene Raumluft sowie starke UV-Strahlung sind zwei Faktoren, die Lippen anfällig für Herpes werden lassen. Schützen Sie Ihr Kind deshalb vorbeugend immer gut vor der Sonne (siehe Seite 242) und stellen Sie einen Luftbefeuchter in der Wohnung auf oder senken Sie die Raumtemperatur.

Vollständig gesunden
Lassen Sie Ihr Kind, wenn es krank ist, die Krankheit richtig auskurieren und schicken Sie es nicht zu früh wieder in die Schule oder zum Sport. Sonst besteht die Gefahr, dass mit der verschleppten Krankheit auch die Herpesviren wieder „zuschlagen".
Ist Ihr Kind womöglich zu viel Stress ausgesetzt? Vielleicht kann es eine Entspannungstechnik erlernen, um besser „abzuschalten" (siehe Seite 96). Stärken Sie das Immunsystem Ihres Kindes (siehe Seite 44).

Bitte nicht küssen!
Wenn Sie selbst eine Fieberblase haben, sollten Sie Ihr Kind, besonders Ihr Baby, nicht küssen. Auch nach dem Aufplatzen und während des Abheilens sind die Blasen noch ansteckend. Waschen Sie außerdem Ihre Hände oft und gründlich und teilen Sie weder Besteck noch Handtücher mit anderen Familienmitgliedern.

ZUM ARZT, WENN ...

> ein Baby ein Fieberbläschen bekommt.
> Herpes nahe der Augen auftritt (dann sofort zum Arzt!).

Gerstenkorn

Das Gerstenkorn ist eine eitrige Entzündung der Lidranddrüsen. Die Entzündung ist schmerzhaft, aber harmlos. Erreger sind Hautkeime – wie sie bei allen Menschen auf der Haut leben.

Symptome
Zunächst schmerzt das Auge beim Schließen, dann kann sich das Augenlid röten und anschwellen. Im weiteren Verlauf bildet sich ein kleiner, als weißes Knötchen erkennbarer Eiterherd, der sich nach einiger Zeit von selbst öffnet.

ÄUSSERLICH

Warme Kompresse
Eine warme Lid-Kompresse beschleunigt die Heilung und das Aufbrechen des Gerstenkorns. Wärmen Sie zum Beispiel einen sauberen Waschlappen auf einem Topfdeckel über einem Topf mit heißem Wasser.
Auch eine warme Leinsamenkompresse ist gut geeignet. Wie Sie sie zubereiten, steht auf Seite 74. Vor dem Auflegen Temperatur prüfen!

Augentrost, Ringelblume, Hamamelis
Bewährt haben sich auch warme Kompressen auf dem Augenlid mit frisch überbrühtem Tee (auf keinen Fall Tinktur!) dieser Heilpflanzen: Übergießen Sie für den Tee jeweils 1 TL Augentrostkraut, Ringelblumenblüten oder Hamamelisblätter mit 250 ml kochendem Wasser. 5 Minuten ziehen lassen, abkühlen lassen. Am einfachsten machen Sie die Kompresse mit einem ausgedrückten Wattebausch.

HOMÖOPATHIE

Aus der homöopathischen Kinderapotheke (Seite 341):

Apis (Honigbiene) D12
Geeignet bei geschwollenen Augenlidern und tränenden Augen.

4. WAS FEHLT MEINEM KIND?

Weiteres Mittel:

Staphysagria (Stephanskorn, Rittersporn) D12
Wenn Gerstenkörner immer wiederkehren und bei trockenen Lidrändern.

SPAGYRIK

Augentrost wirkt gegen Lidrand- und Bindehautentzündung, ist entstauend und abschwellend.
Walnussbaum gilt als „Lymphmittel", das den Stoffwechsel anregt.

→ Näheres zur Spagyrik siehe Seite 92.

SO HELFEN SIE IHREM KIND

Bitte nicht ausdrücken!
Versuchen Sie auf keinen Fall das Gerstenkorn mit einem spitzen Instrument aufzustechen oder auszudrücken – die Entzündung könnte sich ausbreiten!

Hygiene
Vorsichtshalber: Hat Ihr Kind ein Gerstenkorn, ist regelmäßiges Händewaschen angesagt. Wechseln Sie das Badetuch des Kindes täglich und wischen Sie Schorf oder Sekrete aus seinen Augen mit Hilfe von Einwegpapiertüchern weg.

ZUM ARZT, WENN ...

> sich das Gerstenkorn nicht nach einigen Tagen von selbst öffnet oder wenn es starke Beschwerden verursacht.

4.5 Gelenke, Muskeln

Gelenk- und Muskelschmerzen

Ein leichtes Ziehen, Zwicken oder ein „Ameisenkribbeln" in den Armen oder den Beinen verspüren alle Heranwachsenden ab und zu. Vielleicht ist ein Arm eingeschlafen, weil der Kopf drauf gelegen hat und die Blutzufuhr zum Nerv kurzzeitig verringert wurde. Oder das Kind hat einen Muskelkrampf, wie er zum Beispiel nachts oder beim Schwimmen im kalten Wasser oder sonst beim Sport vorkommt. Vielleicht handelt es sich auch um eine vorübergehende Überlastung durch besonders viel Bewegung und Sport. Solche Beschwerden sind meist harmlos und gehen vorüber. Klagt Ihr Kind aber regelmäßig über Schmerzen in einem Bein, Fuß oder Arm, sollten Sie mit ihm zum Arzt gehen.

Wachstumsschmerzen
Wachstumsschmerzen nennt man das meist in der Nacht auftretende Ziehen oder Kribbeln in Armen und Beinen, das vor allem Kleinkinder immer wieder plagt. Nur: Wahrscheinlich haben die Schmerzen gar nichts mit dem Wachstum zu tun. Denn gerade in dem Alter, in dem die nächtlichen Beschwerden am häufigsten auftreten (zwischen 3 und 6 Jahren), ist das Wachstum des Kindes viel geringer als in den Jahren davor und danach. Typisch ist übrigens, dass die betroffenen Kinder tagsüber völlig beschwerdefrei sind.
Der Grund für die Beschwerden ist ungeklärt. Medizinisch sind die sogenannten Wachstumsschmerzen ungefährlich. Kein Grund also, sich Sorgen zu machen.
Was Sie bei Wachstumsschmerzen unternehmen können, steht in der Rubrik Äußerlich nebenan.

Symptome
Muskelkrämpfe in der Wade oder im Oberschenkel, belastungsabhängige Schmerzen in einer Extremität, Wachstumsschmerzen (siehe Kasten links).

Hintergrund
Skelett, Muskulatur und Bänder sind bei Kindern und Jugendlichen noch im Aufbau und können vorübergehend – selbst durch normale sportliche Belastung – überbeansprucht werden. Ganz besonders während des Wachstumsschubs, der in der Pubertät stattfindet. Das heißt aber nicht, dass Ihr Kind sich nicht austoben oder anspruchsvollen Sport treiben sollte! Es ist gerade umgekehrt: Erst die Beanspruchung der Knochen, Muskeln und Gelenke lässt sie wachsen und stark werden (siehe Seite 39).

Bei einem Muskelkrampf ziehen sich die Muskeln plötzlich zusammen und bleiben einige Sekunden verkrampft. Dabei treten heftige Schmerzen auf. Häufige Muskelkrämpfe können unter anderem auch auf bestimmte Stoffwechselkrankheiten hindeuten.

ÄUSSERLICH

Bei Muskelkrämpfen, belastungsabhängigen Beschwerden in der Pubertät und Wachstumsschmerzen von Kleinkindern:

Einreiben mit Kräuterölen
Massieren Sie die schmerzende Extremität mit Johanniskrautöl. Sie können das rote Öl fertig kaufen oder selbst herstellen (siehe Seite 82). Auch wärmendes Malvenöl oder Schlehenblütenöl eignet sich.

Lindernde Salben
Reiben Sie die betroffenen Stellen sanft mit hautfreundlichen Salben ein, die die Durchblutung fördern (zum Beispiel Ringelblumensalbe oder Hamamelissalbe).

Wärme entkrampft
Wenn die Haut nicht rot oder entzündet ist: Machen Sie dem Kind einen feuchtwarmen Umschlag mit Heilerde, Arnikatinktur oder Kohlblättern (siehe ab Seite 72). Bei nächtlichen Wadenkrämpfen: Lassen Sie dem Kind vor dem Zubettgehen vorbeugend ein warmes Bad einlaufen.

INNERLICH

Muskelkrämpfe bei Ihrem Kind können Sie auch mit Magnesiumpulver aus Drogeriemarkt oder Apotheke angehen (Dosierung gemäß Fachperson oder Packungsbeilage).

HOMÖOPATHIE

Aus der homöopathischen Kinderapotheke (Seite 341):

Arnica (Arnika) D6
Geeignet bei Gelenk- und Muskelschmerzen nach Verletzung oder Überbeanspruchung.

4. WAS FEHLT MEINEM KIND?

Weitere Mittel:

Magnesium phosphoricum (Magnesiumphosphat) D6
Dieses Mittel wirkt krampflösend und entspannend auf die Muskulatur.

Eupatorium (Wasserhanf) D6
Geeignet bei tief sitzenden Schmerzen in allen Knochen, beim Gefühl von verrenkten Gliedern.

SO HELFEN SIE IHREM KIND

Durchkneten hilft!
Bei Muskelkrämpfen, belastungsabhängigen Beschwerden in der Pubertät und Wachstumsschmerzen von Kleinkindern: Oft ist dem Kind schon mit einer vorsichtigen knetenden Massage des betroffenen Körperteils geholfen. Und weiß Mama oder Papa noch einen lustigen Vers dazu, ist der lästige Schmerz schnell vergessen. Tipps zur Massage siehe Seite 104, Massage-Verse Seite 29.

Dehn-Griff
Hat Ihr Kind einen akuten Wadenkrampf: Fassen Sie die Zehen des betroffenen Beins und drücken Sie sie – sanft! – Richtung Schienbein. Das lockert die Verkrampfung. Ist der Krampf beim Schlafen eingetreten, soll das Kind nach Möglichkeit aufstehen und einige Schritte umherlaufen.

Muskelkrämpfen vorbeugen
Wadenkrämpfe können unter anderem durch Flüssigkeitsmangel ausgelöst werden. Sorgen Sie deshalb dafür, dass das Kind ausreichend trinkt (siehe Seite 306).

ZUM ARZT, WENN ...

> Ihr Kind immer wieder über Schmerzen in Armen, Beinen, Händen oder Füßen klagt, vor allem wenn immer die gleiche Seite betroffen ist.
> das Kind morgens nach dem Aufwachen steife Gelenke hat (Arthritisverdacht).
> Ihr Kind wiederholt Muskelkrämpfe hat.
> Gelenk- oder Muskelschmerzen länger als drei, vier Tage anhalten.

Muskelkater

Nach intensivem Wandern, Radfahren oder anderer (ungewohnter) körperlicher Anstrengung können untrainierte Muskeln schon mal für einige Tage schmerzen. Oft aber entschädigt den kleinen Rennfahrer oder die kleine Gipfelstürmerin der Stolz auf die vollbrachte Leistung!

Symptome
Muskelschmerzen bei Bewegungen und Berührung in Beinen, Armen, Füßen oder anderen Körperregionen. Spätestens nach zwei Tagen verschwindet der Muskelkater wieder.

Hintergrund
Diese beiden Mechanismen spielen sich vermutlich ab: Bei starker Beanspruchung kommt es zu winzigen Rissen in den Muskelfasern (Mikrorissen). Zusätzlich werden die Muskeln möglicherweise durch gewisse Stoffwechselprodukte gereizt, die bei der Muskelkontraktion entstehen (Milchsäure oder sogenannte freie Radikale).

ÄUSSERLICH

Arnika-Kompresse
Der Klassiker: 1 TL Arnikatinktur in 250 ml kaltem Wasser auflösen, ein Baumwolltuch damit tränken, auswringen, um die Extremität wickeln, befestigen. Arnika lindert den Schmerz, fördert die Regeneration von Entzündungen. Nicht bei offenen Hautverletzungen anwenden.

Kühlen nimmt den Schmerz
Kälte wirkt schmerzlindernd. Machen Sie dem Kind ein Kühl-Pack (siehe Seite 81) oder einen kalten Wickel. Gute Zusätze sind essigsaure Tonerde, Heilerde, Zitronenscheiben, Quark (Anleitungen ab Seite 70).

Wärme entspannt
Umgekehrt geht's auch: Anstatt zu kühlen, lassen Sie das Kind warm baden oder duschen. So entspannen sich die Muskeln, die Blutzirkulation und der Stoffwechsel werden angeregt. Oder legen Sie dem Kind einen warmen Wickel an. Gute Zusätze sind: Zitronenscheiben, Kartoffeln oder Heilerde (Anleitungen ab Seite 72).

Heilende Pflanzensalben
Reiben Sie die schmerzenden Stellen sanft mit Salben ein, die Durchblutung und Abtransport der Stoffwechselprodukte fördern (Arnika-, Ringelblumen- oder Hamamelissalbe).

HOMÖOPATHIE

Aus der homöopathischen Kinderapotheke (Seite 341):

Arnica (Arnika) D6
Geeignet bei Überbeanspruchung des Körpers und bei Steifigkeit.

Weiteres Mittel:

Rhus tox (Giftsumach) D12
Bei Anlaufschmerz und drohender Entzündung.

4. WAS FEHLT MEINEM KIND?

> **SO HELFEN SIE IHREM KIND**

Was sonst noch nützt
Schonung ist angesagt, seinen sportlichen Ehrgeiz sollte das Kind jetzt drosseln. Zu einer schnellen Erholung trägt auch vorsichtiges Dehnen, eine leichte Gymnastik oder eine sanfte Massage der betroffenen Muskelpartien bei (Tipps zur Massage Seite 104). Außerdem: Lassen Sie das Kind ausreichend trinken und früh ins Bett gehen. Schlaf fördert den Heilungsprozess!

Dem nächsten Kater vorbeugen
Steigern Sie das sportliche Familienprogramm nur langsam. Vor dem Klettern, der Radtour, dem Skifahren: Immer gut aufwärmen und hinterher dehnen!

Sehnenscheiden-Entzündung

Sehnen verbinden Muskeln und Knochen. An stark beanspruchten Stellen verlaufen sie in einer Art Schlauch, der sogenannten Sehnenscheide. Bei chronischer Überbeanspruchung können sich die Sehnenscheiden des Handgelenks entzünden – selten auch die der Finger oder am Fuß. Zum Beispiel, wenn ein Kind oder Jugendlicher sehr lange und häufig am Computer tippt, Geige übt oder Tennis spielt.

Symptome
Ein stechender Schmerz in der betroffenen Hand, dem betroffenen Finger oder Fuß. Bei Bewegungen ist eventuell ein Knirschen hörbar, und der betroffene Bereich ist geschwollen und warm. Die Bewegung ist eingeschränkt.

> **ÄUSSERLICH**

Kühlung
Kälte nimmt den Schmerz und wirkt entzündungshemmend, besonders in der Akutphase. Machen Sie kalte Wickel um das Gelenk, beziehungsweise eine kalte Kompresse. Das lindert den Schmerz und hält die Entzündung in Schach. Als Wickelzusätze eignen sich essigsaure Tonerde, Heilerde oder Arnikatinktur (1TL auf 250 ml Wasser). Siehe auch Kalte Wickel (Seite 70).

Beinwellsalbe
Erprobt bei Sehnenscheiden-Entzündungen! Die Salbe wird aus der Heilpflanze Symphytum officinale hergestellt, auch Wallwurz genannt.

Kohlwickel!
Ein paar blanchierte (kurz in kochender Flüssigkeit gegarte) Kohlblätter ums

Handgelenk gewickelt lindern die Entzündung (Anleitung siehe Seite 74).

HOMÖOPATHIE

Aus der homöopathischen Kinderapotheke (Seite 341):

Apis (Honigbiene) D12
Bei Hitzegefühl, Schwellung und Entzündung mit stechenden Schmerzen im betroffenen Gelenk.

Weiteres Mittel:

Rhus tox (Giftsumach) D12
Bei Entzündung mit Taubheitsgefühl. Das Kind verspürt trotz Schmerzen einen Bewegungsdrang.

SPAGYRIK

Arnika wirkt entzündungshemmend und wundheilend.
Mädesüß lindert Entzündung und Schmerzen.

→ Näheres zur Spagyrik siehe Seite 92.

SO HELFEN SIE IHREM KIND

Schonen und pausieren
Sorgen Sie dafür, dass das Kind die belastende Tätigkeit vorübergehend ganz einstellt: Heilung ist nur bei Schonung möglich. Sie können das Gelenk – zwischenzeitlich – auch mit einer elastischen Binde umwickeln. Ist das Computertippen oder sind die Hausaufgaben schuld: Kontrollieren Sie, ob die Haltung des Kindes entspannt ist und ermuntern Sie es zu regelmäßigen Lockerungsübungen (Hände ausschütteln, kleines Gymnastikprogramm). Ein Handpolster vor der Tastatur (aus dem Computerfachgeschäft) kann die Handgelenke entlasten.
Und: Lassen Sie Ihr Kind öfter draußen Spiel oder Sport treiben.

Vorbeugung beim Sport
Die beste Vorbeugung ist regelmäßige Bewegung. Beim Sporttreiben ist es wichtig, dass sich das Kind nur dem eigenen Trainingszustand entsprechend verausgabt und belastet. Aufwärmen vor dem Sport ist sinnvoll, ebenso sanftes Dehnen. Schmerzen sind ein Warnzeichen. Sport soll Spaß machen!

ZUM ARZT, WENN ...

> die Sehnenscheiden-Entzündung stark schmerzt.
> sich die Beschwerden nicht nach wenigen Tagen bessern.

4.6 Hals, Nase, Ohren

Hals- oder Mandelentzündung

Halsschmerzen im Rahmen einer Erkältung dürfen Sie – wenn sie das Kind nicht stark plagen – zwei bis drei Tage mit Hausmitteln behandeln. Eine Mandelentzündung (Angina) sollte der Kinderarzt behandeln.

Symptome
Bei einer einfachen Halsentzündung hat das Kind Halsweh, Schluckschmerzen und eventuell auch geschwollene Lymphknoten am Hals und im Kieferwinkel. Oft mag es nichts essen und trinken oder auch nicht sprechen. Bei einer Angina kommen Fieber, Kopfweh und ein schweres Krankheitsgefühl sowie manchmal Bauchschmerzen und Erbrechen hinzu. Die Gaumen- oder Rachenmandeln sind gerötet und eitrig belegt, eventuell hat das Kind Mundgeruch.

Hintergrund
Banales Halsweh ist durch Viren verursacht. Viele Kinder haben gleichzeitig Husten, Schnupfen, Durchfall oder eine Bindehautentzündung des Auges (siehe Seite 178).
An Angina erkranken Kinder meist erst ab drei oder vier Jahren. Hier sind Bakterien, meist Streptokokken, mit im Spiel: ein Fall für den Kinderarzt! Mögliche Komplikationen: Mittelohr-, Nasennebenhöhlen-, Nierenentzündung oder rheumatisches Fieber – eine sogenannte Autoimmunerkrankung, bei der sich die Abwehrreaktion gegen die Streptokokken fälschlicherweise gegen körpereigene Zellen (z.B. Gelenke oder Herz) richtet. Halsschmerzen oder Schluckbeschwerden treten auch bei Masern (Seite 290), Scharlach (Seite 301), Mumps (Seite 292), Pfeifferschem Drüsenfieber (Seite 295), bei der Hand-Fuß-Mund-Krankheit (Seite 286) und bei einer Kehlkopfdeckel-Entzündung (Epiglottitis, Seite 175) auf.

> **ÄUSSERLICH**
>
> **Ansteigendes Fußbad**
> Füllen Sie dem Kind bei den ersten Anzeichen einer Halsentzündung einen

Zuber mit 35 Grad warmem Wasser und gießen Sie dann nach und nach sehr vorsichtig heißes Wasser dazu. Was Sie dabei beachten sollten, lesen Sie auf Seite 64. Ab 4 Jahren.

Halswickel
Das lästige Kratzen im Hals kann ein warmer Wickel lindern, gegen Schluckschmerzen hilft meist ein kühler Wickel: Das Kind darf selbst entscheiden (siehe Seite 70)! Als kalte Wickel (Seite 70) kommen in Frage: Heilerdewickel, Quarkwickel oder Zitronenscheibenwickel. Für einen warmen Wickel (Seite 72) nehmen Sie Heilerde, Eukalyptus-Paste (ab 4 Jahren), Zitronenscheiben, gekochte Kartoffeln oder Zwiebeln. Wichtig beim Halswickel: Die Wirbelsäule aussparen, nur das Außentuch geht rund um den Hals herum.

Gurgeln
Das Gurgeln befeuchtet Mund und Rachen. Kräutertee-Gurgelwasser wirken zudem gegen Krankheitserreger im Hals und lindern das Halsweh: Übergießen Sie wahlweise 1 TL Kamillenblüten, Salbeiblätter, Thymiankraut oder getrocknete Flechten von Isländisch Moos mit 250 ml kochendem Wasser und lassen Sie den Tee dann abkühlen. Auch verdünnte Ringelblumentinktur oder Salzwasser können Sie dem Kind zum Gurgeln reichen. Ringelblumen-Gurgelwasser: Geben Sie 10 Tropfen Ringelblumentinktur in 100 ml Wasser. Salzwasser zum Gurgeln: Lösen Sie 1 TL Salz in 250 ml Wasser auf. Informationen zum Gurgeln mit Kindern siehe Seite 60. Ab 3–4 Jahren

Dampf-Zelt
Lassen Sie Ihr Kind 2- oder 3-mal täglich unter einem Tuch Dampf inhalieren. Geeignete Dampf-Lieferanten sind: isotonische Kochsalzlösung (siehe Seite 59), Kamillentee oder Ringelblumentee. Wie Sie mit Ihrem Knirps dampfbaden, lesen Sie auf Seite 58. Ab 3–4 Jahren

INNERLICH

Heilkräutertee
Es eignen sich: Kamille, Malve (Käsepappel), Salbei, Thymian oder Isländisch Moos. Jeweils 1 TL Pflanzen- beziehungsweise Flechtenteile mit 250 ml kochendem Wasser übergießen, 3–10 Minuten ziehen und abkühlen lassen. Auch Mischungen sind möglich.

Zistrosentee
Eine rosa blühende Heilpflanze, die zurzeit ein Comeback feiert – mit wissenschaftlicher Unterstützung: Tee aus Blättern, Stängelchen und Blüten der Zistrose kann bei 4-maligem Gurgeln pro Tag Mandelentzündungen schneller zum Abheilen bringen. Das Kind darf den Tee auch trinken. Zubereitung: 1 TL Pflanzenteile mit 250 ml kochendem Wasser übergießen, 3–10 Minuten ziehen und abkühlen lassen. Ab 4 Jahren

Kapuzinerkresse

Diese Heilpflanze wirkt leicht antibiotisch und regt das Immunsystem an. Die Tinktur der Pflanze wird aus Blättern und Blüten gewonnen und kann innerlich angewendet werden (Dosierung laut Empfehlung in der Apotheke oder 3–5 Tropfen in 100 ml Wasser auflösen, bis zu 3-mal am Tag). Ab 4 Jahren

→ Zu Heilmitteln wie Zistrosentee oder Kapuzinerkressetinktur, die das Immunsystem anregen, lesen Sie auch Seite 46.

HOMÖOPATHIE

Aus der homöopathischen Kinderapotheke (Seite 341):

Aconitum (Blauer Eisenhut) D12
Das Kind hat plötzlich starke Halsschmerzen, verursacht durch kalten Wind. Und einen trockenen, roten und brennenden Rachen.

Weiteres Mittel:

Phytolacca (Kermesbeere) D12
Das Kind hat einen angeschwollenen Hals, Schluckbeschwerden und einen brennenden Schmerz im Hals.

ANTHROPOSOPHISCHE MEDIZIN

Apis-Belladonna-Mercurio-Globuli
Dieses Komplexmittel mit homöopathischen Inhaltsstoffen eignet sich bei Entzündungen mit Tendenz zur Eiterbildung. Wirkt auch schmerzstillend. Wie Sie homöopathische Globuli richtig anwenden, lesen Sie auf Seite 86.

→ Näheres zur anthroposophischen Medizin siehe Seite 88.

SPAGYRIK

Aronstab und **Salbei** wirken gegen Schmerzen und gegen die Entzündung im Mund- und Rachenraum.

→ Näheres zur Spagyrik siehe Seite 92.

SO HELFEN SIE IHREM KIND

Viel trinken
Bieten Sie dem kranken Kind löffelweise oder mit der Babyflasche zu trinken an. Neben den oben genannten Kräutertees ist Lindenblütentee, Schlehdornblütentee oder Holunderblütentee gut geeignet. Auch eine warme Milch mit Honig kann gut tun. Obstsäfte sind nicht ratsam, da sie den Hals reizen können.

Weiches Essen

Bei Schluckbeschwerden sind kleine Mahlzeiten in Form von Brei, Pudding oder Suppe die ideale Krankenverpflegung (siehe auch Seite 278).

Glück im Unglück!

Bonbons und Eis sind erlaubt! Kühlung in Form von Eis (kein Fruchteis) wirkt schmerzlindernd bei Halsschmerzen und geschwollenem Rachen. Die naturheilkundliche Variante: Selbsthergestellte Eiswürfel aus Heilkräutertee wie Kamillen- oder Malventee, eventuell mit Honig gesüßt. Lassen Sie ältere Kinder auch ab und zu ein Honig-, Kräuter- oder Früchtebonbon lutschen: Das regt den Speichelfluss an und befeuchtet den Rachen.

Feuchtigkeit

Sorgen Sie für genug Luftfeuchtigkeit (ideal ist 40–50 Prozent relative Luftfeuchtigkeit): Überheizen Sie das Kinderzimmer nicht und benutzen Sie bei trockener Raumluft einen Luftbefeuchter oder hängen Sie einfach feuchte Tücher im Zimmer auf. Falls es das Kind mag, können Sie eines der Tücher mit 1 oder 2 Tropfen Lavendelöl beträufeln (nicht auf die Haut!).

Vorbeugung

Schützen Sie den Hals Ihres Sprösslings im Winter immer gut mit seidenen oder wollenen Schals. Wie Sie zu einer guten Abwehr Ihres Kindes beitragen können, lesen Sie auf Seite 44.

ZUM ARZT, WENN ...

> Verdacht auf Angina besteht.
> Verdacht auf Scharlach, Kehlkopfdeckel-Entzündung, Masern, Mumps, Pfeiffersches Drüsenfieber oder eine andere schwere Krankheit besteht.
> das Kind den Mund nicht aufmachen kann. das Schlucken oder der Hals das Kind stark schmerzt.
> hohes Fieber oder ein verschlechtertes Allgemeinbefinden dazu kommt.
> nach zwei, drei Tagen keine Besserung des Halswehs eintritt.
> das Kind einige Tage oder Wochen nach einer Angina plötzlich hohes Fieber bekommt (Verdacht auf rheumatisches Fieber, dann sofort zum Arzt!).
> das Kind einen kleinen Gegenstand verschluckt hat und anschließend unter Schmerzen beim Schlucken leidet (Seite 324).

DEN RETTUNGSDIENST 112 RUFEN, WENN ...

> das Kind akute Atemnot hat.

→ Siehe auch Fieber (Seite 210).

Heiserkeit

Abgesehen von Erkältungen kann die Stimme Ihres Kindes durch trockene Luft, zu viel Schreien oder Singen oder auch durch Passivrauch heiser werden. Ebenso bei Entzündungen der Mandeln (siehe Seite 192), der Nasennebenhöhlen (siehe Seite 198) sowie bei Pseudokrupp (siehe Seite 174).

ÄUSSERLICH

Kalter Halswickel mit Heilerde
Dieser Wickel lindert die Reizung und kann zu einer schnelleren Besserung der Beschwerden beitragen (Zubereitung siehe Seite 71, Kalte Wickel). Wichtig beim Halswickel: Die Wirbelsäule aussparen, nur das Außentuch geht rund um den Hals herum.

INNERLICH

Lindern mit Kräutern
Die Heilkräuter Kamille, Isländisch Moos, Salbei und Schlüsselblume können als Tee getrunken werden. Dosierung: Jeweils 1 TL Pflanzenteile mit 250 ml kochendem Wasser übergießen und 3–10 Minuten ziehen lassen. Die Tees eignen sich auch als Gurgelmittel oder zum Inhalieren unter einem Tuch (Kopfdampfbad siehe Seite 58, Gurgeln siehe Seite 60). Beides ab 3–4 Jahren

HOMÖOPATHIE

Aus der homöopathischen Kinderapotheke (Seite 341):

Aconitum (Blauer Eisenhut) D12
Der Rachen ist rot und geschwollen, das Kind verlangt nach kaltem Wasser.

Belladonna (Tollkirsche) D12
Die Stimme des Kindes ist hoch und piepsend, der Hals trocken. Die Ursache der Heiserkeit: zu viel Schreien.

Weitere Mittel:

Carbo vegetabilis (Holzkohle) D6
Das Kind hat eine tiefe Stimme, die bei leichter Anstrengung versagt; am Morgen ist das Kind ohne Stimme, Räuspern bringt keine Besserung.

Hepar sulfuris (Kalkschwefelleber) D6
Bei Heiserkeit in Folge von Erkältung oder Angina.

SPAGYRIK

Weihrauch lindert die Heiserkeit, wirkt entzündungshemmend.
Salbei wirkt gegen die Entzündung im Mund- und Rachenraum.

→ Näheres zur Spagyrik siehe Seite 92.

SO HELFEN SIE IHREM KIND

Die Stimme schonen
Damit sich der Stimmapparat erholen kann, sollte Ihr Kind möglichst einige Tage nicht schreien. Bei kleineren Kindern lässt sich dieser Rat wohl am besten umsetzen, indem Sie dem Kind Alternativen zum tobenden, lärmenden Spiel schmackhaft machen.

Für Feuchtigkeit sorgen
Lassen Sie das Kind reichlich trinken (siehe Seite 306). Ist die Luft trocken, erhöhen Sie in Räumen, in denen sich das Kind länger aufhält, die Luftfeuchtigkeit auf 40–50 Prozent und überheizen Sie die Wohnung nicht.

ZUM ARZT, WENN ...

> die Heiserkeit länger als drei Tage dauert.
> die Heiserkeit nicht von Erkältungskrankheiten und nicht von zu viel Sprechen herrührt.

Nasenbluten

Das Bluten wird meist durch eine Verletzung kleiner Blutgefäße ausgelöst oder durchs Nasenbohren, selten durch Krankheiten (beispielsweise Gerinnungsstörungen oder Tumore) oder Medikamente.

Hintergrund

Das Nasenbohren kann genauso daran schuld sein wie ein Unfall mit einem Schlag auf die Nase, trockene Luft (vor allem in den Wintermonaten) oder ein Schnupfen. Möglicherweise hat Ihr Kind auch ganz einfach eine besonders empfindliche Nasenschleimhaut.

HOMÖOPATHIE

Aus der homöopathischen Kinderapotheke (Seite 341):

Aconitum (Blauer Eisenhut) D12
Bei Nasenbluten wegen trockener Schleimhäute, Kälte, Angst oder Schreck.

Arnica (Arnika) D6
Bei Nasenbluten nach Verletzungen oder wenn sich das Kind körperlich überanstrengt hat.

SO HELFEN SIE IHREM KIND

Kopf nach vorne!
Lassen Sie das Kind seinen Kopf nach vorne beugen (nicht nach hinten), damit es kein Blut schluckt – was unangenehm ist und manchmal Übelkeit auslöst. Halten Sie ihm einige Minuten lang die Nase sanft zu, indem Sie die Nasenflügel leicht gegen die Nasenscheidewand pressen – das Kind atmet dann durch den Mund.

Nachdem die Blutung zum Stillstand gekommen ist, sollte das Kind ungefähr eine Stunde lang nicht die Nase putzen.

Kalte Kompressen
Unterstützend können Sie dem Kind einen nasskalten Waschlappen an die Stirn halten und einen weiteren in den Nacken legen.

ZUM ARZT, WENN ...

> die Nasenblutung nicht zum Stillstand gebracht werden kann.
> Ihr Kind wiederholt Nasenbluten, andere Blutungen oder blaue Flecken hat, die auf eine hohe Blutungsneigung hindeuten. Oder wenn Sie beobachten, dass Ihr Kind bei Verletzungen auffallend lange blutet.

Nasennebenhöhlen-Entzündung

Einer Entzündung der Nasennebenhöhlen (einer sogenannten Sinusitis) geht in den meisten Fällen ein Schnupfen voraus. Die Krankheitserreger können Viren oder Bakterien sein. Andere Ursachen sind Schleimhautschwellungen aufgrund von Allergien, eine verkrümmte Nasenscheidewand oder Nasenpolypen.

Eine Nasennebenhöhlen-Entzündung sollte immer vom Kinderarzt beurteilt werden. Denn es besteht die Gefahr, dass die Infektion durch die dünnen Lamellenknochen in der Nase „durchbricht" und sich weiter ausbreitet.

Symptome
Typische Anzeichen einer Nasennebenhöhlen-Entzündung sind: Zähschleimiger, eventuell eitriger Schnupfen, Kopfschmerzen oder ein Druckgefühl im Kopf, das sich verschlimmert, wenn das Kind sich bückt oder hüpft. Außerdem: Reizhusten (Schleim, der aus dem Nasen-Rachen-Raum hinunterfließt, reizt die Bronchien), eventuell Heiserkeit und in schweren Fällen Fieber.

Hintergrund
Eine Nasennebenhöhlen-Entzündung entsteht, wenn die Nasennebenhöhlen verstopft sind, entweder durch geschwollene Schleimhäute oder durch einen Sekretstau. Die Durchlüftung der Höhlen ist erschwert, Bakterien und andere Keime machen sich breit.
Zu den Nasennebenhöhlen gehören die Stirnhöhlen oberhalb der Augenbrauen, die Kieferhöhlen seitlich der Nasenflügel und die sogenannten Siebbeinhöhlen im Augeninnenwinkel.
Die Nasennebenhöhlen sind übrigens erst im Alter von etwa neun Jahren voll ausgebildet – bei kleineren Kindern bestehen teilweise noch gar keine Hohlräume.

ÄUSSERLICH

Warme Kompresse

Eine warme Auflage auf Nase, Wangen und Stirn beschleunigt die Heilung. Wärmen Sie zum Beispiel einen Waschlappen auf einem Topfdeckel über einem Topf mit heißem Wasser. Vor dem Auflegen Temperatur prüfen! Oder bereiten Sie Ihrem Kind eine warme Leinsamen- oder Kamillenkompresse zu (siehe ab Seite 73). Achtung: Bei hochakuter Nasennebenhöhlen-Entzündung keine warmen Kompressen auflegen! Vor allem, wenn das Kind Fieber oder ein Druckgefühl im Kopf hat oder wenn sich eine lokale Rötung der Haut breit macht. In der Anfangsphase der Erkrankung oder zum Auskurieren sind warme Kompressen hingegen gut geeignet.

Kopfdampfbad

Das Inhalieren über Dampf (siehe auch Seite 58) wirkt wärmend. Zusätzlich wird die Schleimhaut benetzt und die Sekrete können leichter abfließen. Bereiten Sie Kamillenblüten- oder Thymiantee zu oder kochen Sie etwas gehackte Zwiebel in Wasser auf. Keine ätherischen Öle verwenden – die könnten die Schwellung verstärken. Kein Kopfdampfbad bei hochakuter Nasennebenhöhlen-Entzündung (siehe oben). Ab 3–4 Jahren

→ Weitere äußerliche Anwendungen siehe Schnupfen (Seite 205).

INNERLICH

Schlüsselblume

Zusätzlich zu den unter „Schnupfen" aufgeführten Kräutertees (Seite 206) können Sie Ihrem Kind Schlüsselblumentee zubereiten: 1 TL mit 250 ml kochendem Wasser übergießen, 3–10 Minuten ziehen lassen. Inhaltsstoffe aus Blüte und Wurzel der Schlüsselblume verflüssigen und lösen den Schleim.

Kapuzinerkresse

Die Tinktur der Pflanze wird aus Blättern und Blüten gewonnen, sie wirkt leicht antibiotisch und stärkt das Immunsystem. Dosierung laut den Empfehlungen des Apothekers. Ab 4 Jahren

→ Eine kritische Anmerkung zu Heilmitteln wie der Kapuzinerkresse, die das Immunsystem stimulieren, lesen Sie auf Seite 46.

HOMÖOPATHIE

Aus der homöopathischen Kinderapotheke (Seite 341):

Pulsatilla (Küchenschelle) D6

Wenn das Kind ein dickes, gelbgrünes, mildes Nasensekret hat.

Belladonna (Tollkirsche) D12

Bei plötzlichen, pulsierenden Schmerzen im Kiefer- und Stirnhöhlenbereich.

Weiteres Mittel:

Kalium bichromicum (Kaliumbichromat) D6
Bei einem punktförmigem Schmerz im Gesicht und wenn das Kind nicht mehr gut riechen kann.

ANTHROPOSOPHISCHE MEDIZIN

Silicea-Globuli
Dieses Komplexmittel wirkt druckausgleichend, entzündungshemmend und stillt den Schmerz. Enthält Kieselsäure, Belladonna (Tollkirsche) und diverse andere homöopathische Bestandteile. Homöopathische Globuli richtig anwenden siehe Seite 86.

→ Näheres zur anthroposophischen Medizin siehe Seite 88.

SPAGYRIK

Kanadische Gelbwurz löst dicken Schleim.
Kapland-Pelargonie wirkt ebenfalls schleimlösend und stimuliert zusätzlich das Immunsystem.

→ Näheres zur Spagyrik siehe Seite 92.

SO HELFEN SIE IHREM KIND

Genügend Flüssigkeit!
Geben Sie dem kleinen Patienten reichlich zu trinken. Nur so bleiben die Sekrete flüssig und können – nach innen oder außen – abfließen.

Schonung
Das Kind sollte sich während der Erkrankung möglichst schonen und nicht psychisch oder körperlich anstrengen, das könnte seine Selbstheilungskräfte beeinträchtigen.

Vorsicht mit Nasentropfen
Falls der Kinderarzt bei Nasennebenhöhlen- oder Mittelohr-Entzündungen Nasensprays mit speziellen abschwellenden Wirkstoffen verschreibt, verwenden Sie die mit Bedacht. Das heißt: maximal 3–4-mal am Tag und höchstens eine Woche lang. Ansonsten kann die Nasenschleimhaut des Kindes dauerhaft Schaden nehmen und (noch) anfälliger für Infektionen werden. Unbedenklich sind hingegen Lösungen auf Kochsalzbasis (siehe Seite 59).

Vorbeugen

Halten Sie im Winter speziell die Füße des Kindes warm. Denn kalte Füße führen reflektorisch (indirekt) auch zu einer schlechteren Durchblutung der Nase. Mit kalten Füßen erkältet sich Ihr Kind also eher.
Wenn sich bei Ihrem Kind der nächste Schnupfen anbahnt, sollten Sie für eine Befeuchtung der Nasenschleimhaut sorgen, zum Beispiel mit Salzwassernasensprays (siehe unter Schnupfen, Seite 205, und Seite 59).
Stärken Sie das Immunsystem Ihres Kindes (siehe Seite 44).
Achten Sie darauf, die Wohnung im Winter nicht zu überheizen. Wenn die Luftfeuchtigkeit unter 40 Prozent beträgt: Stellen Sie einen Luftbefeuchter auf oder hängen Sie feuchte Tücher auf – auf eines davon können Sie hin und wieder 1–2 Tropfen reines ätherisches Lavendelöl tröpfeln.
Bei chronischen Nasennebenhöhlen-Entzündungen lohnt sich eventuell ein Versuch mit regelmäßigen wechselwarmen Fußbädern oder Saunabesuchen (siehe Seite 64 bzw. 66). Fußbäder ab 6, Sauna ab 4 Jahren

ZUM ARZT, WENN ...

> das Kind Kopf- oder Gesichtsschmerzen bekommt, wenn es sich nach vorne beugt oder die Entzündung länger andauert als zwei Tage.
> hohes Fieber auftritt, die Schmerzen stärker werden oder sich die Haut um Nase, Augen oder Stirn rötet. In diesen Fällen sollte schulmedizinisch abgeklärt werden, ob eine Behandlung mit Antibiotika nötig ist.
> das Kind wiederholt an Nasennebenhöhlen-Entzündungen leidet oder es generell eine auffällige Atmung hat oder nachts schnarcht.
> ein Verdacht auf allergischen Schnupfen besteht (siehe ab Seite 138).

→ Siehe auch Fieber (Seite 210).

Mittelohrentzündung

Meistens geht einer Mittelohrentzündung eine Erkältung mit Schnupfen voraus. Auch wenn die Schleimhäute wegen einer Allergie geschwollen sind, wenn die Nasenscheidewand verkrümmt ist oder Nasenpolypen die Durchgänge verstopfen, kann es zu einer Mittelohrentzündung kommen. Außerdem können Mittelohrentzündungen als Komplikation bei Masern, Scharlach, Röteln, Angina oder Keuchhusten entstehen, oder wenn ein Kind unter der Refluxkrankheit (siehe Spucken, Seite 123) leidet.
Eine Mittelohrentzündung sollte vom Arzt diagnostiziert werden, weil sie schwerwiegende Komplikationen mit sich bringen kann.

Symptome

Einseitiger Ohrenschmerz, Ohrgeräusche. Kleinere Kinder fassen sich immer wieder ans Ohr, lehnen vielleicht das Ohr an die Schulter von Mama oder Papa. Manchmal tritt Fieber als Begleiterscheinung auf. Größere Kinder klagen über Schmerzen im Ohr. Ist die Entzündung eitrig und hat sie das Trommelfell durchbrochen, sind manchmal gelbliche Eiterspuren in der Ohrmuschel oder auf dem Kopfkissen sichtbar. Dieser Vorgang ist nicht so dramatisch, wie er sich anhört: Mit dem Durchbrechen des Eiters verschwinden die Ohrenschmerzen meist schlagartig, weil die angesammelte Flüssigkeit (Eiter und Schleim) abfließen kann und kein Druck mehr besteht. Das Trommelfell heilt auch wieder.

Oft bemerken Eltern und nahe Bezugspersonen auch, dass das Kind vorübergehend schlechter hört.

Bei Babys und Kleinkindern, die noch nicht sprechen können, sollte auch bei (mehrmaligem) unerklärlichem Aufschrecken aus dem Schlaf an eine Mittelohrentzündung gedacht werden.

Hintergrund

Mittelohrentzündungen sind sehr häufig bei Babys und Kleinkindern, weil ihre sogenannte Eustachische Röhre noch relativ kurz ist. Diese Röhre verbindet Rachenraum und Ohr und lässt Erkältungskeime auf dem inneren Weg ins Ohr dringen. Bei manchen Kindern ist die Eustachische Röhre anlagebedingt schmaler als bei anderen – sie erkranken besonders häufig an Mittelohrentzündungen, da die Belüftung der Röhre erschwert ist und sich die Keime dadurch vermehren können. Ein Trost: Spätestens im Schulalter weitet sich die Röhre.

Ob eine Mittelohrentzündung mit Antibiotika behandelt werden muss, sollten Sie zusammen mit dem Kinderarzt entscheiden. Meist kann in einem Anfangsstadium zwei, drei Tage abgewartet werden. Babys mit schweren Verläufen werden meist sofort antibiotisch behandelt. In jedem Fall zur Überbrückung sinnvoll, falls das Kind Schmerzen hat: ein vom Kinderarzt empfohlenes Schmerzmittel.

Mögliche Komplikationen einer Mittelohrentzündung sind eine Knochenentzündung (Mastoiditis) oder (sehr selten) eine Hirnhautentzündung (Meningitis).

ÄUSSERLICH

Ansteigendes Fußbad
Bereiten Sie Ihrem Kind beim ersten Anzeichen einer Ohrentzündung ein ansteigendes Fußbad (siehe Seite 64) und legen Sie den kleinen Patienten anschließend ins vorgewärmte Bettchen. Ab 4 Jahren

Wärme tut gut
Probieren Sie aus, was dem Kind am besten gefällt: Bettwärme, Kopftuch, Stirnband oder ein warmer Wickel am Ohr.

Warmer Zwiebelwickel
Das Hausmittel bei Mittelohrentzündungen für Groß und Klein – schon unsere Großmütter kannten und nutzten es. Die Zwiebel besitzt entzündungshemmende und antiseptisch wirkende Inhaltsstoffe. Wie Sie einen Zwiebelwickel richtig zubereiten, steht auf Seite 74. Vorsicht: Nicht anwenden bei geplatztem Trommelfell.

Warmer Kamillenwickel
Anstelle der Zwiebeln können Sie auch mit kochendem Wasser übergossene Kamillenblüten als Einlage in den Wickel verwenden (mehr dazu Seite 73).

Auch Kohl hilft cool!
Blanchieren Sie ein paar Kohlblätter und legen Sie sie warm (nicht heiß) auf das Ohr des Kindes. Mit einem Kopftuch oder einer Baumwollmütze fixieren (mehr dazu Seite 74).

Johanniskrautöl
Bei immer wiederkehrenden Mittelohrentzündungen: Massieren Sie Ihrem Kind in der kalten Jahreszeit vor dem Zubettgehen die Füße und Beine sowie die Partie hinter den Ohren mit wärmendem Johanniskrautöl (aus der Apotheke oder selbstgemacht, siehe Seite 82). Tipps zur Massage siehe Seite 104.

HOMÖOPATHIE

Aus der homöopathischen Kinderapotheke (Seite 341):

Aconitum (Blauer Eisenhut) D12
Bei plötzlich einsetzenden Beschwerden, die durch kaltes Wetter und Zugluft ausgelöst wurden.

Apis (Honigbiene) D12
Bei einer starken Entzündung mit geschwollenen Lymphknoten und stechenden Schmerzen.

Chamomilla (Echte Kamille) D6
Wenn das Kind unerträgliche Schmerzen hat, gereizt ist und getragen werden möchte.

ANTHROPOSOPHISCHE MEDIZIN

Silicea-Globuli
Dieses Komplexmittel mit Kieselsäure, Belladonna und anderen homöopathischen Bestandteilen wirkt druckausgleichend, entzündungshemmend und stillt den Schmerz.
Wie Sie homöopathische Globuli richtig anwenden, lesen Sie auf Seite 86. Näheres zur anthroposophischen Medizin siehe Seite 88.

4. WAS FEHLT MEINEM KIND?

SPAGYRIK

Ringelblume gilt als „Lymphmittel", entstaut die Verbindung zwischen Innenohr und Nasen-Rachen-Raum.
Kanadische Gelbwurz löst dicken Schleim.
Liebstöckel wirkt sanft durchwärmend und lindert die Mittelohrentzündung.
Näheres zur Spagyrik siehe Seite 92.

SO HELFEN SIE IHREM KIND

Schnupfen-Tipps
Eine verstopfte Nase kann die Belüftung im Mittelohr beeinträchtigen. Sorgen Sie deshalb dafür, dass Ihr Kind eine freie Nase hat (siehe nebenan).

Kopf hoch!
Erhöhen Sie bei Ihrem Baby das Kopfende des Kinderbettes, indem Sie ein Kissen unter die Matratze legen. Älteren Kindern können Sie auch ein zweites Kissen ins Bett legen. Der Sinn: Der Kopf liegt höher und der Schleim kann besser abfließen. Das Kissen sollte allerdings nicht aus Daunen, sondern aus Wolle sein, weil sich nachts darf keine Stauwärme am Ohr bilden darf! Falls Sie kein Wollkissen haben, behelfen Sie sich mit einem Wollpullover, den Sie in einen Kissenbezug füllen.

Vorbeugen ist besser als heilen
Vorbeugend und in der Genesungsphase gilt: Warme Ohren braucht das Kind! Packen Sie die Ohren Ihres Sprösslings deshalb unter Mütze oder Stirnband.
Achten Sie darauf, dass bei Ihrem Kind Infekte wie Schnupfen, Heiserkeit oder Husten immer gut ausheilen. Wenn eine Erkältung oder eine Mittelohrentzündung überstanden ist, sollte Ihr Kind nicht gleich stundenlang bei kalter Witterung draußen toben oder ins Schwimmbad gehen.

ZUM ARZT, WENN ...

> das Kind Schmerzen hat (bis zum Arztbesuch geeignetes Kinder-Schmerzmittel geben).
> das Kind Fieber bekommt oder das Allgemeinbefinden beeinträchtigt ist.
> leichte Ohrenschmerzen nicht nach zwei, drei Tagen besser werden.
> Flüssigkeit aus dem Ohr ausläuft.
> Verdacht auf eine Mittelohrentzündung besteht.

→ Siehe auch Fieber (Seite 210).

Schnupfen

Kinder machen in den ersten Lebensjahren unzählige Schnupfen durch (siehe Seite 14). In manchen Wochen im Winter ist die rote Schnoddernase sogar das vorherrschende Bild in Kindergärten, Krippen und auf Spielplätzen. Die an sich harmlose Infektionskrankheit kann manchmal eine Ohrenentzündung (Seite 201), eine Nasennebenhöhlen-Entzündung (Seite 198) oder eine Bronchitis (Seite 167) nach sich ziehen.

Symptome
Bei Virus-Erregern läuft wässriges Sekret aus der Nase. Später – meist wenn Bakterien mit im Spiel sind – nimmt das Sekret eine schleimige Konsistenz und manchmal eine weiße bis gelbgrüne Färbung an. Das Kind hat wegen der verstopften Nase zeitweilig Mühe zu atmen, und es mag meist auch nicht so richtig trinken oder essen. Kleine Kinder wachen nachts öfter auf. Manchmal kommt es im Zuge des Schnupfens auch zu einer Bindehautreizung der Augen (siehe Seite 178). Schnupfen kann auch bei einer allergischen Erkrankung (ab Seite 138) oder als begleitendes Symptom bei Scharlach (Seite 301) oder Masern (Seite 290) auftreten.

ÄUSSERLICH

Nasenspray
Isotonische Kochsalzlösung (Zubereitung siehe Seite 59) eignet sich vorzüglich, um das Sekret flüssig zu halten. Praktisch sind fertige Salzwasser-Nasensprays aus Drogeriemarkt, Reformhaus oder Apotheke.
Kinder ab etwa drei Jahren können Sie vielleicht (mehrmals am Tag) dazu motivieren, selbst einen Sprühstoß in jedes Nasenloch zu geben. Wichtig: Nasensprays dürfen nicht mit anderen Kindern oder Erwachsenen geteilt werden.

Olivenöl
Benetzen Sie ein Wattestäbchen mit wenig Öl und tragen Sie es rund um den Naseneingang auf – hilft bei trockenen Schleimhäuten. Am besten vor dem Schlafengehen anwenden.

Majoransalbe
Ein Klassiker, der es in sich hat. Majoransalbe bei Bedarf dünn zwischen Nase und Oberlippe auftragen (Rezept Seite 82).

Der Zwiebel-Trick
Legen Sie ein Schälchen gehackte Zwiebeln unters Kinderbettchen oder hängen Sie ein Zwiebelsäckchen in den Betthimmel.

Dampf-Zelt
Lassen Sie Ihr Kind maximal 3-mal täglich unter einem Tuch inhalieren. Zum Beispiel mit Kamillentee, Majorantee, isotonischer Kochsalzlösung (1TL Salz auf 500 ml Wasser) oder etwas fein gehackter Zwiebel, die Sie kurz aufkochen.

Das befeuchtet die Nase und erleichtert das Atmen. Wie es geht, lesen Sie unter Inhalieren (Seite 58). Ab 3–4 Jahren

Ansteigendes Fußbad
Bereiten Sie dem Kind bei den ersten Anzeichen eines Schnupfens ein ansteigendes Fußbad (siehe Seite 64) und hüllen Sie das Kind anschließend mollig warm in Bettdecken ein. Ab 4 Jahren

Johanniskrautöl
Massieren Sie Ihrem Kind Füße und Beine vor dem Zubettgehen mit wärmendem Johanniskrautöl (aus der Apotheke oder selbstgemacht, siehe Seite 82). Massage-Tipps siehe Seite 104.

INNERLICH

Meerrettich-Honig
Ältere Kinder, die scharfes Essen gewohnt sind, können dieses Geheimrezept gegen Schnupfen ausprobieren: Mischen Sie etwas frisch geriebenen Meerrettich (oder auch Meerrettich aus der Tube) mit Honig und geben Sie Ihrem Sprössling 1- bis zu 3-mal täglich einen Teelöffel davon. Beginnen Sie mit sehr wenig Meerrettich und steigern Sie, falls das Kind es verträgt, langsam die Menge. Die Meerrettich-Honig-Kur öffnet die Nase, verflüssigt zähes Nasensekret und beschleunigt die Heilung.

Kräutertees
Lindenblüten-, Holunderblüten-, Schlehdornblüten-, Malven- und Thymiantee unterstützen die Genesung der Triefnase.

Holunderbeeren
Ein bewährtes Heilmittel gegen Schnupfen sind die schwarzen Holunderbeeren: entweder in Form von Sirup oder Saft (selbstgemacht oder gekauft). Holunderbeersirup oder -saft trinken kranke Kinder gerne warm.

Kapuzinerkresse
Der Heilpflanze wird eine immunstärkende Wirkung nachgesagt (siehe Abwehr stärken, Seite 44).
Details siehe Nasennebenhöhlen-Entzündung (Seite 198). Ab 4 Jahren

HOMÖOPATHIE

Aus der homöopathischen Kinderapotheke (Seite 341):

Pulsatilla (Küchenschelle) D6
Bei sanften und weinerlichen Kindern mit gelbgrünem, mildem Nasensekret.

Weitere Mittel:

Allium cepa (Küchenzwiebel) D6
Bei Fließschnupfen, wenn die Augen tränen und der Hals kratzt.

Sambucus (Holunder) D6
Speziell für Babys gut geeignetes homöopathisches Mittel bei verstopfter Nase und Trinkproblemen.

SPAGYRIK

Schwarzer Holunder gilt als bestes Schnupfenmittel für Kinder, auch bei Erkältungskrankheiten mit Fieber.
Augentrost wirkt abschwellend, unterstützt das Lymphsystem im Kopf.

→ Näheres zur Spagyrik siehe Seite 92.

SO HELFEN SIE IHREM KIND

Viel trinken!
Bieten Sie Ihrem Kind immer wieder Getränke an. Das gleicht den Flüssigkeitsverlust aus und hilft, das Nasensekret zu verflüssigen. Teesorten siehe oben.

Warme Füße
Warme Socken und Hausschuhe sind im Winter ein Muss für kleine Kaltnasen.

Feuchtigkeit
Mit einem Luftbefeuchter oder einigen nassen Tüchern über den Heizkörpern können Sie die Luftfeuchtigkeit erhöhen. Eines der Tücher können Sie auch mit 1 oder 2 Tropfen Lavendelöl beträufeln (nicht auf die Haut!). Mit einem Hygrometer kontrollieren Sie die Feuchtigkeit. Sie sollte etwa 40 – 50 Prozent betragen.

Überheizen Sie die Wohnung nicht. Die Zimmertemperatur im Schlafzimmer des Kindes sollte 18 Grad nicht überschreiten.

Lieber nicht schnäuzen
Wenn das Kind die Nase selbst putzt: Halten Sie es dazu an, jeweils nur ein Loch zuzuhalten. Noch besser ist es, den Rotz hochzuziehen! Wieso das so ist, steht im Kasten auf Seite 208.

FÜR DAS BABY

Kräutertee und Zwiebelsäckchen
Auch Ihrem schnupfenden Baby sollten Sie immer wieder zu trinken anbieten. Nicht zu starker Lindenblüten-, Kamillenblüten-, Holunderblüten- oder Fencheltee eignet sich für die Kleinsten; entweder als Tee oder als Beigabe ins Milchfläschchen. Geben Sie das Fläschchen nicht im Liegen, sondern mit erhöhtem Oberkörper. Denn sonst kann sich Flüssigkeit im Hals stauen, was die Vermehrung von Krankheitserregern fördert. Oder probieren Sie dieses altbewährte Hausmittel aus: Stellen Sie eine fein gehackte Zwiebel unters Bettchen oder hängen Sie ein kleines Säckchen mit gehackter Zwiebel in den Betthimmel.

Muttermilch
Ein Nasenbalsam, der nicht nur die Nase öffnet, sondern auch gleich Abwehrstoffe zur Bekämpfung der Schnupfenviren mitliefert, ist die Muttermilch. Geben Sie

mehrmals täglich, besonders vor dem Stillen, ein, zwei Tropfen Muttermilch in Babys Nasenlöcher.

Wärme tut jetzt gut

Die Füßlein und (draußen) das Köpfchen vom schnupfenden Baby warm einpacken. Massieren Sie außerdem Babys Füßchen sanft, zum Beispiel mit wärmendem Johanniskrautöl (aus der Apotheke oder selbstgemacht, Seite 82), Schlehdornblüten- oder Malvenöl. Massage-Tipps siehe Seite 104.

Beachten Sie: Babys zu warm einzupacken (z.B. Mützchen in Innenräumen) kann das Risiko für den plötzlichen Kindstod erhöhen (siehe Seite 127). Und: Wenn das Baby kein Fieber hat, darf es auch im Winter nach draußen – die frische Luft unterstützt die Heilung der gereizten Schleimhäute.

Sauger und Ampullen aus der Apotheke

Babys mit Schnupfen können ihren „Schnodder" noch nicht selbst hochziehen oder ins Taschentuch schnäuzen. Und sie leiden als Nasenatmer besonders unter Schnupfen (siehe Seite 25). Sie können bei den Kleinsten deshalb zusammengezwirbelte Watte benutzen. Oder einen speziellen Schleimabsauger aus der Apotheke: Damit sollten Sie aller-

> **Eine Nasenlänge voraus**
>
> Sollen kleine Rotznasen die Nase putzen oder den Schleim hochziehen? Für Eltern gewöhnungsbedürftig, doch eindeutig heilsamer: das Nasensekret hochziehen. Denn beim Schnäuzen – besonders wenn das Kind versehentlich beide Nasenlöcher zuhält – kann leicht ein Überdruck entstehen, der einen Teil des Schleims zurückpresst. Und das begünstigt womöglich eine Entzündung der Nasennebenhöhlen. Ganz anders beim Hochziehen: Hier entsteht ein günstiger Unterdruck, der das Sekret aus den Nebenhöhlen heraussaugt.

dings sehr vorsichtig umgehen (Verletzungsgefahr!).

Anstelle von salzwasserhaltigen Nasensprays können Sie bei Babys und kleineren Kindern in jedes Nasenloch einige Tropfen oder direkt einen großen Spritzer isotonische Kochsalzlösung aus einer sterilen Mini-Ampulle träufeln. Außerdem: Halten Sie die Raumluft feucht, überheizen Sie das Babyzimmer nicht. Auch das wirkt einer Austrocknung der Nase entgegen.

ZUM ARZT, WENN ...

> der Schnupfen länger als zehn Tage andauert.

- > Ihr Kind ständig eine verstopfte Nase hat und durch den Mund atmet.
- > Ohrenschmerzen, Kopfschmerzen, Gesichtsschmerzen oder hohes Fieber dazukommen.
- > Ihr Baby wegen des Schnupfens nicht genügend trinken mag.
- > Verdacht auf allergischen Schnupfen besteht.

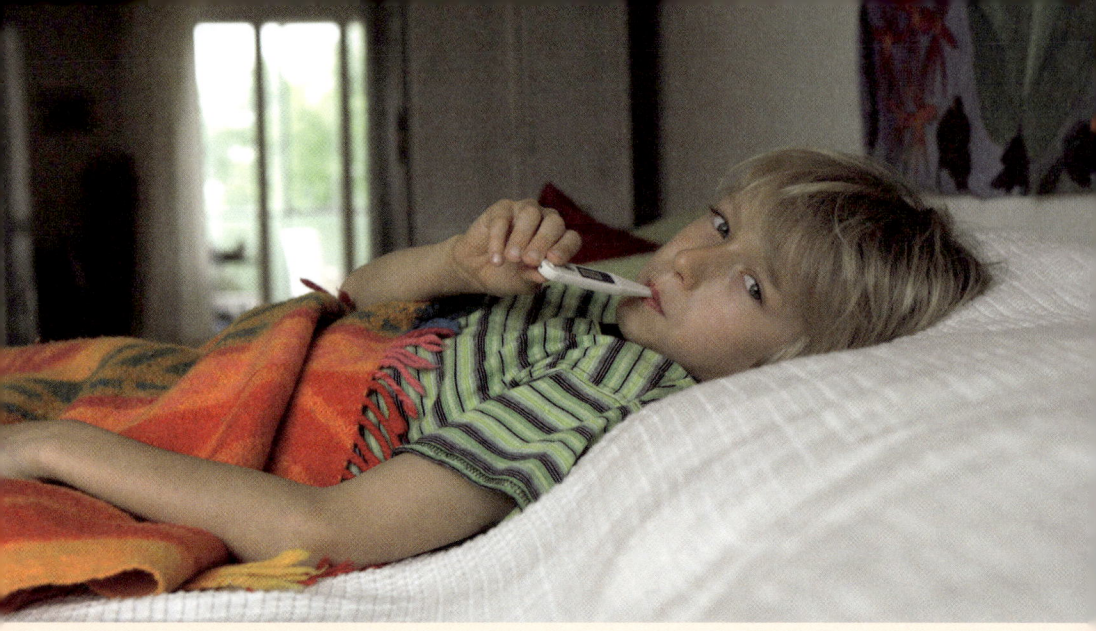

HEILSAMES FIEBER

Fieber ist keine Krankheit, sondern eine wichtige Schutzmaßnahme des Körpers. Es tritt meist im Rahmen einer Erkältung oder einer anderen Infektionskrankheit auf. Hat Ihr Kind Fieber, läuft sein Abwehrsystem auf Hochtouren: Es versucht, Krankheitserreger wie Viren oder Bakterien unschädlich zu machen. Anhaltendes oder sehr hohes Fieber kann aber auch ein Signal dafür sein, dass der kindliche Organismus mit einer Krankheit nicht alleine zurecht kommt – gehen Sie deshalb im Zweifelsfall zum Arzt!

FIEBER NICHT GLEICH SENKEN

Laut neueren wissenschaftlichen Erkenntnissen macht es keinen Sinn, für Kinder eine Obergrenze festzulegen, ab der das Fieber gesenkt werden sollte. Und es ist nicht in jedem Fall sinnvoll, Fieber (medikamentös) zu unterdrücken. Denn erstens lindert man mit fiebersenkenden Medikamenten nur Symptome, heilt aber die Krankheit nicht. Und zweitens reagieren Kinder sehr individuell auf eine Erkrankung: Bei manchen Kindern saust das Fieberthermometer schon bei harmlosen Infekten schnell auf 40 Grad, während andere sogar bei schweren Krankheiten nur mäßig fiebern.

Die wichtige Frage ist: Wie geht es Ihrem Kind? Trinkt es gut? Schläft es gut? Ist sein Allgemeinzustand gut? Kinderärzte empfehlen, mit einem fiebernden Kind unter 12 Monaten in jedem Fall ärztlichen Rat einzuholen (siehe auch Seiten 110 und 136).

ZWEI FIEBERPHASEN

Setzt das Fieber ein, so friert das Kind in einer ersten Phase, eventuell zittert der Körper. Das Gesicht ist blass, Hände und Füße sind kalt. Der Grund für das Frösteln: Der „Zielwert" der Körpertemperatur im Gehirn ist bereits auf einen höheren Wert „eingestellt" als den, den der Körper tatsächlich hat. Jetzt will Ihr Kind gewärmt werden.

Wenn der Körper in einer zweiten Phase dann dazu übergeht, Hitze abzugeben, sind Hände und Füße warm, das Gesicht oft rötlich, vielleicht schwitzt das Kind. Jetzt können Sie seinen Körper dabei unterstützen, die Temperatur zu senken: Kühlen ist angesagt.

BEI EINSETZEN DES FIEBERS: WÄRMEN

Wenn das Kind friert und die Temperatur noch nicht hoch ist: Bereiten Sie ihm ein ansteigendes Bad (Seite 63, ab 4 Jahren). Als Zusatz ist Kamillen- oder Thymiantee geeignet (siehe Seite 78). Prüfen Sie die Temperatur mit einem Badethermometer und lassen Sie das Kind behutsam ins Bad und nach 15–20 Minuten wieder hinaussteigen. Dann schnell abtrocknen und warm eingepackt ab ins Bett, eventuell mit Wärmflasche! Geben Sie dem kleinen Patienten warmen Tee zu trinken, zum Beispiel Lindenblüten- oder Holunderblütentee.

BEI HOHEM FIEBER: KÜHLEN

Wenn das Kind hohes Fieber hat und schwitzt: Nehmen Sie Bettdecken vom Bett, lassen Sie kühlere Luft ins Kinderzimmer. Oder ziehen Sie dem Kind Kleider aus, geben Sie ihm kühlende (nicht eiskalte) Getränke zu trinken. Bei warmen Füßen und Händen dürfen Sie kalte Wadenwickel oder Zitronensocken (siehe Seite 72) machen. Oder waschen Sie den Oberkörper des Kindes mit Pfefferminztee oder Zitronenwasser (2–3 Spritzer auf 200 ml Wasser) ab.

VIEL FLÜSSIGKEIT

Ganz wichtig bei Fieber: Bieten Sie Ihrem Kind regelmäßig zu trinken an. Geeignet sind Wasser, verdünnte Fruchtsäfte (insbesondere Holunderbeerensaft), Kräutertee (Lindenblüten, Holunderblüten, Schlehdornblüten, Fenchel) oder die sogenannte Drittelsmischung (siehe Seite 308). In der Fieberhochphase Kräutertee gut abkühlen lassen.

Schnelle Hilfe bietet auch ein Darmeinlauf (siehe Seite 66). Die Methode hat den Vorteil, dass Sie Ihrem kranken Kind nicht nur Flüssigkeit zuführen, sondern gleichzeitig seine Körpertemperatur um etwa 1 Grad absenken.

Fieberkrampf: richtig handeln

Wenn das Fieber schnell steigt, können manche Babys und Kleinkinder Fieberkrämpfe bekommen: Der Körper verkrampft sich, zuckt oder wird schlaff, die Lippen werden blau. Das Kind verdreht eventuell die Augen, hält den Atem an und ist nicht mehr ansprechbar. Ein Fieberkrampf hält meist einige Sekunden oder Minuten an. Das wirkt zwar sehr beängstigend, ist aber oft nicht weiter schlimm. In der Regel hinterlässt ein solcher Vorfall keine bleibenden Schäden. Dennoch ist es wichtig, richtig zu reagieren: Bleiben Sie ruhig, streicheln Sie Ihr Kind, reden Sie ihm gut zu. Halten Sie es nicht mit Gewalt fest und schütteln Sie es nicht, sondern lassen Sie es „sich verkrampfen". Geben Sie dem Kind ein geeignetes fiebersenkendes Zäpfchen. Rufen Sie den Rettungsdienst (Tel. 112) an, wenn der Fieberkrampf zum ersten Mal auftritt oder wenn er länger als 10 Minuten dauert.

ANGENEHME LUFTFEUCHTIGKEIT

Sorgen Sie für ausreichende Luftfeuchtigkeit (ideal ist 40–50 Prozent relative Luftfeuchtigkeit): Überheizen Sie das Kinderzimmer nicht und benutzen Sie bei trockener Raumluft einen Luftbefeuchter. Sie können auch feuchte Tücher im Zimmer aufhängen und eines davon mit 1 oder 2 Tropfen Lavendelöl beträufeln (nicht auf die Haut!).

ERHOLSAME SCHONUNG

Ein fieberndes Kind braucht Schonung (siehe Seite 22). Hektik, Sonnenbäder oder Spielplatzbesuche sind der Genesung nicht zuträglich. Bettruhe ist aber meist nicht notwendig. Wahrscheinlich mag Ihr Kind nicht viel essen. Lassen Sie ihm ruhig Zeit, bis es wieder Appetit entwickelt. Kranke Kinder sollten nur essen, was sie keine Überwindung kostet – und möglichst auch nicht zu viel davon (mehr dazu Seite 278).

RICHTIG FIEBER MESSEN

Schaffen Sie sich ein digitales Thermometer an. Das enthält kein giftiges Quecksilber und kann nicht zerbrechen, außerdem reduziert sich die Messzeit. Einziger Nachteil: Wenn sie nicht mit Solarzellen arbeiten, brauchen digitale Thermometer Batterien.
Idealer Messort ist der Popo: Hier kommt die Messung der Körperkerntemperatur am nächsten. Ältere Kinder liegen während des Fiebermessens gerne auf der Seite.
Ist Ihrem Sprössling das Messen im After unangenehm, lohnt sich möglicherweise die Anschaffung eines (teureren) digitalen Ohr-Thermometers. Damit dauert das Messen nur noch eine Sekunde und ist unkompliziert. Wichtig: Während des Messens die Ohrmuschel nach

hinten und oben ziehen. Die Messresultate liegen allerdings in der Regel um 0,5 Grad unter den im Popo gemessenen Werten und sind weniger genau.

Wird mit einem digitalen Thermometer im Mund gemessen – hinten seitlich unter der Zunge –, liegen die Resultate ebenso etwa um 0,5 Grad unter jenen, die man im Popo misst. Wichtig: Vor der Messung darf das Kind keine heißen oder kalten Getränke zu sich nehmen, denn die könnten das Ergebnis verfälschen. Für kleinere Kinder ist die Messung im Mund ungeeignet. Bei der Messung in der Achselhöhle sollte bedacht werden, dass sie ungenaue Werte liefert, wenn das Gerät verrutscht.

Bei allen Messgeräten und -techniken beachten Sie bitte jeweils die Hinweise des Herstellers zur praktischen Verwendung.

FÜR DAS BABY

Bei Babys, die fiebern und dadurch viel Flüssigkeit verlieren, besteht die Gefahr der Austrocknung. Anzeichen sind eine verminderte Urinausscheidung (trockene Windel) und Gewichtsverlust. Fortgeschrittene Warnzeichen sind eingefallene Fontanellen (die Knochenlücken im Schädel) und ein stark mitgenommen wirkendes Baby. Stillen Sie Ihr Baby häufiger und verabreichen Sie ihm zusätzliche Flüssigkeit (siehe auch Seite 309).

Kühlung verschaffen Sie einem fiebernden Baby am besten, indem Sie mit einem feuchten Waschlappen beide Ärmchen abwaschen und die Feuchtigkeit verdunsten lassen. Ab 6 Monaten können Sie Ihrem Kleinen auch in Wasser getränkte Wadenwickel (siehe Seite 70) anlegen. (Nur wenn Händchen und Füßchen warm sind.) Oder machen Sie einen Darmeinlauf (siehe Seite 66). Ziehen Sie das Baby leichter an und decken Sie es nicht zu dick zu. Zum Fiebermessen im Popo legen Sie das Baby auf dem Wickeltisch auf den Rücken und heben seine Beine hoch. Bestreichen Sie die Thermometerspitze vor dem Einführen mit etwas Olivenöl oder Vaseline.

ZUM ARZT, WENN ...

> ein Kind Fieber hat, das jünger als 12 Monate ist.
> das fiebernde Kind nicht genügend trinkt, nicht schlafen kann oder schwach und mitgenommen wirkt.
> eine fiebrige Erkrankung nach zwei, drei Tagen nicht besser wird.
> weitere Symptome (Kopf- oder Halsweh, Hautausschlag, Erbrechen) dazu kommen.

DEN RETTUNGSDIENST 112 RUFEN, WENN ...

> ein Fieberkrampf zum ersten Mal auftritt oder länger als 10 Minuten dauert.
> das Kind einen steifen Nacken bekommt oder Atemnot hat.

4.7 Harnwege

Bettnässen, Einnässen

Gelegentliche Pipi-Malheurs bei Kindergarten- oder Schulkindern sind kein Grund, sich Sorgen zu machen: Manchmal nässen Kinder, die bereits längere Zeit trocken waren, in belastenden Lebenssituationen wieder ein. Zum Beispiel bei Trennung der Eltern, Umzug oder Schulanfang (sekundäres Einnässen). Beim primären Einnässen oder Bettnässen hingegen stecken eher körperliche Gründe wie eine verzögerte hormonelle Entwicklung oder eine Art „Blasenschwäche" dahinter.

Symptome
Das Kind ist mit ungefähr fünf Jahren noch nicht trocken und nässt nachts oder tagsüber noch unwillkürlich ein. Oder: Ihr Kind hat, nachdem es länger als 6 Monate trocken war, immer wieder Rückfälle.

Hintergrund
Wenn Ihr Kind tagsüber immer noch in die Hose macht, während viele der Gleichaltrigen schon trocken sind, liegt das meist an einer Art „Blasenschwäche": Wenn das Kind spürt, dass es aufs WC muss, drängt es meist schon sehr. Denn das Zusammenspiel der Muskeln, die für das Entleeren beziehungsweise das „Zuhalten" der Blase zuständig sind, funktioniert noch nicht richtig. Weitere Gründe für primäres Einnässen: Manche Kinder haben Angst, auf die Toilette zu gehen, andere sind zu verträumt, um ans kleine Geschäft zu denken – und es scheint ihnen nichts auszumachen, nass zu werden. Der häufigste Grund für das nächtliche Bettnässen liegt ebenfalls in einer Reifungsverzögerung: Vor allem Jungen machen nachts noch ins Bett, weil sich wegen einer hormonellen Unreife ihre Urinproduktion in der Nacht (noch) nicht gesenkt hat, wie es eigentlich etwa ab dem fünften Lebensjahr der Fall sein sollte. Das Kind leidet dann wahrscheinlich an einem vorübergehenden Mangel am Hormon ADH – dem antidiuretischen Hormon. Selten steckt etwas Organisches hinter dem Ein- oder Bettnässen wie etwa Fehlbildungen der Harnwege, Diabetes oder eine andere

Krankheit. Eine familiäre Veranlagung zum Ein- und Bettnässen hingegen ist sehr häufig.

ANTHROPOSOPHISCHE MEDIZIN

Austernschale
Die anthroposophische Arznei soll das Kind schützend umhüllen. Das Pulver mit homöopathischer Austernschale (Conchae) wird bei ängstlichen Kindern empfohlen, die sich langsam entwickeln und anfällig für Kälte sind. Siehe auch unter Homöopathie (Seite 84) und Anthroposophie (Seite 88).

SPAGYRIK

Johanniskraut hat sich gegen Unruhezustände bewährt, wirkt ausgleichend auf die Nerven.
Kava Kava wirkt angstlösend und entspannend.
Zinnkraut festigt das Bindegewebe, wirkt auch im übertragenen Sinn strukturierend und beugt unwillkürlichem Harnabgang vor.

→ Näheres zur Spagyrik siehe Seite 92.

SO HELFEN SIE IHREM KIND

Aus der Mücke keinen Elefanten machen …
Der Urinfleck in der Hose oder auf dem Bettlaken beschämt die meisten Kinder, es steckt nie Absicht oder Nachlässigkeit dahinter. Machen Sie kein großes Aufheben um das Ein- oder Bettnässen.
Sehen Sie lieber gelassen über die kleinen Unfälle hinweg, auch wenn es für Sie mit Aufwand verbunden ist. Und lassen Sie den Sprössling ruhig – in Teamarbeit – beim Beziehen des Bettes mithelfen, so beugen Sie einem schlechten Gewissen vor. Aber tabuisieren Sie das Thema auch nicht. Geben Sie dem Kind zu verstehen, dass Sie spüren, dass ihm seine „Schwäche" zu schaffen macht. Vielleicht erinnern Sie sich an Ihr eigenes Einnässen als Kind und erzählen es Ihrem Sohn oder Ihrer Tochter?
Bei nächtlichem Einnässen: Legen Sie eine wasserdichte Unterlage aufs Kinderbett, und schaffen Sie sich einen Vorrat an Schlafanzügen und Bettwäsche an.

… sondern aus dem Problem eine Fähigkeit!
Wenn keine körperliche Ursache dahinter steckt, hilft bei gelegentlichem Einnässen vielleicht ein Motivationsprogramm: Jede trockene Nacht / jeden trockenen Tag darf das Kind ein Blümchen in einen Kalender eintragen. Bei zehn Blümchen winkt ein kleines Geschenk, zum Beispiel ein Radiergummi, eine schöne Postkarte etc. Am besten strahlen Sie selbst Zuversicht aus, dass es bald gut wird! Motivieren Sie Ihr Kind, das Trockenwerden zu „erlernen": Es wird im Laufe seiner Entwicklung immer wieder vor neuen Herausforderungen stehen – und sie meistern.

4. WAS FEHLT MEINEM KIND?

Was sonst noch hilft

Vor dem Schlafengehen auf die Toilette gehen. Möglichst eine halbe Stunde vor dem Zubettgehen nichts mehr trinken. Bei „Blasenschwäche" hilft ein Beckenbodentraining für Kids bei der Physiotherapeutin, während Entspannungsmethoden oder Yogaübungen Kindern helfen können, seelische Nöte besser zu meistern und zu einem neuen Selbstbewusstsein zu finden (siehe Seite 96).

INFO

> www.initiative-trockene-nacht.de
> Rat und Hilfe für Bettnässer und Enuresis-Patienten
> Lehmkuhl, Gerd: Ratgeber Einnässen. Information für Betroffene, Eltern, Lehrer und Erzieher. Hogrefe, Göttingen 2012

ZUM ARZT, WENN ...

> Ihr Kind mit rund fünf Jahren noch nicht trocken ist, vor allem wenn das Einnässen das Kind einschränkt, beispielsweise weil es nicht an Klassenreisen teilnimmt oder nicht bei Freunden übernachtet.
> es plötzlich immer wieder einnässt, obwohl es schon trocken ist.
> es auffallend großen Durst hat, müde ist und viel Wasser lässt (Verdacht: Diabetes).
> es Schmerzen beim Wasserlassen hat oder oft auf die Toilette muss, ohne dass es vorher viel getrunken hat (Verdacht: Blasenentzündung).

Windel oder Töpfchen?

Mit der Sauberkeitsentwicklung ist es so eine Sache: Manche Kinder wollen zwar schon mit knapp zwei Jahren keine Windel mehr anziehen, vergessen sich aber immer wieder beim Spielen – und Sie müssen vielleicht schon zum zweiten Mal am gleichen Tag eine neue Kleidergarnitur aus dem Schrank ziehen. Andere sind tagsüber schon lange trocken, während sie nachts noch gerne eine Windel anziehen. Wieder andere lassen sich extra fürs große Geschäft blitzschnell eine Windel anlegen.

Die meisten Kinder werden im Alter von rund zweieinhalb Jahren zuerst tagsüber, dann nachts trocken. Der Weg von der Windel zum Töpfchen oder zur Toilette kann schulbuchmäßig verlaufen oder auch ganz anders und später, als Sie sich das vorgestellt hatten. Wichtig: Achten Sie auf die Signale des Kindes, und setzen Sie es nicht unter Druck – und auch sich selbst nicht! Fragen Sie bei Unsicherheiten den Kinderarzt.

Blasenentzündung

Hauptverursacher einer Blasenentzündung (Zystitis) sind Bakterien aus dem Stuhl. Mädchen sind wegen der kürzeren Harnröhre eher betroffen als Jungen, denn Bakterien können bei ihnen schneller in die Blase aufsteigen. Blasenentzündungen können auch bei Nierenfehlbildungen entstehen. Eine Zystitis kann „aufsteigen" und zu einer Nierenbecken-Entzündung führen.

Symptome
Schmerzen und Brennen beim Wasserlassen, häufiger Harndrang mit spärlichen Mengen Urin, dunkler Urin, manchmal auch Fieber. Blasenentzündung bei Babys: eventuell nur unklares Fieber, Bauchschmerzen oder Erbrechen. Eine Nierenbecken-Entzündung macht sich mit Fieber und eventuell auch Rückenschmerzen bemerkbar.

ÄUSSERLICH

Warmes Sitzbad
Bereiten Sie Ihrem Kind ein warmes Sitzbad. Die Wärme wirkt krampflösend und schmerzlindernd. Als Zusätze eignen sich: Zinnkrauttee oder Tee aus Thymiankraut (siehe Seite 78). Auch ein entzündungshemmendes, beruhigendes Haferstrohbad hilft (Seite 63).

Warmer Unterleibswickel
Falls es dem Kind angenehm ist, können Sie einen Wickel um Bauch und Hüfte anlegen: Auf die Blasenregion (Unterbauch) legen Sie als erste Lage das Innentuch mit Wirkstoff-Zusatz, das Außentuch geht rund um den Körper herum. Beste Wickelzusätze bei Blasenentzündung sind heiße Kartoffeln (siehe Seite 74), Eukalyptus-Paste (ab 4 Jahren, Seite 73) oder Schafgarbentee (1TL Pflanzenteile mit 250 ml kochendem Wasser übergießen, siehe Seite 78).

Ansteigendes Fußbad
Wärmt von unten. Wie es geht und wie heiß es sein darf, lesen Sie auf Seite 64. Ab 4 Jahren

Fußmassage
Tragen Sie auf die Füße des Kindes einige Tropfen Johanniskrautöl (selbstgemacht siehe Seite 82) auf und kneten, klopfen und walken Sie die Füßchen, bis sie schön durchgewärmt sind. Sie selbst sollten dabei warme Hände haben. Anschließend Wollsocken (wenn es kratzt mit Baumwollsocken drunter) anziehen. Oder ins warme Bett. Massage-Tipps siehe Seite 104.

INNERLICH

Preiselbeer- oder Cranberrysaft
Geben Sie Ihrem Kind 2-mal täglich ein kleines Glas Saft (Supermarkt, Drogeriemarkt, Reformhaus). Oder kaufen Sie getrocknete oder frische Beeren. Wirkt vorbeugend oder wenn die Entzündung

schon da ist. Der Mechanismus: Wirkstoffe in den Säften machen es den Bakterien schwer, sich in den Harnwegen festzusetzen. Auch andere Fruchtsäfte schaffen in den Harnwegen ein bakterienfeindliches Milieu, z. B. Kirschsaft, Rote Beete- oder Traubensaft.

Himbeeren, Brombeeren, Stachel- und Johannisbeeren

Manche alte Hausmittelsammlungen besagen: Mit Beeren soll man Blasenentzündungen zu Leibe rücken können.

Hagebutten-, Thymian- oder Brennnesseltee

Diese Tees sind gut geeignet als Getränk für den Tag. Übliche Dosierung: 1 TL mit 250 ml kochendem Wasser übergießen, 3–10 Minuten ziehen lassen, absieben. Bis zu 4 Tassen täglich.

Nieren-Blasen-Tees

Fertige Mischungen enthalten oft Bärentraubenblätter, die für Kinder nicht geeignet sind. Kaufen Sie deshalb einzelne Teesorten: Brennnesselblätter, Goldrutenkraut oder Hauhechel wirken antibakteriell und kurbeln die Wasserausscheidung an. Bis zu 4 Tassen täglich.

Kapuzinerkresse

Diese Tinktur aus Blättern und Blüten der Kapuzinerkresse wirkt leicht antibiotisch und regt das Immunsystem an. Zu Heilmitteln, die das Immunsystem stimulieren, lesen Sie Seite 46. Übliche Dosierung: 3–5 Tropfen in 100 ml Wasser, bis zu 3-mal täglich. Oder fragen Sie in der Apotheke nach der altersgerechten Dosierung. Ab 4 Jahren

HOMÖOPATHIE

Aus der homöopathischen Kinderapotheke (Seite 341):

Apis (Honigbiene) D12

Das Kind hat brennende, stechende Schmerzen beim Wasserlassen – die letzten Tropfen sind die schlimmsten.

Aconitum (Blauer Eisenhut) D12

Bei plötzlichem Beginn der Beschwerden als Folge von Angst oder Kälte.

Weitere Mittel:

Dulcamara (Bittersüß) D12

Wenn die Entzündung von Nässe und Kälte kommt.

Colocynthis (Koloquinte) D12

Wenn sich das Kind vor Schmerzen krümmt.

ANTHROPOSOPHISCHE MEDIZIN

Cantharis-Globuli

Dieses Komplexmittel enthält u.a. die Spanische Fliege Cantharis – ein smaragdgrüner, schillernder Käfer. Außerdem Schafgarbe und Schachtelhalm (alle Inhaltsstoffe in homöopathischer Form). Das Mittel wirkt bei Harnwegsinfekten entzündungshemmend und lindert brennende Schmerzen. Wie Sie homöopathische Globuli richtig anwenden, steht auf Seite 86. Näheres zur anthroposophischen Medizin siehe Seite 88.

SO HELFEN SIE IHREM KIND

Das A und O

Bei Blasenentzündung gilt: Trinken, trinken, trinken, auch wenn das Wasserlassen schmerzhaft ist! Nur so werden die Harnwege durchgespült. Geeignete Getränke: zimmerwarmes stilles Wasser, Kräutertee oder Säfte (siehe links).

Der Pantoffel-Tiger

Halten Sie während der Erkrankung Füße und Unterleib des Kindes warm, beispielsweise mit Hilfe einer Wärmflasche oder einem Schal um den Bauch. Auch vorbeugend ist Kälteschutz wichtig: Neigt Ihr Kind zu Blasenentzündungen, soll es sich möglichst nicht auf kalte Steinböden setzen, zu Hause Pantoffeln tragen und nach dem Schwimmen schnell trockene Kleider oder einen trockenen Badeanzug anziehen.

Hygieneregeln

Penis oder Scheide und der Popo sollten am besten täglich mit reinem Wasser – ohne Seife, höchstens mit wenig unparfümiertem Waschsyndet – gewaschen werden. Wechseln Sie den Waschlappen Ihres Kindes täglich und waschen Sie ihn heiß. Bringen Sie Ihrer Tochter bei, sich auf der Toilette von vorne nach hinten abzuwischen, damit möglichst keine Bakterien vom Darmausgang in die Harnröhrenöffnung gelangen. Bei Mädchen kann es eine große Hilfe sein, verkehrt herum auf der WC-Schüssel zu sitzen. Damit liegt die Scheide frei, und das Putzen ist viel besser möglich.

Stärken Sie die Abwehr Ihres Kindes

So können Sie einer nächsten Blasenentzündung vorbeugen (mehr dazu Seite 44).

ZUM ARZT, WENN ...

> Ihr Kind starke Schmerzen beim Wasserlassen hat.
> sich leichte Beschwerden nicht nach zwei Tagen bessern oder wenn das Kind dazu Fieber bekommt.
> Ihr Kind auffallend häufig auf die Toilette muss, ohne dass es vorher viel getrunken hat.
> Ihr Kind nicht genug trinkt.
> Ihr Kind immer wieder an Harnwegsentzündungen leidet.

4.8 Haut

Akne

Akne ist eine entzündliche Hauterkrankung, die im Zuge der hormonellen Umstellung vor allem in der Pubertät auftritt. Jungen sind meist stärker betroffen als Mädchen. Akne ist vor allem ein (meist vorübergehendes) ästhetisches Problem – ein Problem, das in einer Zeit auftaucht, in der viele Teenies sowieso schon mit sich und der Welt hadern und das deshalb nicht belächelt werden sollte. Akne kann auch bei Neugeborenen auftreten (siehe Seite 120).

Symptome
Akne zeigt sich in Pickeln, Mitessern oder eitrigen Pusteln im Gesicht, auf dem Oberkörper und auf den Oberarmen. Zum Teil hinterlässt die Akne Narben.

Hintergrund
Die Talgproduktion ist erhöht, die Poren der Haut verstopfen und entzünden sich. Neben dem Einfluss des Geschlechtshormons Testosteron (bei beiden Geschlechtern) können auch Stress, Magen-Darm-Störungen oder Nahrungsmittel-Unverträglichkeiten Akne begünstigen.

ÄUSSERLICH

Natur-Kosmetik
Als Pflegeprodukte (Gesicht oder Körper) kommen zum Beispiel solche mit Teebaumöl- oder Aloe vera-Zusätzen in Frage.

Teebaumöl
Der Jugendliche kann die Pickel auch mit reinem Teebaumöl (10%ig) abtupfen.

Apfelessig
Hautunreinheiten mit einem Wattebausch oder einem Wattestäbchen betupfen, den der Teenie vorher in Apfelessig getaucht hat.

Bunter Heilkräuterstrauss
Diverse Heilkräuter können die Entzündung hemmen und bei der Abheilung helfen. Zum Beispiel kann eine warme

Kamillen-Kompresse aufgelegt werden. Oder empfehlen Sie Ihrem Kind Gesichtswaschungen mit Thymian-, Stiefmütterchenkraut-, Salbei- oder Zinnkrauttee (siehe Seite 78). Auch eine Eichenrinden-Kompresse ist vielversprechend: Eichenrinde enthält Stoffe, die antibiotisch wirken, Gerbstoffe verbessern außerdem die Widerstandsfähigkeit der Haut. 1 TL Rinde in 250 ml kaltem Wasser kurz aufkochen, dann 10 Minuten ziehen lassen, absieben. Mit dem lauwarmen Absud die betroffenen Hautstellen abtupfen. Achtung: Eichenrinde macht Flecken auf Textilien. Reinigen Sie auch das Waschbecken und verwendete Töpfe sofort.

Calendula-Kompresse
Eine warme Kompresse mit Ringelblumentinktur hilft ebenfalls (1 TL Tinktur auf 250 ml abgekochtes Wasser). Siehe auch Warme Wickel (Seite 72) oder Ringelblumentinktur selbst herstellen (Seite 81).

Dampfbad fürs Gesicht
Ein Dampfbad unterm Frotteetuch hilft, die Entzündung in den Griff zu bekommen. Zusätze: Kamillentee oder verdünnter Apfelessig (siehe Seite 58). Maximal 2-mal wöchentlich.

Badezusätze
Für ein Vollbad eignen sich Stiefmütterchenkraut-, Zinnkraut- oder Thymiantee (jeweils 3 EL Pflanzenteile mit kochend heißem Wasser übergießen, 10 Minuten ziehen lassen und zum Badewasser geben). Auch ein Weizenkleiebad (siehe Seite 63) beruhigt die Haut.

Joghurtmaske
Diese Maske reinigt und verbessert gleichzeitig die Hautflora. Einige Teelöffel Naturjoghurt eventuell mit etwas Honig anrühren und auf das Gesicht auftragen, eintrocknen lassen und mit viel warmem Wasser abwaschen. Anschließend die Haut mit einem geeigneten Produkt eincremen. 2-mal wöchentlich.

Heilerdemaske
Eine warme Heilerdemaske (siehe Warme Wickel, Seite 73) eignet sich für das Gesicht oder andere betroffene Körperstellen. Sie wirkt reinigend und entzündungshemmend. Nach 15 Minuten Einwirkzeit mit viel warmem Wasser abwaschen und anschließend die Haut mit einem geeigneten Produkt eincremen. 2-mal wöchentlich.

INNERLICH

Brennnessel und Löwenzahn
Brennnesselblättertee regt den Stoffwechsel an und wirkt unterstützend bei Akne: 1 TL Blätter mit 250 ml kochendem Wasser übergießen, 3–10 Minuten ziehen lassen.
Auch Tee von Löwenzahnwurzeln kurbelt die Körpervorgänge an. Sie können die

getrockneten Wurzeln kaufen und laut Anleitung auf der Verpackung einen Tee daraus zubereiten. Oder schälen Sie eine frische Löwenzahnwurzel und raspeln Sie diese. Dann setzen Sie 1 TL Wurzeln mit 250 ml Wasser kalt an, lassen das Ganze aufkochen und 10 Minuten ziehen. Absieben und trinken.

HOMÖOPATHIE

Hepar sulfuris (Kalkschwefelleber) D6
Bei lokaler eitriger Entzündung, Berührungsempfindlichkeit. Zur beschleunigten Reifung und Abheilung der Pickel.

SPAGYRIK

Stiefmütterchen unterstützt bei verschiedenen chronischen Hautkrankheiten, wirkt ausleitend über die Nieren.
Walnussbaum gilt als „Lymphmittel", regt den Stoffwechsel an.
Mönchspfeffer reguliert den Hormonhaushalt.

→ Näheres zur Spagyrik siehe Seite 92.

SO HELFEN SIE IHREM KIND

Hautpflege
Die Haut regelmäßig und nur mit geeigneten Kosmetika reinigen und cremen. Leichte Akne darf auch ab und zu einem Peeling unterzogen werden, das hilft Verhornungen abzutragen und wirkt dem Verstopfen der Poren entgegen. Pickel und Mitesser möglichst ruhen lassen und nicht ausdrücken oder aufkratzen, gegebenenfalls von der Kosmetikerin behandeln lassen.

Gesund leben
Zwar ist die Ansicht, dass Pickel von einer Ernährung mit zu viel Fett und Zucker herrühren, überholt. Dennoch: Eine abwechslungsreiche, gesunde Ernährung kann der Haut nicht schaden. Denn sie liefert alle Nährstoffe, die eine schöne Haut braucht (mehr dazu Seite 34).
Auch regelmäßige Bewegung an der frischen Luft ist für Teenies wichtig – um die Durchblutung der Haut anzukurbeln (siehe Seite 39). Und das A und O: Hände weg von Zigaretten! Denn das Qualmen schadet nicht nur der Gesundheit, sondern ist auch Gift für den Teint.

ZUM ARZT, WENN ...

> die Akne Narben hinterlässt oder sich größere Eiteransammlungen (Furunkel) bilden.

Fußpilz

Fußpilz wird von speziellen Hautpilzen ausgelöst, die sich gerne im feuchtwarmen Klima der Zehenzwischenräume tummeln. Typische Erreger sind Fadenpilze. Auch Kinder werden von dem lästigen Leiden nicht verschont. Turnschuhe und Gummistiefel begünstigen wahrscheinlich den Befall. Pilzsporen werden meist durch kleinste Hautschüppchen, die am Boden liegen, von Mensch zu Mensch übertragen. Zum Beispiel im Badezimmer, in Schwimmbädern oder Sporthallen. Pilzinfizierte Haut ist besonders anfällig für bakterielle Hautentzündungen.

Symptome

Die Haut der Fußsohle oder in den Zehenzwischenräumen schuppt sich, ist rot und juckt. Oft ist sie auch wund und hat Risse oder es entstehen kleine Blasen.

ÄUSSERLICH

Teebaumöl, Salbeiöl
Befallene Stellen am Fuß mehrmals täglich mit ätherischem Öl abtupfen (entweder reines Salbeiöl oder 10%iges Teebaumöl), am besten mit einem Wattestäbchen.

Thymian- und Zinnkrauttee oder Molken-Fußbad
Baden Sie die Füße des Kindes 2-mal täglich 10 Minuten in warmem Wasser mit Thymiantee oder Tee aus Blättern des Ackerschachtelhalms (Zinnkraut). Dosierung für den Aufguss: 1 EL Pflanzenteile mit kochendem Wasser übergießen, nach Anleitung auf der Verpackung ziehen lassen, absieben, zum Badewasser geben. Auch Molken-Fußbäder haben Aussicht auf Erfolg: Die Säure des Bades mag der Pilz nicht (Anleitung siehe Seite 62).

Eichenrindeabsud
Einen Badezusatz, der gegen Fußpilz wirkt und das Trocknen der Haut fördert, können Sie aus Eichenrinde brauen (Anleitung siehe Seite 63).

Ringelblumen- oder Birkenrindensalbe
Cremen Sie die Füße des Kindes regelmäßig mit Ringelblumen- oder Birkenrindensalbe (Drogeriemarkt/Apotheke) ein.

Aloe vera-Gel
Gel aus dem Dicksaft der stacheligen Heilpflanze Aloe vera eignet sich zur Nachbehandlung.

HOMÖOPATHIE

Aus der homöopathischen Kinderapotheke (Seite 341):

Arsenicum album (Weißes Arsen) D12
Bei kalten Füßen, trockener Haut und spröden Zehennägeln.

Weiteres Mittel:

Sulfur (Schwefelblüte, Schwefel) D6
Wenn die Fußsohle heiß ist und die Haut juckt und brennt.

SO HELFEN SIE IHREM KIND

Saubere, trockene Füße
Bringen Sie Ihrem Kind bei, nach dem Baden oder Duschen die Zehen gründlich abzutrocknen – besonders in den Zwischenräumen. Und lassen Sie es möglichst keine Turnschuhe, Gummistiefel oder anderes Schuhwerk tragen, in denen die Kinderfüße schwitzen. Socken sollten aus Baumwolle oder Wolle sein.

Die Abwehr des Kindes stärken
Bei einem geschwächten Immunsystem haben die Pilze besonders leichtes Spiel. Deshalb kann eine gestärkte Abwehr (Tipps auf Seite 44) der Pilzinfektion vorbeugen. Besonders geeignet: Fußwechselbäder. Sie stärken die Durchblutung der Füße (Anleitung siehe Seite 64).

Ansteckung vermeiden
Kinder mit Fußpilz sollten im Schwimmbad, in öffentlichen Duschen und anderen Einrichtungen Badeschuhe tragen. Und in der Wohnung bis zum Abheilen nicht barfuß laufen. Socken, Fußmatten und Handtücher möglichst oft wechseln und heiß waschen.

ZUM ARZT, WENN ...

> sich ein Fußpilz stark ausbreitet oder wenn sich zwischen den Zehen Entzündungen bilden.

Hautpilz und Kopfpilz

Pilze auf der Haut äußern sich in rundlichen oder ringförmigen, roten, leicht erhabenen Flecken mit zum Teil mehreren Zentimetern Durchmesser. Eine Infektion der Kopfhaut zeigt sich in Ekzemen, Schuppen und Haarausfall oder auch in kurzen Haarstoppeln, die auf abgebrochene Haare hindeuten. Wenn Sie vermuten, dass Ihr Kind einen Hautpilz oder einen Pilz auf der Kopfhaut hat, sollten Sie den Arzt aufsuchen.
Kinder mit Haut- oder Kopfpilz sollten Frotteetücher nicht gemeinsam mit anderen Familienmitgliedern benutzen, keine synthetischen Kleider tragen und bei Kopfpilz Kämme und Bürsten auswechseln.

Insektenstiche

Auf der Mauer, auf der Lauer sitzen die Wanzen, Mücken, Bienen, Wespen, Hornissen, Flöhe und andere Sechsbeiner. Wegen der unangenehmen Folgen ihrer Stiche sind sie bei Kindern meist nicht so beliebt. Und wenn gar ein Augenlid durch einen Mückenstich anschwillt, kann das ziemlich mitleiderregend aussehen. Krankheiten übertragen Insekten aber in unseren Breitengraden nicht. Manche Kinder reagieren allerdings allergisch auf Insektenstiche (siehe Insektengift-Allergie, Seite 145).
Zecken haben zwei Beine mehr als Insekten und können in seltenen Fällen schwere Krankheiten übertragen (siehe Seite 236).

Symptome
Die Haut um den Stich juckt, rötet sich, schwillt an und schmerzt. Manchmal kann der Juckreiz so stark sein, dass er dem Kind den Schlaf raubt.

ÄUSSERLICH

Mini-Wickel
Einen kalten Mini-Wickel können Sie zum Beispiel mit essigsaurer Tonerde, Heilerde, verdünnter Arnikatinktur (1 TL auf 250 ml Wasser) oder unverdünntem Apfelessig zubereiten. Statt eines Stücks Stoff reicht eventuell ein Wattebausch, den Sie mit Pflaster oder Klebeband (aus der Apotheke) auf der Stichstelle befestigen.

Zwiebel-Pflaster
Legen Sie eine Zwiebelscheibe auf die Haut – wenn möglich mit einem Pflaster, einem Klebeband aus der Apotheke oder einem kleinen Verband befestigen. Das kühlt die Haut und wirkt der Entzündung entgegen.

Petersilien-Packung
Hacken Sie Petersilie klein und machen Sie dem Kind damit einen Hautverband auf der Stichstelle. Oder kleben Sie direkt auf das gehackte Grünzeug ein Pflaster oder ein Klebeband.

Kalter Kohl
Blanchieren Sie – kurz – ein paar Kohlblätter und legen Sie sie gut abgekühlt um die Stichstelle. Mit einem Tuch, einer selbsthaftenden Gazebinde oder einem Klebeband (aus der Apotheke) fixieren, etwa 30 Minuten einwirken lassen. Das alte Hausmittel hat entzündungshemmende, schmerzlindernde und abschwellende Eigenschaften. Es eignen sich: Weißkohl (die Pflanze hat glatte Blätter) oder Wirsing (mit dunkleren, schrumpeligen Blättern).

Noch mehr Hexenrezepte
Weitere pflanzliche Hausmittel, die wirken, sind das Salbeiblatt-Pflaster (ein ganzes Salbeiblatt mit der rauen Seite auf der Haut befestigen), das

Melissenblatt- oder das Spitzwegerichblatt-Pflaster. Oder legen Sie eine Apfelhälfte auf den Stich. Ebenfalls bewährt: Löwenzahn-Milch direkt auf den Stich auftragen.

Wenn sich ein Stich infiziert

Tragen Sie Ringelblumentinktur unverdünnt auf die Stichstelle auf. Das kühlt, wirkt abschwellend und beschleunigt die Heilung.

HOMÖOPATHIE

Aus der homöopathischen Kinderapotheke (Seite 341):

Apis (Honigbiene) D12

Bei brennenden, stechenden Schmerzen und einer roten, weichen und warmen Schwellung der Stichstelle.

Weitere Mittel:

Carbo vegetabilis (Pflanzen-Holzkohle) D6

Das Kind schwitzt kalt und hat einen labilen Kreislauf mit Tendenz zur Ohnmacht.

Ledum palustre (Sumpfporst) D6

Bei kühler Schwellung und starken Schmerzen, bei durch Kratzen infiziertem Stich oder bläulicher Verfärbung.

ANTHROPOSOPHISCHE MEDIZIN

Arnika-Brennnessel-Gel oder -Spray

Das Mittel wirkt abschwellend und mildert den Juckreiz. Es kühlt die Haut und lindert die Entzündung. Das Arzneimittel ist anthroposophisch, hat pflanzliche Inhaltsstoffe und wird äußerlich aufgetragen. Es ist als Spray oder Gel erhältlich oder auch als Essenz für Umschläge und Waschungen (1 TL Essenz auf 250 ml Wasser). Anwendung: Mehrmals täglich nach Bedarf.

→ Näheres zur anthroposophischen Medizin siehe Seite 92.

SO HELFEN SIE IHREM KIND

Stachel raus!

Steckt der Bienenstachel noch, entfernen Sie ihn vorsichtig mit einer Pinzette und achten Sie darauf, den Giftsack dabei nicht auszudrücken.

Stichen vorbeugen

Im Spätsommer bis Herbst, wenn viele Wespen fliegen: Vorsicht beim Picknick! Das Kind sollte keine hastigen Bewegungen machen, denn Insekten stechen nur, wenn sie bedrängt werden.
Und: Lassen Sie keine Süßigkeiten, süße Getränke, Bier oder Fleisch offen stehen. Weisen Sie die Kids an, zuerst einen Blick

auf ihre Gabel oder ihren Löffel zu werfen, bevor sie einen Bissen in den Mund nehmen.

Lassen Sie Ihr Kind im Sommer nicht barfuß durch Wiesen oder Gras streifen, um es vor Bienen- und Wespenstichen zu schützen. Bienen- und Wespennester durch die Feuerwehr entfernen lassen. Stechmücken halten Sie Ihren Liebsten am wirkungsvollsten mit einem Moskitonetz vom Leibe. Das können Sie zum Beispiel vor dem Fenster oder als Betthimmel anbringen. Gegen die abendliche Mückenplage: Kinder Hosen mit langen, eng anliegenden Beinen und Pullover mit langen Ärmeln tragen lassen, so dass die Haut möglichst vollständig bedeckt ist. Und: Am Abend unter die Dusche oder in die Wanne! So frisch und sauber sind die Kinder nachts weniger attraktiv für Stechmücken.

Bitte nicht kratzen!
Kratzen verstärkt die Hautreaktion und den Juckreiz. Aber „Bitte nicht kratzen" ist leichter gesagt als getan! Vielleicht helfen diese Tricks: Das Kind darf stattdessen die Haut rings um den Stich reiben, kneten oder kratzen. Oder ein bisschen Spucke auf den Stich streichen und dann pusten. Ablenkung wirkt manchmal auch. Oder: Wieso nicht statt der eigenen Haut das Kuscheltier kratzen? Oder statt kratzen auf den Boden stampfen?

> **DEN RETTUNGSDIENST 112 RUFEN, WENN …**
>
> \> der Stich im Rachen sitzt – es besteht Lebensgefahr! In der Zwischenzeit: Eiswürfel lutschen, um die Schwellung zu lindern.
> \> bei einem Bienen- oder Wespenstich Atemnot, Kreislaufprobleme, Blässe, Schwindel, Zittern auftreten (siehe Insektengift-Allergie, Seite 145).

Kopfläuse

Bringt Ihr Kind Läuse mit nach Hause, ist das äußerst lästig. Denn oft kratzt sich bald die ganze Familie auffallend häufig am Kopf. Alle Jahre krabbelt es wieder, meist treten die Läuse-„Epidemien" im Herbst und Winter auf.

Kopfläuse jucken stark, sind aber ansonsten harmlos. Sie machen es sich im menschlichen Haar gemütlich und saugen Blut aus der Kopfhaut. Krankheiten übertragen sie nicht.

Symptome

Die ausgewachsenen Tierchen sind etwa drei Millimeter lang und hellgrau, sie sind aber selten zu sehen. Auffällig hingegen sind ihre Eier, die Nissen. Die sind weiß und tropfenförmig und kleben gewinkelt am Haar, vor allem hinter den Ohren und im Nacken. Im Gegensatz zu Schuppen, die manchmal lose im Haar sitzen, kleben Nissen fest am Haar. Läuse jucken. Wenn stark

4. WAS FEHLT MEINEM KIND?

gekratzt wird, kann sich die Kopfhaut entzünden.

Hintergrund

Kopfläuse kursieren immer wieder da, wo Kinder ihre Köpfe zusammenstecken, also in Kinderkrippen, Kindergärten und Schulen. Wichtig zu wissen: Ein Läusebefall hat nichts mit mangelnder Hygiene zu tun. Normales Kämmen, Duschen und Haare waschen vertreibt die Parasiten nicht.

ÄUSSERLICH

Öl ins Haar!
Zu den gängigen chemischen oder biologischen Insektiziden, die teilweise bedenkliche Giftstoffe enthalten und gegen die die Läuse zum Teil bereits resistent sind, gibt es wirksame Alternativen: Präparate auf Kokosöl- oder Silikonölbasis. Die wirken mechanisch, indem sie die Atemwege der Insekten verkleben, so dass sie ersticken. Wissenschaftliche Studien bescheinigen die Wirksamkeit solcher Präparate, die mehrmals im Abstand von einigen Tagen angewendet werden. Außerdem sind sie gut verträglich (Packungsbeilage beachten). Ebenfalls erfolgsversprechend: pures Olivenöl oder Kokosfett auf Kopfhaut und im Haar verteilen, einwirken lassen, danach Haare (eventuell mehrmals) waschen.

Neembaumöl-Shampoo
Das Neemöl (vom Neembaum oder Niembaum) stammt aus der ayurvedischen Medizin. Es vermiest den Läusen die Fortpflanzung. Das Shampoo wird mehrmals im Abstand von einigen Tagen angewendet (Packungsbeilage beachten). Ab 4 Jahren

SO HELFEN SIE IHREM KIND

Bei Läusen in der Umgebung
Falls in der Spielgruppe oder der Klasse Ihrer Sprösslinge Läuse vorkommen: Inspizieren Sie 2-mal wöchentlich den Haarschopf der Kinder, am besten mit dem Läusekamm (siehe Kasten). Alle Familienmitglieder sollten auf Kopflausbefall untersucht werden. Führen Sie keine vorbeugende Behandlung mit chemischen Mitteln durch! Das würde die Betroffenen unnötig mit Giftstoffen belasten. So schützen Sie sich vor Ansteckung: Binden Sie Ihre Haare zusammen oder tragen Sie eine Kopfbedeckung.

Wenn Sie Kopfläuse entdecken
Von der Radikalkur des Kahlkopfes sehen Eltern heutzutage glücklicherweise meist ab. Rücken Sie den Tierchen lieber mit Lausen auf den Leib, so wie die Affen im Zoo: Suchen Sie den befallenen Kopf konsequent immer wieder auf Nissen und

Läuse ab und entfernen Sie sie. Am besten geht das 2-mal wöchentlich mit einem Läusekamm (siehe Kasten) Studien zeigen: Mit dem Lausen wird man die Krabbeltiere sogar eher los als mit den (bedenklichen) Insektiziden wie etwa Pyrethrum oder Lindan. Denn zum einen sind bereits viele Läuse gegen die Gifte resistent. Und zum anderen werden mit den Giftshampoos die Nissen oft verschont.

Wenn Sie nur Nissen finden

Nissen allein machen keine Behandlung mit Insektiziden nötig. Entfernen Sie die Nissen 2-mal wöchentlich mit einem speziellen Kamm (siehe Kasten).

Lausfreie Wohnung

Dieses Ziel erreichen Sie am schnellsten, indem Sie Sofas, Teppiche, Matratzen und Decken staubsaugen und die Bettwäsche bei mindestens 60 Grad waschen. Kleider der Lausopfer, Schmusetiere und ähnliches können Sie auch über Nacht in die Kühltruhe legen oder für zwei Wochen in einem verschnürten Plastiksack versorgen. Allerdings: Die indirekte Lausübertragung ist im Vergleich zu der von Kopf zu Kopf eher unwahrscheinlich. Machen Sie sich also nicht verrückt mit der Sanierung Ihrer Wohnung!

Reden ist Gold

Statt Läuse verschämt zu verheimlichen, informieren Sie möglichst schnell alle Kontaktpersonen des Kindes und besonders die Kindergärtnerin oder den Lehrer. So können weitere mögliche Lausträger informiert werden und schnell reagieren. Denn: Je eher die Läuse entdeckt werden, desto leichter ist das Beseitigen der Parasiten.

Kontrolle mit dem Läusekamm

So geht's: Kaufen Sie in der Apotheke einen feinzinkigen Kamm für die Läusekontrolle. Waschen Sie die Haare des Kindes und verteilen Sie eine gewöhnliche Haarspülung im Haar. Untersuchen Sie nun den Kopf bei gutem Licht: Kämmen Sie das nasse Haar und scheiteln Sie es vom Nacken bis zur Stirn im Abstand von etwa zwei Zentimetern. Achten Sie besonders auf den Haaransatz und beginnen Sie dicht an der Kopfhaut. Streifen Sie hängengebliebene Nissen oder Läuse mit einem Stück Haushaltspapier regelmäßig vom Kamm oder spülen Sie ihn. Die Nissen können Sie auch mit den Fingernägeln aus den Haaren ziehen.

ZUM ARZT, WENN ...

> Sie die Läuse nicht loswerden.
> sich aufgekratzte Haut oder Kopfhaut entzündet.

Nagelbett-Entzündung

Symptome
Die Haut um den Finger- oder (seltener) Zehennagel schwillt an und rötet sich, wird heiß. Es kommt zu klopfenden Schmerzen. Eventuell staut sich Eiter. Es besteht die Gefahr, dass sich die Entzündung auf Knochen und Gelenke ausweitet.

Hintergrund
Durch kleine Verletzungen am Nagel können Bakterien oder auch Pilze unter die Haut gelangen. Zum Beispiel durch Nägelkauen, Splitter, Verletzungen, eingerissene Haut oder durch zu kurz geschnittene Fingernägel.

ÄUSSERLICH

Wichtig: Eine Nagelbettentzündung sollte desinfiziert werden, zum Beispiel mit PVP-Jod. Um Eiter oder eventuell Fremdkörper „herauszuziehen", lassen Sie das Kind mehrmals täglich den Finger zehn Minuten lang in lauwarmem Wasser baden, anschließend gut trocken tupfen.

Fingerbad
Als „Badewanne" für die Fingerspitze eignet sich ein Schnapsglas oder ein Eierbecher. Das Badewasser: lauwarmes Salzwasser (1 EL Salz auf 100 ml Wasser), lauwarmer Salbei- oder Kamillentee, Eichenrindenabsud oder verdünnte Ringelblumentinktur (10 Tropfen auf 100 ml Wasser). Für den Eichenrindenabsud setzen Sie 1 TL getrocknete Eichenrinde (aus der Apotheke) in etwa 250 ml Wasser kalt an, lassen das Ganze aufkochen und dann etwa 10 Minuten ziehen. Absieben und den Tee abkühlen lassen. Achtung: Eichenrinde färbt Kleider und Waschbecken. Deshalb Kleider schützen und das Waschbecken sowie Töpfe/Geschirr gleich hinterher säubern!

Um den Finger gewickelt
Tragen Sie eine Zugsalbe auf den verletzten Finger auf und wickeln Sie einen Verband drüber. Ein, zwei Stunden oder über Nacht einwirken lassen. Siehe Zwiebel-Honig-Paste oder Bingelkrautsalbe unten.

Zwiebel-Honig-Paste
Schälen Sie eine Zwiebel, reiben Sie die durch eine Gemüsereibe und lassen Sie den Zwiebelsaft durch ein Sieb abtropfen. Mischen Sie dann den Saft mit Honig. Streichen Sie die Paste auf den Finger des Kindes und wickeln Sie einen kleinen Verband darum.

HOMÖOPATHIE

Aus der homöopathischen Kinderapotheke (Seite 341):

Apis (Honigbiene) D12
Bei brennenden, starken Schmerzen und einer roten Schwellung.

Belladonna (Tollkirsche) D12
Bei pulsierenden Schmerzen und Berührungsempfindlichkeit.

Weiteres Mittel:

Hepar sulfuris (Kalkschwefelleber) D6
Bei schmerzhafter Eiterbildung – das Mittel hilft, Fremdkörper auszustoßen.

ANTHROPOSOPHISCHE MEDIZIN

Bingelkrautsalbe
Eine eiterziehende und desinfizierende Zugsalbe (Apotheke). Tragen Sie nur eine erbsengroße Menge auf. Anschließend einen Verband anlegen.

→ Näheres zur anthroposophischen Medizin siehe Seite 88.

SO HELFEN SIE IHREM KIND

Maniküre für Kids
Schneiden Sie die Fingernägel Ihres Kindes nicht zu kurz und die Fußnägel nicht zu rund. Verletzt sich Ihr Kind an der Nagelhaut: Desinfizieren Sie die Wunde und schützen Sie die heikle Stelle mit einem Pflaster.
Lassen Sie Ihr Kind – besonders im Winter – nach dem Händewaschen seine Hände auch mal eincremen. Das schützt die Haut vor dem Austrocknen und vor Verletzungen.

ZUM ARZT, WENN ...

> die Nagelbettentzündung das Kind stark schmerzt.
> sich eine Rötung in Richtung Hand- oder Fußrücken ausbreitet (Verdacht auf entzündete Lymphgefäße – „Blutvergiftung", dann sofort zum Arzt!).
> die Nagelbettentzündung nach zwei, drei Tagen nicht verschwunden ist.

Sonnenbrand

Ein Sonnenbrand ist eine Verbrennung ersten Grades. Betroffen sind die obersten Hautschichten.

Symptome
Die Haut ist rot und heiß, sie spannt oder schmerzt. Bei schweren Sonnenbränden bilden sich Blasen und das Kind kann eventuell auch nicht gut schlafen.

Hintergrund
Die UV-Strahlen im Sonnenlicht schaden der Kinderhaut: Mit jedem Sonnenbrand steigt das Risiko, dass das Kind später im Leben an Hautkrebs erkrankt (mehr zur Kinderhaut siehe Seite 240).

ÄUSSERLICH

Sofort kühlen!
Bereiten Sie Ihrem Kind einen kühlenden Wickel mit Heilerde, Quark oder essigsaurer Tonerde zu. Auch kalte Wickel oder Kompressen mit Kamillen-, Ringelblumen-, Pfefferminztee, grünem oder schwarzem Tee (Bio-Qualität) oder Ringelblumentinktur mehrmals am Tag etwa 10 Minuten lang eignen sich gut. Alle Infos zu kalten Wickeln finden Sie ab Seite 70. Wie Sie Ringelblumentinktur selbst machen, steht auf Seite 81. Schnelle Alternative: Kalt duschen oder baden wirkt der Entzündung ebenfalls entgegen.

After Sun-Lotionen für Kids
Buttermilch oder Naturjoghurt auf die verbrannte Haut des Kindes auftragen und eintrocknen lassen: Das kühlt und regeneriert den Säureschutzmantel der Haut. Anschließend lauwarm bis kalt abduschen.
Aloe vera-Gel (aus der Apotheke) kühlt ebenfalls und fördert die Heilung.
Auch Gurkensaft tut der gereizten Haut gut: Reiben Sie eine halbe kühlschrankkalte Gurke und benetzen Sie mit dem Saft die betroffenen Hautstellen.

HOMÖOPATHIE

Aus der homöopathischen Kinderapotheke (Seite 341):

Apis (Honigbiene) D12
Das Kind hat eine hellrot glänzende Haut und fühlt stechende, brennende Schmerzen.

Arnica (Arnika) D6
Die Haut schmerzt das Kind bei der geringsten Berührung und fühlt sich wund an. Es bilden sich keine Blasen.

Belladonna (Tollkirsche) D12
Bei heißer Haut und klopfenden Schmerzen.

Weiteres Mittel:

Cantharis (Spanische Fliege) D12
Wenn die Haut stark brennt und sich Blasen bilden.

ANTHROPOSOPHISCHE MEDIZIN

Arnika-Brennnessel-Gel oder -Spray
Diese anthroposophische, pflanzliche Arznei wird äußerlich aufgetragen, sie ist als Spray oder Gel erhältlich. Oder auch als Essenz für Umschläge oder Waschungen (1 TL Essenz auf 250 ml Wasser). Das Mittel wirkt abschwellend und mildert den

Juckreiz. Es kühlt die Haut und lindert die Entzündung. Anwendung: Mehrmals täglich nach Bedarf.

→ Näheres zur anthroposophischen Medizin siehe Seite 88.

SO HELFEN SIE IHREM KIND

Viel Flüssigkeit

War Ihr Kind zu lange an der Sonne? Gehen Sie mit ihm in den Schatten und lassen Sie es sofort reichlich trinken, damit der Feuchtigkeitsverlust von Haut und Körper ausgeglichen werden kann.

Vorbeugen ist besser als heilen!

Hat sich Ihr Kind trotz aller Vorsichtsmaßnahmen einen Sonnenbrand eingefangen, machen Sie es beim nächsten Schwimmbadbesuch, bei der nächsten Bergwanderung besser und schützen Sie die zarte Kinderhaut vor den aggressiven Sonnenstrahlen. Zum Thema Sonnenschutz siehe Kinderhaut (Seite 240).

ZUM ARZT, WENN …

> der Sonnenbrand dem Kind starke Schmerzen verursacht.
> sich viele Blasen bilden oder wenn sich aufgeplatzte Blasen entzünden.
> dem Kind zusätzlich übel ist oder es Fieber hat.

→ Siehe auch Sonnenallergie (Seite 157).

Sonnenstich und Hitzschlag

Wenn sich Kinder zu lange und ohne angemessenen Kopfschutz an der Sonne aufhalten, können sie leicht einen **Sonnenstich** bekommen. Der äußert sich in Kopfschmerzen, Blässe, Schwäche, kaltem Schweiß und Frösteln. Eventuell erbricht das Kind auch. Gehen Sie mit ihm in ein abgedunkeltes, kühles Zimmer. Kühlen Sie seine Stirn mit nassen Tüchern. Geben Sie ihm zu trinken und sorgen Sie für einen Ausgleich des Salzverlustes (das ideale Getränk ist eine Glukose-Elektrolyt-Lösung, siehe Seite 309). Auch ein Arztbesuch ist sinnvoll.

Falls Ihr Kind verwirrt scheint, Krampfanfälle oder hohes Fieber bekommt oder sogar bewusstlos wird, handelt es sich eventuell um einen lebensbedrohlichen **Hitzschlag**: Rufen Sie die Notfallnummer Telefon 112 an! Kühlen Sie das Kind inzwischen mit kaltem Wasser. Wichtig: Lassen Sie ein Baby oder ein Kleinkind nie allein im Auto. Denn im Inneren kann es schnell mal über 40 Grad heiß werden, was zu einem Hitzschlag führen kann.

Warzen

Warzen sind ungefährliche Hautwucherungen, die durch Viren ausgelöst werden. Es gibt verschiedenste Formen und Erreger. Die meisten Warzen verschwinden nach ein, zwei Jahren von selbst wieder.

Dellwarzen (auch Flugwarzen genannt) befallen vorwiegend Kleinkinder, sie sind ansteckend. Kinder mit Neurodermitis (Seite 150) sind dafür besonders anfällig.

Symptome

Warzen sprießen meist an Händen und Füßen. Es gibt unterschiedlichste Typen in verschiedenen Formen: Dellwarzen, gewöhnliche Warzen, Flachwarzen oder Dornwarzen. Die meisten sind rundlich und haben eine raue Oberfläche. Dornwarzen wachsen an den Fußsohlen und dringen wie ein Dorn in die Haut ein.

Dellwarzen sind runde Knötchen mit glatter, glänzender Oberfläche, die in der Mitte meist eine kleine Delle haben. Sie kommen vor allem bei Kindern und jungen Erwachsenen vor und heilen bei manchen Kindern von selbst wieder ab.

Bei anderen Betroffenen entstehen mehr und mehr Dellwarzen am ganzen Körper. Dann besteht die Möglichkeit, die Dellwarzen vom Arzt (mit Hilfe einer betäubenden Creme meist fast schmerzfrei) entfernen zu lassen.

Hintergrund

Warzen entstehen, wenn Warzenviren durch kleine Hautverletzungen in die obere Hautschicht eindringen und dort zu einer Hautwucherung führen. Bei Berührung sind Warzen ansteckend.

ÄUSSERLICH

Die Volksheilkunde kennt unzählige Methoden, Mittelchen und Mythen, die Warzen den Garaus machen sollen. Probieren Sie folgende aus (nicht bei Dellwarzen):

Zauberextrakte

Flüssigkeiten, mit denen die Warzen betupft werden können: Rhizinusöl oder unverdünnte Ringelblumentinktur (Ringelblumentinktur selbst machen: Siehe Seite 81).

Zwiebel, Knoblauch

Warzen mit frisch angeschnittener Zwiebel oder mit Knoblauch sanft einreiben. Oder über Nacht ein Stückchen Zwiebel oder Knoblauch auf die Warze binden oder mit einem Pflaster befestigen.

Apfel- oder Zitronenschnitz

Weitere Hausmittel – Probieren geht über Studieren: Binden Sie einen dünnen Spalt Apfel oder Zitrone auf die Warze.

Schöllkraut

Der orangene Milchsaft des Schöllkrauts gilt schon seit Jahrhunderten als Heilmittel gegen Warzen. Im Sommer mit dem Stängel einige Tropfen Saft auf die Warze auftragen und eintrocknen lassen. Vorsicht: Der Saft ist giftig, eignet sich nicht bei Gesichtswarzen oder Genitalwarzen, aber zum Beispiel bei solchen am Fuß. Nach dem Auftragen ein Pflaster draufkleben. Ab 6 Jahren

Thuja

Bepinseln Sie die Warzen mit unverdünnter Tinktur des Thuja-Baumes. Vorsicht: Nicht im Gesicht oder im Schleimhautbereich anwenden. Anschließend ein Pflaster draufkleben. Ab 6 Jahren

HOMÖOPATHIE

Thuja (Lebensbaum) D12
Bei gewöhnlichen Warzen, die glatt, rissig oder fleischig sind und das Kind brennen oder stechen.

Causticum (Ätzstoff, Hahnemanns Tinctura) D6
Bei harten, hervorstehenden Warzen, oft in der Nähe von Nägeln.

SPAGYRIK

Lebensbaum entgiftet über das Lymphsystem und ist bewährt bei Warzen. **Schöllkraut** unterstützt die Leberfunktion und ist bestens erprobt bei Warzen. **Herzsame** ist ein sinnvoller Zusatz, wenn die Warzen jucken.

→ Näheres zur Spagyrik siehe Seite 92.

SO HELFEN SIE IHREM KIND

Keine Wunder erwarten
Wenn Ihr Kind eine Warze dringend loswerden möchte: Versprechen Sie ihm nicht zu viel von den vorher genannten Hausmitteln, denn oft braucht es bis zum Verschwinden Geduld. Gehen Sie das Ganze spielerisch an: Erfinden Sie gemeinsam einen Zauberspruch, ein spezielles Zauberritual oder basteln Sie einen Zauberstab.

Nicht kratzen oder drücken
Sekret aus aufgekratzten Warzen kann zu weiteren Warzen führen. Außerdem: Nach dem Berühren der Warzen immer die Hände waschen.

Hautpflege
Cremen Sie Körper und Gesicht des Kindes regelmäßig ein. Baden oder duschen Sie es nicht öfter als 2-mal in der Woche (mit rückfettendem Zusatz) und cremen Sie seine Haut anschließend ein.

Ansteckung vermeiden
Kinder mit Warzen an den Füßen sollten im Schwimmbad, beim Turnen oder

gemeinschaftlichen Duschen Badebzw. Turnschuhe tragen, um die Viren nicht weiterzugeben. Kinder mit Dellwarzen sollten wegen der Ansteckungsgefahr ihr Handtuch nicht mit anderen teilen.

Abwehr stärken

Die körperliche Abwehr des Kindes zu stärken wirkt auch vorbeugend gegen Warzenviren (siehe Seite 44). Allerdings: Sorgen Sie dafür, dass Hände und Füße Ihres Sprösslings möglichst nicht zu lange auskühlen. Denn schlecht durchblutete Körperteile sind leichte Beute für die Viren.

ZUM ARZT, WENN ...

> Warzen stören, zum Beispiel weil Kleidung oder Schuhe daran scheuern.
> Verdacht auf Dellwarzen besteht, besonders bei Kindern mit Neurodermitis.

Zeckenstich

Zecken sind Spinnentiere, die mit ihrem Rüssel in die Haut stechen, um Blut zu saugen. Mit Hilfe kleiner Widerhäkchen halten sie sich an der Haut fest.
Wenn Zecken stechen, sondern sie einen betäubenden Stoff ab. Deshalb wird ein Zeckenstich zuerst meist kaum bemerkt. Manche Zecken übertragen die Lyme-Borreliose und/oder die (seltenere) Frühsommer-Hirnhautentzündung (FSME). Beide Krankheiten sind gefährlich, FSME aber eher für Erwachsene.

Symptome

Lyme-Borreliose: Erstes Krankheitszeichen, das sich aber nicht bei allen Betroffenen zeigt, ist eine Hautrötung um die Stichstelle, die sich zu einem Ring ausdehnt (Wanderröte). Wichtig: Der Ausschlag muss nicht dort sein, wo der Zeckenstich war. Er kann auch an anderer Körperstelle auftreten beziehungsweise wandern!
Außerdem können oft grippeähnliche Symptome vorkommen sowie Müdigkeit. Später dehnt sich die Erkrankung bei ungefähr 15 Prozent der Betroffenen auf andere Organe aus: Gelenke, Gehirn, Haut und ab der Pubertät auch auf das Herz.
Die Krankheit kann zu verschiedensten Symptomen und bleibenden Schäden führen, wenn nicht rechtzeitig Antibiotika eingenommen werden. Bei Kindern heilt die

Krankheit – nach der Therapie mit Antibiotika – meist völlig aus. Eine Impfung gegen Lyme-Borreliose gibt es nicht.

Frühsommer-Hirnhautentzündung: Eine bis zwei Wochen nach dem Zeckenstich zeigen sich grippeähnliche Symptome. Bei rund jedem zehnten infizierten Kind tritt eine akute Hirnhautentzündung auf. Bei Kindern (besonders unter 6 Jahren) hinterlässt diese aber extrem selten eine bleibende Schädigung. Es gibt eine Impfung gegen FSME (siehe Seite 47).

Hintergrund

Die Gefahr, von Zecken befallen zu werden, ist von Februar bis Oktober größer als in den restlichen Monaten. Zecken leben in Laubwäldern bis etwa zu einer Höhe von 1500 Metern überm Meeresspiegel.

> Zecken mit Lyme-Borreliose-Bakterien kommen in allen Regionen Deutschlands vor. Weniger als ein Viertel aller Zecken in Deutschland kann Borreliose übertragen.
> Das FSME-Virus kommt vor allem im Süden, aber auch in anderen Regionen Deutschlands innerhalb gewisser Herde vor (siehe unten). In diesen Gebieten tragen etwa 2 Prozent der Zecken die Viren in sich. Diese Zecken lösen bei einigen (nicht allen) Gestochenen eine FSME aus. Oberhalb von 1000 m über dem Meeresspiegel sind FSME-übertragende Zecken unwahrscheinlich. Die Anzahl der FSME-Erkrankungen hat in den letzten Jahren zugenommen.

SO HELFEN SIE IHREM KIND

Zeckenabwehrtricks:

Risikogebiete meiden
Informieren Sie sich über die Endemiegebiete der Frühsommer-Meningitis FSME. In lokalen Herdgebieten, in denen FSME-übertragende Zecken häufig sind, sollten Sie den Aufenthalt im Wald möglichst meiden. Infos erhalten Sie zum Beispiel bei Ihrem Hausarzt oder im Internet (siehe Info Seite 239).

Schutz im Wald
Lassen Sie Ihr Kind nicht barfuß, mit offenen Schuhen oder kurzen Hosen im Wald oder am Waldrand spielen. Bedecken Sie die Haut möglichst vollständig – lange Hose, langarmiges T-Shirt. Zecken halten sich im Unterholz, also in Bodennähe auf – nicht auf Bäumen. Deshalb: Geschlossene Schuhe tragen und Hosenbeine am besten in die Socken stecken, da enganliegende Kleidung besser schützt.

Zitronengras- und Lavendelöl
Zusätzlich können Sie reines Zitronengras- oder Lavendelöl einsetzen, um die Blutsauger fernzuhalten: Allerdings vorsichtshalber nicht direkt auf die

4. WAS FEHLT MEINEM KIND?

Kinderhaut auftragen, sondern an Schuhen oder Hosensaum oder ähnlichen Stellen – und auch nur tropfenweise. Auf die Wirkung der ätherischen Öle verlassen dürfen Sie sich natürlich nicht. Schützen Sie Ihr Kind zusätzlich immer mit geeigneter Kleidung.

Von Kopf bis Fuß

Suchen Sie Ihr Kind nach jedem Waldspaziergang gründlich nach Zecken ab. Zunächst die Kleider, dann (zum Beispiel unter der Dusche) den ganzen Körper: besonders die Kniekehlen, Achselhöhlen, den Bauch und andere feinhäutige Körperstellen sowie den Kopf. Falls sich eine Zecke in die Haut gebohrt hat, entfernen Sie diese möglichst schnell (siehe unten). Das ist wichtig, weil das Risiko der Krankheitsübertragung (FSME, Borreliose) mit der Zeit, in der die Zecke saugt, ansteigt.

Impfung gegen FSME

Die STIKO (Ständige Impfkommission) des Robert Koch-Instituts empfiehlt allen Menschen über 3 Jahren, die in einem Endemiegebiet wohnen und sich zeitweilig im Grünen aufhalten, eine Impfung gegen FSME (siehe Seite 47). Die Kosten werden von der Krankenkasse übernommen.

Nach dem Zeckenstich:

So entfernen Sie die Zecke

Hat sich eine Zecke in die Haut gebohrt, entfernen Sie den Parasiten möglichst zügig. Packen Sie die Zecke mit einer Pinzette so nah wie möglich an der Haut und ziehen Sie sie gerade, langsam und mit konstantem Druck heraus. So haben Sie die besten Chancen, dass die Zecke loslässt. Desinfizieren Sie die Wunde. Bleibt dabei ein Stück der Zecke in der Haut zurück, ist das nicht schlimm. Achtung: Verwenden Sie zum Entfernen der Zecke weder Öl, Benzin oder Feuer noch andere Hilfsmittel – egal welche Tricks auch immer kursieren!

Stichstelle kontrollieren

Notieren Sie den Zeitpunkt des Stiches in Ihrem Kalender und beobachten Sie einige Tage lang, wie sich die Haut um den Stich herum entwickelt. Entsteht ein roter Ring, gehen Sie sofort zum Kinderarzt. Denn Ihr Kind hat sich wahrscheinlich mit Lyme-Borreliose angesteckt. Tipp: Fotografieren Sie die Hautveränderung. Denn sie ist oft nur flüchtig und bis zum Arztbesuch vielleicht schon wieder verschwunden!

Behandlung der Stichstelle

Nachdem Sie den Parasiten entfernt haben, tun desinfizierende Hausmittel und Kühlung gut (siehe Seite 225, Insektenstiche).

Den Arzt informieren

Treten Wochen oder Monate nach einem Zeckenstich Symptome auf, die der Kinderarzt einzuordnen versucht, berichten Sie ihm von dem Zeckenstich.

ZUM ARZT, WENN ...

> sich nach einem Zeckenstich auf der Haut Ihres Kindes ein roter Ring abzeichnet.
> Sie nach einem Zeckenstich bei Ihrem Kind Krankheitszeichen wahrnehmen, wie sie oben (unter Symptome) beschrieben sind.
> das Kind starke Kopfschmerzen und Fieber, einen steifen Nacken oder Lähmungen im Gesicht hat.

INFO

> **www.bzga.de** Bundeszentrale für Gesundheitliche Aufklärung
> **www.bfbd.de** Borreliose und FSME Bund Deutschland
> **www.bundesverband-zeckenkrankheiten.de** Bundesverband Zecken-Krankheiten e. V.; Verband der Borreliose-Selbsthilfe

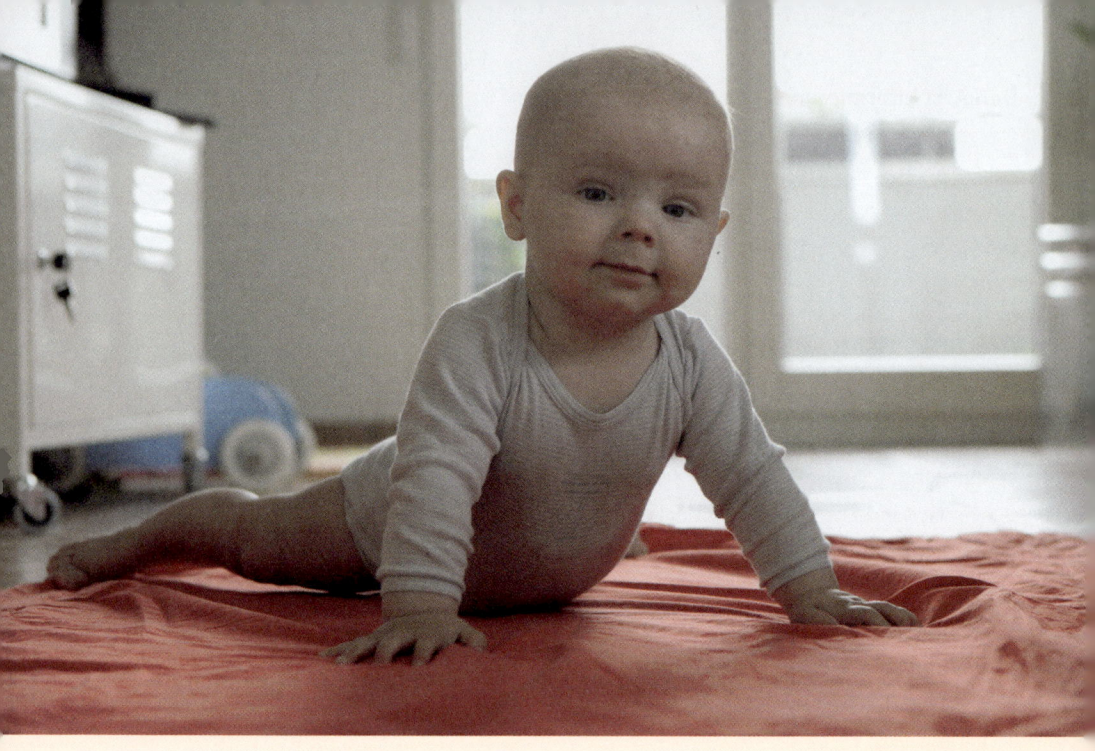

KINDERHAUT

Ein Wunderwerk der Natur ist sie, die Haut: Als Sinnesorgan lässt sie das Kind Kälte, Wärme, Druckreize fühlen und Zärtlichkeit erfahren. Als Schutzhülle bewahrt sie es vor schädlichen Umwelteinflüssen und Krankheitserregern und reguliert seine Körpertemperatur. Allerdings: Kinderhaut ist noch in der Entwicklungsphase, ihre Schutzfunktion ist noch nicht voll ausgereift. Auch ist sie dünner und empfindlicher als die Haut von Erwachsenen. So reagieren Kinder viel sensibler auf Hitze, Kälte, UV-Strahlen und andere Reize.

BABYHAUT: ZART UND EMPFINDLICH
Die Zartheit eines Babypopos ist sprichwörtlich. Babys Haut hat noch keinen hauteigenen Sonnenschutz. Die Schweißdrüsen müssen sich noch entwickeln und die Talgdrüsen produzieren erst wenig Talg, um die Haut zu fetten. Babyhaut besitzt auch noch kein voll entwickeltes Fettgewebe, deshalb reagieren die Kleinsten besonders empfindlich auf Kälte. Dazu

kommt: Im Verhältnis zum Körpergewicht ist Babys Haut doppelt so groß wie bei einem Erwachsenen. Dadurch frieren Babys auch leichter. Und: Schadstoffe, die über die Haut eindringen, haben bei Babys eine verhältnismäßig größere Angriffsfläche. Außerdem können Babys über die Haut auch besonders viel Flüssigkeit verlieren.

PFLEGE DER BABYHAUT

Babys setzen sich meist begeistert zu den Quietsche-Entchen ins Wasser. Die Wassertemperatur sollte 37 Grad betragen (doppelte Kontrolle: mit Badethermometer und mit der eigenen Haut!). Das Badezimmer sollte angenehm warm sein, ideal sind rund 24 Grad.

Gesunde Babyhaut muss nicht eingecremt werden und braucht auch keine Badezusätze. Hat Ihr Kleines trockene Haut, können Sie Badezusätze verwenden und die Haut nach dem Bad einölen oder eincremen. Verwenden Sie entweder spezielle Badezusätze für Babys aus der Apotheke oder dem Drogeriemarkt, ohne Duft- und Konservierungsstoffe. Oder geben Sie ein paar Tropfen Mandelöl ins Badewasser. Sie können auch selbst eine Emulsion aus Mandelöl, Muttermilch und Wasser herstellen (siehe Neurodermitis, Seite 155). Im Winter oder bei trockener Haut können Sie nach dem Baden Mandel-, Jojoba- oder Olivenöl in die noch etwas feuchte Haut einmassieren. Keine Seife verwenden! Haarwäsche: Wasser genügt meist, falls nötig Babyshampoo benutzen.

Bei Wind und kaltem Wetter cremen Sie Gesicht, Händchen und Öhrchen mit einer entsprechenden Schutzcreme ohne Wassergehalt ein. Fragen Sie den Kinderarzt oder den Apotheker nach geeigneten Produkten.

So pflegen Sie den Popo: Wickeln Sie Ihr Kind häufig, verwenden Sie atmungsaktive Windeln, lassen Sie es möglichst nach Lust und Laune nackt herumstrampeln. Verwenden Sie zum Reinigen des Popos (reißfeste) Wegwerftücher, die Sie mit Wasser oder Mandel- bzw. Olivenöl benetzen. Anschließend die Haut leicht einölen. Verwenden Sie keine parfümierten Fertigfeuchttücher und keinen Puder. Bei Hautreizungen: siehe Windeldermatitis (Seite 125).

PFLEGE DER KINDERHAUT

Sie brauchen nicht auf die tägliche Dusche zu bestehen: Es genügt, wenn sich Ihr Kind täglich mit dem Waschlappen wäscht und ein- bis zweimal in der Woche badet oder duscht. Kinderhaut ist oft trocken. Abhilfe schaffen Reinigungsbäder (maximal 37 Grad warm, nicht zu lange) mit rückfettendem Ölzusatz, Weizenkleie- und Molkebäder (siehe Seite 63) oder ein rückfettendes Duschmittel. Möchten Sie den Badezusatz lieber selbst zubereiten? Mischen Sie Oliven-, Mandel- oder Jojobaöl mit wenig Milch oder Sahne.

Cremen Sie Körper und Gesicht des Kindes regelmäßig ein, besonders nach dem Duschen und Baden sowie im Winter. Fragen Sie die Hebamme oder den Apotheker nach Produkten ohne Duft- und Konservierungsstoffe, die nicht zu fett oder zäh sein sollten, denn dicke Cremeschichten führen eventuell zu einem Wärmestau und zu Hautreizungen. Parfüms und Deos gehören nicht auf die Kinderhaut.

HAUTPFLEGE IN DER PUBERTÄT

Ermutigen Sie Ihren Teenager zu einer sorgfältigen Hautpflege, mit einer Rückfettung der Haut nach Baden oder Duschen. Aber ohne dabei zu übertreiben, denn in der Pubertät wird die Haut fettiger und muss weniger gecremt werden. Ab und zu ist ein Peeling erlaubt. Siehe auch Akne (Seite 220).

SONNENSCHUTZ – KINDERLEICHT!

Zu viel Sonne im Kindesalter erhöht das Risiko für spätere Hautkrebserkrankungen extrem. Deshalb: Bleiben Sie mit Ihrem Baby im ersten Jahr generell im Schatten. Auch dort tankt der Körper Ihres Babys genügend Licht, um zu gedeihen und ausreichend Vitamin D herzustellen. Voraussetzung ist allerdings, dass Sie sich mit Ihrem Baby lange genug im schattigen Freien aufhalten. Auch ältere Kinder dürfen nur kurz in der prallen Sonne spielen: Besonders zwischen 11 und 15 Uhr sollten sie sich generell im Schatten aufhalten!

Schützen Sie empfindliche Kinderhaut (ab 12 Monaten) mit Sonnencreme. Benutzen Sie ein Produkt mit physikalischem UV-Filter, das einen Lichtschutzfaktor von mindestens 25 hat. Verzichten Sie bei Kindern – wegen einer möglichen Hormonwirkung – auf Sonnencremes mit chemischen UV-Filtern. Außerdem: Möglichst Kleider aus dichtem Stoff in kräftigen Farben mit langen Ärmeln und Hosenbeinen wählen und eine Kopfbedeckung, die Nacken, Nase, Ohren und Augen beschattet. Eine Kindersonnenbrille sollte 100 Prozent UV-Schutz bis 400 Nanometer bieten.

Sonnenschutz beim Baden: Wasserfeste Sonnencreme benutzen, nach dem Baden Sonnenschutz erneuern. Kaufen Sie für das Baby am besten einen Badeanzug mit UV-Schutz oder lassen Sie Ihr Kind im T-Shirt baden. Besonders wichtig ist der Sonnenschutz auch in den Bergen: Dort erhöht sich die schädliche UV-Strahlung mit jedem Höhenmeter. Bedenken Sie: Die meisten Deutschen haben mittelhelle bis sehr helle Haut (Hauttyp 1–3). Deren Selbstschutz beträgt kaum 30 Minuten. Bei Kindern liegt dieser Wert noch niedriger, denn ihre Melaninproduktion – Melanin ist für den Sonnenschutz in der Haut zuständig – ist noch nicht voll angekurbelt.

Wenn sich Ihr Kind dennoch an der Sonne verbrannt hat, Sie einen Sonnenstich vermuten oder wenn Ihr Kind eine Sonnenallergie hat: siehe Seiten 231, 233, 157.

INFO

> **www.bzga.de** Bundeszentrale für Gesundheitliche Aufklärung
> **www.deutsche-stiftung-kinderdermatologie.de**
> **www.onmeda.de** Informationsportal für Medizin und Gesundheit
> **www.uv-index.de** UV-Gefahrenindex-Vorhersage des Deutschen Wetterdienstes

4.9 Psychische und psychosomatische Beschwerden

Kranke Kinderseele

Mehr noch als Erwachsene reagieren Kinder bei seelischen Spannungen häufig mit körperlichen Symptomen. Man spricht von **psychosomatischen Beschwerden**. Bei Kindern treten zum Beispiel häufig Kopfschmerzen wegen Stress oder das Sorgen-Bauchweh sowie Schlafstörungen auf.

Zu den **psychischen Störungen** bei Kindern gehören Angststörungen, Depressionen oder Verhaltensauffälligkeiten wie ADHS. Psychische Störungen rühren oft von ungünstigen Wechselwirkungen zwischen dem Kind und seiner sozialen Umwelt her, manchmal haben aber auch körperliche Faktoren einen Einfluss. Und die Gene spielen ebenfalls mit. In diesem Unterkapitel sind einige typische psychosomatische und psychische Beschwerden versammelt. Aber natürlich haben auch andere Krankheiten, die in diesem Buch beschrieben sind, einen möglichen seelischen Hintergrund: In belastenden Situationen (Schulprobleme, Trennung der Eltern etc.) können Kinder zum Beispiel nicht nur schlecht ein- oder durchschlafen. Sie machen vielleicht auch wieder ins Bett, und Kinder mit Neurodermitis oder Asthma erleiden einen besonders heftigen Krankheitsschub. Wie Sie das Selbstvertrauen Ihres Kindes stärken und es vor seelischen Störungen schützen, lesen Sie ab Seite 33.

ADHS, ADS

ADHS ist die Abkürzung für das sogenannte Aufmerksamkeits-Defizit-Hyperaktivitäts-Syndrom. Die betroffenen Kinder haben Probleme, länger aufmerksam zu sein. Zusätzlich sind sie eventuell motorisch unruhig und können ihre Impulse nur schwer steuern.

Störungen ohne Hyperaktivität werden als Aufmerksamkeits-Defizit-Syndrom (ADS) bezeichnet. Etwa fünf Prozent aller Kinder sind betroffen, von ADHS vorwiegend Jungen, von ADS eher Mädchen.

Symptome

Aufmerksamkeits-Defizit: Das Kind wirkt verträumt und abwesend, es ist impulsiv und handelt häufig unüberlegt. Bei Gesprächen scheint es nicht zuzuhören, es hat eine kurze Aufmerksamkeitsspanne und große Schwierigkeiten, sich länger auf eine Tätigkeit zu konzentrieren oder sich alleine zu beschäftigen. Tätigkeiten bringt es oft nicht zu Ende. Das Kind verlegt oder vergisst häufig etwas.

Hyperaktivität: Das Kind kann kaum still sitzen, zappelt in Situationen, in denen es ruhig sein sollte, mit Händen und Füßen oder springt herum, redet übermäßig viel, unterbricht andere im Gespräch, kann nur schwer warten, bis es an der Reihe ist, hat häufig Wutanfälle. Außerdem haben Kinder mit ADHS oft ein gestörtes Einschlafverhalten.

Hintergrund

Die oben beschriebenen Symptome treten – in verschiedenen Kombinationen – vorübergehend auch bei gesunden Kindern auf. Doch wann ist ein Kind nicht nur aktiv, sondern hyperaktiv? Und wann hat ein verträumtes Kind ein echtes Aufmerksamkeits-Defizit?

ADHS/ADS ist eine anerkannte Störung, die möglichst frühzeitig behandelt werden sollte – so kann den betroffenen Kindern entsprechend geholfen werden. Ansonsten geraten sie nämlich oft in einen Teufelskreis von Misserfolg/Missverstandenwerden und noch auffälligerem Verhalten – als Folge einer Beziehungsproblematik, die sich inzwischen herausgebildet hat.

Allerdings: ADHS/ADS ist auch zu einer Art Modediagnose geworden, mit der besonders lebhafte, „schwierige" oder aggressive Kinder voreilig „abgestempelt" werden. Meist liegt erst dann ADHS/ADH vor, wenn das Verhalten des Kindes nicht nur den Eltern, sondern auch der Kindergärtnerin oder den Lehrern auffällt – und wenn andere Störungen ausgeschlossen werden können.

Die Hauptursache von ADHS wird in einer Veränderung im Gehirn vermutet. Die ist zumindest teilweise genetisch bedingt. Zum Teil wirken neurobiologische und psychosoziale Faktoren zusammen. Die neurobiologischen Veränderungen betreffen eine Verminderung des Botenstoffs Dopamin im Gehirn. Dopamin ist für koordinierte Bewegung, emotionale Steuerung und zielgerichtete Aufmerksamkeit zuständig. Die psychosozialen Faktoren betreffen die kindliche Umwelt – insbesondere auch, ob auf seine „Besonderheit" angemessen reagiert wird.

Die diagnostische Abklärung sollte durch spezialisierte Psychologinnen oder Psychiater erfolgen. Dabei werden von Eltern und Lehrpersonen des Kindes Fragebögen ausgefüllt. Zudem beobachten die Spezialisten das Verhalten des Kindes und lassen es Tests zur Aufmerksamkeit und anderen Bereichen machen.

ÄUSSERLICH

Einreibungen mit Johanniskrautöl
In der Naturheilkunde gelten Einreibungen mit Johanniskrautöl als nervenstärkend und belebend und werden auch

4. WAS FEHLT MEINEM KIND?

bei ADHS empfohlen. Reiben Sie den Körper des Kindes – oder auch nur Oberkörper, Arme oder Beine – 1-mal wöchentlich sanft mit Johanniskrautöl ein, zum Beispiel nach dem Baden.
Sie können dabei das Kind auch massieren, wenn es das mag (siehe Seite 104). Das rote Johanniskrautöl gibt es fertig zu kaufen. Oder Sie können es selbst herstellen: Wie das geht, steht auf Seite 82.

INNERLICH

Tee trinken
Nicht täglich, aber ab und zu oder zum Beispiel als einwöchige Kur, kann ein beruhigender Heilkräutertee mithelfen, dass das Kind ausgeglichener wird (siehe unter Schlafstörungen, Seite 259).

→ Beachten Sie: Heilpflanzentees und Massagen können unterstützend eingesetzt werden. Bei andauernden Problemen oder wenn Ihnen das Verhalten Ihres Kindes Sorge macht, besprechen Sie sich mit dem Kinderarzt oder mit einem Psychologen.

SO HELFEN SIE IHREM KIND

Den Alltag strukturieren
Mehr als andere Kinder brauchen Zappelphilip und Anna-guck-in-die-Luft einen klar gegliederten Alltag: Mit festen Essens- und Schlafzeiten, Spielzeiten, Sportzeiten, Entspannungszeiten und solchen für die Hausaufgaben. Entschlacken Sie das Programm, falls es zu viele Stimulationen für das Kind enthält. Verhindern Sie, dass das Kind abgelenkt wird: Entfernen Sie Störquellen wie zu viele Spielzeuge, dauernde Hintergrundmusik, zu häufige Besuche usw. Schränken Sie den TV-Konsum des Kindes ein.
Die Regeln des Zusammenlebens in der Familie und die Grenzen des Kindes sollten klar sein und mit Bestimmtheit – jedoch nicht mit Drohungen oder Strafen – eingefordert werden.

Gesunde Ernährung
Sorgen Sie dafür, dass Ihr Kind sich gesund ernährt (siehe Seite 34). Bevorzugen Sie unverarbeitete frische Produkte. Ein Zusammenhang zwischen Nahrungsmittel-Allergien beziehungsweise -unverträglichkeiten und ADHS besteht in sehr seltenen Fällen. Besprechen Sie sich mit dem Kinderarzt, wenn Sie eine Nahrungsmittel-Allergie bei Ihrem Kind vermuten (mehr dazu Seite 148).

Das Kind verstehen lernen
Auf den ersten Blick erscheinen die Unaufmerksamkeit, das Zappeln des Kindes als trotzig oder unerzogen. Informierte Eltern und Lehrpersonen wissen es besser: ADHS-Kinder können

meist nicht anders. Eltern brauchen vor allem Geduld und die richtige, will heißen verständnisvolle und positive Einstellung zu ihrem Kind: In Sachen Regeln oder gemeinsam getroffenen Abmachungen beispielsweise, müssen Eltern von ADHS-betroffenen Kindern wahrscheinlich öfter nachhaken und am Ball bleiben.

Konzentration und Ruhe üben
In Kursen kann das Kind eine Entspannungsmethode wie Progressive Muskelentspannung, Autogenes Training oder Yoga erlernen (mehr dazu ab Seite 96).

INFO

Links
> www.adhs-deutschland.de Selbsthilfeverein ADHS Deutschland e.V.
> www.zentrales-adhs-netz.de Bundesweites Netzwerk zur Verbesserung der Versorgung von ADHS-Betroffenen
> www.adhs.info Informationsportal für Eltern, Kinder und Pädagogen

Bücher
> Lauth, Gerhard W.; Schlottke, Peter F.; Naumann, Kerstin: Rastlose Kinder, ratlose Eltern. Hilfen bei ADHS. Dtv, München 2007
> Hüther, Gerald; Bonney, Helmut: Neues vom Zappelphilipp. ADS verstehen, vorbeugen und behandeln. Beltz, Weinheim 2013

ZUM ARZT, WENN ...
> Sie glauben, dass Ihr Kind an ADS oder ADHS leidet.
> Ihr Kind Schlafstörungen hat.

Angst, Prüfungsangst

Ängste gehören zur normalen Entwicklung des Kindes, schließlich schützen sie es auch vor wirklichen Gefahren. Angst kann aber auch lähmen. Vor einer Prüfung zum Beispiel ist eine zu große Anspannung kontraproduktiv. Und wenn eine andauernde Angst – zum Beispiel eine Trennungsangst – das Kind daran hindert, Freunde zu besuchen, schränkt das den Alltag des Kindes und womöglich auch seine Entwicklung ein. Bei wenig ausgeprägten, vorübergehenden Ängsten kann die Hilfe und Unterstützung der Familie und des Umfeldes einiges bewirken. Hausmittel, Phytomedizin, Homöopathie, anthroposophische Medizin und Spagyrik können unterstützend eingesetzt werden. Bei andauernden Problemen oder wenn Ihnen das Verhalten Ihres Kindes Sorge macht: Besprechen Sie sich mit dem Kinderarzt oder einem Psychologen.

Symptome
Das Kind äußert in bestimmten Situationen starke Angst und zeigt ein Vermeidungsverhalten. Dazu können kommen: Herzklopfen, Kopfschmerzen, Bauchweh, Durchfall, Schwindel oder Schlafstörungen.

Hintergrund

Neben ganz normalen gelegentlichen Ängsten, die bei allen Kindern auftreten und meist von alleine wieder verschwinden, kann ein Kind auch wegen ungünstiger Umweltbedingungen ein immer wiederkehrendes Angstgefühl entwickeln. Beispielsweise wenn durch eine Trennung ein Elternteil wegzieht und dieser dem Kind somit „verloren zu gehen" droht. Oder wenn das Kind durch die Geburt eines Geschwisterchens verunsichert wird. Das legt sich im Allgemeinen wieder – dann nämlich, wenn das Kind im Laufe der Zeit erfährt, dass seine Ängste unbegründet sind. Wenn sich aber beispielsweise die Eltern häufig streiten oder wenn Erziehende unberechenbar in ihrem Verhalten sind, führt das zu anhaltender Verunsicherung und Angst. Auch wenn die Eltern ängstlich und übervorsichtig sind, kann sich das auf das Kind übertragen.

Was Sie beachten sollten: Eher ängstlich oder eher draufgängerisch zu sein ist auch eine Eigenschaft des Kindes. Die Angst Ihres Kindes kann vererbt oder erlernt oder beides sein. Genau klären kann man das selten. Und: Komplett unerschrockene Kinder haben im Leben auch Probleme, zum Beispiel, weil sie Gefahren unterschätzen.

ÄUSSERLICH

Ansteigendes Armbad
Wirkt entspannend und entkrampfend. Als Zusatz eventuell einen Tropfen reines Lavendelöl vermischt mit 1 EL Sahne ins Badewasser geben. Genaue Anleitung siehe Seite 62. Ab 4 Jahren

Warmes Haferstrohbad
Vor dem Zubettgehen entspannt ein Haferstrohbad optimal (siehe Seite 63).

Feuchtwarme Kamillenauflage
Diese Kompresse wird auf den Bauch gelegt. Darüber wickelt man ein Außentuch (um Bauch und Rücken) – das wirkt entspannend und beruhigend, besonders auch vor dem Zubettgehen (siehe Seite 73).

Warmer Pulswickel mit Arnika
Dieser Wickel ist eigentlich ein Doppelwickel: Er wird an beiden Handgelenken angebracht. Geben Sie 1 TL Arnikatinktur auf 250 ml heißes Wasser, tauchen Sie zwei Tücher darin, wringen Sie sie aus und legen Sie sie (auf eine angenehme Wärme abgekühlt und nicht zu eng) um die Handgelenke. Anschließend zwei Baumwolltücher darum wickeln (siehe Seite 73).

INNERLICH

B wie Baldrian bis O wie Orangenblüte
Verschiedene Heilpflanzentees mit beruhigender Wirkung können bei Kindern angewendet werden. Siehe unter Schlafstörungen (Seite 259).

HOMÖOPATHIE

Aus der homöopathischen Kinderapotheke (Seite 341):

Aconitum (Blauer Eisenhut) D12
Bei plötzlicher Angst des Kindes, wenn es sich nicht alleine ins Dunkle traut.

Belladonna (Tollkirsche) D12
Das Kind erwacht in Angst und Schrecken, ängtigt sich vor teilweise unwirklichen Dingen – Gespenstern, Räubern und ähnlichem.

Weiteres Mittel:

Gelsemium (Gelber Jasmin) D12
Bei Prüfungsangst, Lampenfieber und bei Angst, zu versagen.

ANTHROPOSOPHISCHE MEDIZIN

Austernschale
In der anthroposophischen Medizin wird ein Pulver mit homöopathisch verdünnter Austernschale (Conchae) bei Ängsten verwendet, speziell bei Trennungsängsten. Das Mittel hat einen schützenden, umhüllenden Effekt. Siehe Homöopathie richtig anwenden (Seite 86).

→ Näheres zur anthroposophischen Medizin siehe Seite 88.

SPAGYRIK

Kava Kava wirkt angstlösend und entspannend.

→ Näheres zur Spagyrik siehe Seite 92.

SO HELFEN SIE IHREM KIND

Ängste ernst nehmen
Egal, ob das Monster hinter dem Vorhang Ihr Kind ängstigt, der aggressive Freund oder das Alleinsein, wenn die Mutter an den Briefkasten geht: Nehmen Sie die Angst ernst. Bestätigen Sie ihm, dass Sie um seine Gefühle wissen („Das macht dir Angst, nicht wahr?" ist besser als „Du musst keine Angst haben!"). Bleiben Sie selbst ruhig und gelassen und halten Sie Ihr Kind im Arm. Verharmlosen oder Ausreden hilft dem Kind nicht.

Dem Schreckgespenst ein Gesicht geben
Manchmal genügt zur Bewältigung einer Angst etwas Zeit und Geduld oder ein verständnisvolles Wort der Eltern. Wenn eine Angst immer wieder kommt, kann es sinnvoll sein, sie konkret anzugehen: Lassen Sie das Kind von seiner Angst erzählen, das Monster, den großen Hund malen etc. Suchen Sie gemeinsam nach Strategien, wie das Kind die Angst besser aushalten oder sie überwinden kann. Zum Beispiel mit Hilfe des 15-Schritte-Programms von Ben Furman, einer Art

Mini-Verhaltenstherapie für Kinder, die unter anderem bei Ängsten angewendet werden kann (siehe Literatur Seite 353). Der Ansatz des Programms: Das Kind konzentriert sich auf die zu erlernende Fähigkeit anstatt auf das zu bekämpfende Problem. Die Fähigkeit erlernt es Schritt für Schritt. Ihm helfen dabei: selbst ausgedachte „Helferfiguren", das konkrete Formulieren des Ziels und was es dem Kind bringt. Bis hin zum Planen eines Festes oder Rituals, wenn es das Kind geschafft hat. Und zum Schluss kann es sich überlegen, wie es die erworbene Fähigkeit gegebenenfalls an andere weitergeben will.

Spieltipp: Wie wäre es, wenn die ganze Familie ein Angst-Büchlein gestaltet – jedes Mitglied der Familie gestaltet eine Seite, auf das es seine ganz persönlichen Schreckgespenster malt? Jonas malt den großen Bruder von seinem Freund Lars, der angeblich jeden verprügelt und böse zu Lars ist. Lisa malt das grüne Monster mit den scharfen Zähnen und rund herum die Dunkelheit. Papa zeichnet einen Autounfall und ein Erdbeben, Mama eine Spinne.

Prüfungsangst

Prüfungsangst darf sich das Kind ruhig eingestehen: Es ist normal und angemessen, sich vor einer schwierigen Prüfung zu fürchten oder angesichts der vielen Anforderungen nervös zu werden. Helfen Sie Ihrem Sprössling dabei, herauszufinden, was ihm besonders zu schaffen macht und wie er diese Schwierigkeiten bewältigen könnte – manchmal helfen Nachhilfestunden, in anderen Fällen vielleicht auch das „Arbeiten" an (zu) hohen Erwartungen. Negatives Denken zu durchbrechen ist wichtig – das Kind soll sich nicht sagen: „Sicher mache ich wieder alles falsch!", sondern: „Ich bin gut vorbereitet. Und werde wahrscheinlich den Großteil meines Wissens abrufen können. Vielleicht kommen Fragen, auf die ich keine Antwort weiß. Und vielleicht mache ich den einen oder anderen Fehler. Das ist ok."

Trennungsangst

Um Trennungsangst bei Ihrem Kind vorzubeugen, ist es wichtig, dass Eltern verlässlich und berechenbar für ihr Kind sind. Trennungen wollen im Kleinen geübt sein, damit sie im Großen klappen: „Ich geh mal in die Garage und bin gleich wieder zurück." Außerdem ist es wichtig, ein beständiges Betreuungsnetz (Oma, Nachbarin, Babysitterin) für Ihr Kind aufzubauen, von dem Sie genauso überzeugt sind wie Ihr Kind.
Bei einer Trennung der Eltern sollten Sie Ihrem Kind – altersgemäß – erklären, dass diese nicht mit ihm zusammenhängt. Versichern Sie ihm, dass es die Beziehung

zu beiden Elternteilen aufrecht erhalten darf, dass es auf Papa und Mama stolz sein darf und dass Sie beide das Kind sehr lieb haben. So ersparen Sie ihm Loyalitätskonflikte und beugen der Angst vor, der zweite Elternteil könnte es eines Tages ebenfalls „verlassen".

Mutig und waghalsig sein
Unterstützen Sie Ihr Kind, wenn es Neues wagt. Zum Beispiel wenn es zum ersten Mal den hohen Kletterturm auf dem Spielplatz erklimmt, wenn es den Weg in den Kindergarten alleine gehen will, etc.

Entspannung üben
In Kursen kann das Kind eine Entspannungsmethode wie das Autogene Training, Yoga oder die Progressive Muskelentspannung erlernen – so gewinnt es in schwierigen Situationen mehr Gelassenheit (siehe Seite 96).

INFO

> Markway, Gregory P., Markway, Barbara G.: Kinderängste und Schüchternheit überwinden. Ein Praxisratgeber für Eltern. Beltz, Weinheim 2012

ZUM ARZT, WENN ...

> Sie schon viel versucht haben, um Ihrem Kind seine Angst zu nehmen, bisher aber erfolglos waren und sich deshalb Sorgen machen.

> bei Ihrem Kind eine Angst ohne erkennbaren Grund auftritt.
> Ihr Kind immer wieder Ängste hat und dadurch in seinem Alltagsleben stark eingeschränkt ist oder wenn das Vermeiden der Angstgefühle seine Entwicklung beeinträchtigt.
> Ihr Kind Schlafstörungen hat.

Depressive Verstimmung

Bereits Kindergartenkinder können depressiv verstimmt sein oder an einer leichten bis schwereren Depression leiden.
Echte Depressionen sollten von einem Kinderpsychologen oder einem Kinderpsychiater behandelt werden. Bei leichten Verstimmungen kann die Hilfe und Unterstützung der Familie und des Umfeldes einiges bewirken.
Hausmittel, Phytomedizin und Homöopathie sollten lediglich unterstützend eingesetzt werden.

Symptome
Niedergeschlagenheit, Schwermut, Kraftlosigkeit, sozialer Rückzug, Bauch- oder Kopfschmerzen, Leistungsabfall in der Schule, mangelnder oder gesteigerter Appetit, Schlafstörungen, in schweren Fällen: Selbsttötungsgedanken. Auch aggressives Verhalten kann Ausdruck einer Depression sein, vor allem bei älteren Kindern.

Hintergrund

Mögliche Ursachen: Vernachlässigung oder Ablehnung durch die Eltern, familiäre Konflikte, Überforderung, schulische Misserfolge oder belastende Lebensereignisse (Tod eines nahestehenden Menschen, Verlust von Freunden durch Umzug, Trennung der Eltern). Außerdem ist die Neigung zu depressiver Verstimmung zum Teil genetisch bedingt.

ÄUSSERLICH

Kneipp für Kinder

Naturheilkundler raten zu durchblutungsfördernden Anwendungen, um die diversen Körpervorgänge anzuregen. Besonders geeignet sind Saunabesuche (ab 4 Jahren) und wechselwarme Fußbäder (ab 6 Jahren). Mehr zu beiden Anwendungen siehe Seite 66 bzw. 64.

INNERLICH

Johanniskraut

Die antidepressive Wirkung der Heilpflanze macht sich auch die Kinderheilkunde zu Nutze. Zur Selbstmedikation bei Kindern mit leichten Beschwerden eignet sich Tee. Das Kind kann täglich 2 Tassen trinken: ½ Teelöffel des Krauts mit 250 ml kochendem Wasser übergießen und 3–10 Minuten ziehen lassen. Der Tee hat – im Gegensatz zu Tabletten oder Kapseln – keine Nebenwirkungen. Ab 4 Jahren

Hafer, Melisse, Rose

Tee des grünen Haferkrauts wird ebenfalls traditionell bei depressiver Verstimmung angewendet. Auch mit Melissenblättertee, der stoffwechselwirksam ist, und mit duftendem Rosenblütentee tun Sie Ihrem Kind Gutes. Dosierungen wie Johanniskrauttee.

→ Beachten Sie: Depressionslindernde Kräutertees eignen sich bei Kindern nicht als Alltagsgetränk. Beschränken Sie sich bei einer Teekur auf eine gewisse Zeit!

HOMÖOPATHIE

Aus der homöopathischen Kinderapotheke (Seite 341):

Pulsatilla (Küchenschelle) D6

Das Kind ist für Trost zugänglich, hat ein nachgiebiges Gemüt. Seine Stimmung wechselt, es ist gekränkt oder ärgert sich still.

Weitere Mittel:

Natrium muriaticum (Natriumchlorid) D12

Das Kind will nicht angesprochen werden, trauert weinend, ist überempfindlich gegenüber äußeren Eindrücken.

Unterstützung in Krisen

Bei diesen Stellen erhalten Sie und Ihre Kinder Unterstützung:

> Die „Nummer gegen Kummer" (**www.nummergegenkummer**) hilft Kindern und Jugendlichen unter Tel. 0800-1110333
> Elterntelefon der „Nummer gegen Kummer" unter **Tel. 0800-1110550**
> Online-Beratung für Jugendlichen unter **www.junoma.de** (jungundjetzt e.V., Mitglied im Paritätischen Wohlfahrsverband)
> **www.telefonseelsorge.de**, auch mit Chat- und und Mailberatung, Tel. 0800-1110111 oder 0800-1110222
> **www.psychotherapiesuche.de** Seite des Berufsverbands Deutscher Psychologinnen und Psychologen mit Telefonberatung (Tel. 030-209166330) und Online-Therapeutensuche

Ignatia (Ignatiusbohne) D6

Bei feinfühligem Gemüt, gewissenhafter Natur und stiller, ernster Melancholie. Das Kind traut sich nichts zu, seufzt oft scheinbar grundlos tief auf.

→ Beachten Sie: Aussichtsreicher ist die homöopathische Behandlung von depressiver Verstimmung, wenn ein erfahrener Homöopath ein Konstitutionsmittel für das Kind bestimmt.

SO HELFEN SIE IHREM KIND

Draußen toben

Bewegung und Sport tun Ihrem Kind jetzt gut, am besten gemeinsam mit anderen Kindern. Das lenkt nicht nur von negativen Gedanken ab, sondern hebt die Stimmung nachhaltig (siehe Seite 39). Wichtig ist auch, dass sich das Kind jeden Tag im Freien aufhält, möglichst ein, zwei Stunden. Wenn das Wetter nicht mitspielt, dann eben in Gummistiefeln und Regenjacke!

Struktur im Leben

Sorgen Sie für einen regelmäßigen Schlaf-Wach-Rhythmus Ihres Kindes, auch am Wochenende. Der Tagesablauf des Kindes und der ganzen Familie sollte strukturiert sein – und jeden Tag ein Highlight für das Kind beinhalten, auf das es sich freut: der Spielplatzbesuch mit den Nachbarskindern, das Auswalzen und Belegen des Pizzateigs, eine kurze vorabendliche Radfahrt mit den Eltern. Tipps zum Schlafen unter Schlafstörungen (ab Seite 259).

4. WAS FEHLT MEINEM KIND?

„Was dir wichtig ist, zählt!"
Kinder in einem depressiven Tief verfallen leicht in ein negatives Denkmuster: „Ich kann nichts, alles läuft schief, niemand mag mich!" etc. Helfen Sie ihm, sein einseitiges Selbstbild zu korrigieren: Loben Sie Ihr Kind, geben Sie ihm die Möglichkeit, Neues zu lernen. Nehmen Sie seine Ansichten und Wünsche ernst: Es soll wissen, dass seine Gefühle und Gedanken zählen und richtig sind, so wie sie sind. Und: Anliegen, die dem Kind wichtig sind, soll es umsetzen dürfen.

Spiel- und Basteltipps
> Vermuten Sie, dass Ihr Kind etwas bedrückt? Wie wär's, wenn es ein „Kummermännchen" oder ein „Sorgenpüppchen" bastelt (aus Korken, Ton oder Pfeifenputzern etc.), dem es alles erzählen kann, was es traurig macht, ärgert oder ängstigt?
> Quietschvergnügt oder schaurig traurig? Jedes Familienmitglied malt auf einen Karton ein Gesicht – vorne ein lachendes, auf der Rückseite eines mit „Miesepeter-Miene". Schnur dran machen und an die Türklinke hängen. Je nach aktueller Stimmung kann dann jeder das lachende oder das traurige Gesicht sichtbar machen. Vielleicht lädt das Stimmungsbarometer dazu ein, zu erzählen, wie man sich fühlt. Oder das traurige kann heißen: „Ich möchte eine Weile in meinem Zimmer alleine sein."

Yoga, Autogenes Training & Co.
Entspannung tut gut und wappnet das Kind vor Stress und Gefühlen der Überforderung. Lassen Sie das Kind einen Kurs besuchen, in dem es eine Entspannungstechnik erlernt (siehe Seite 96).

ZUM ARZT, WENN …

> das Stimmungstief Ihres Kindes länger als zwei Wochen anhält.
> Ihr Kind Schlafstörungen hat.
> Ihr Kind Gedanken an eine Selbsttötung äußert.

DEN RETTUNGSDIENST 112 RUFEN, WENN …

> ein Jugendlicher oder ein Kind eine Selbsttötung ankündigt. Den Betroffenen nicht alleine lassen, bis der Notarzt kommt. Zuhören.

INFO

> **www.time4teen.de** Plattform für Jugendliche mit Infos und Adressen von Hilfsangeboten und Notfalltelefonnummern; verantwortlich:

Polizeiliche Kriminalprävention der Länder und des Bundes
> Siehe auch Kasten Seite 253

Kopfschmerzen, Migräne

Schon im Kleinkind- oder im Kindergartenalter können erstmalig Kopfschmerzen auftreten. Am häufigsten sind Spannungskopfschmerzen: Etwa 70 Prozent aller Kinder haben schon daran gelitten, manche von ihnen öfter. Von Migräne sind ungefähr fünf Prozent der Kinder betroffen. Diese ist mit weiteren Symptomen verbunden und schränkt das Kind zum Teil stark ein.

Symptome

Der typische **Spannungskopfschmerz** ist beidseitig (Schraubstockgefühl), eventuell verbunden mit leichtem Schwindel oder leichter Übelkeit. Spannungskopfweh kann sich bei leichter körperlicher Bewegung bessern.
Eine **Migräne** kommt anfallartig und überrascht das Kind im Turnunterricht, auf Reisen oder in anderen Situationen. Bei Kindern dauert eine Migräne meist nicht so lang wie bei Erwachsenen, sondern oft nur wenige Stunden. Anders als bei erwachsenen Migränebetroffenen ist der Schmerz bei Kindern auch meist nicht einseitig.
Die Migräne verschlimmert sich bei körperlicher oder geistiger Anstrengung. Häufige Begleiterscheinungen sind Übelkeit und Erbrechen, eine Überempfindlichkeit auf Geräusche, Gerüche und Licht. Rund ein Drittel der Kinder, die an Migräne leiden, haben eine sogenannte Aura, bevor das Kopfweh kommt – also Sensibilitätsstörungen oder Sehstörungen (eingeschränktes Blickfeld, Flimmern oder Zickzacklinien vor den Augen). Wenn kleinere Kindern müde wirken, bleich aussehen, vielleicht über Schwindel klagen oder über Bauchschmerzen und erbrechen, kann ebenfalls eine Migräne dahinter stecken.
Als **Bauchmigräne** bezeichnet man eine spezielle Migräneform bei Kindern, die sich in diffusen Bauchschmerzen und anfallartigem, nicht enden wollendem Erbrechen bemerkbar macht (Tipps gegen Übelkeit und Erbrechen siehe Seite 271).

Hintergrund

Kopfschmerzen und Migräne sind meist Folgen einer harmlosen und vorübergehenden Störung in der Regulation der Hirngefäße. Oft spielen psychische Faktoren mit: Sorgen, Stress und Ärger können dem Kind Kopfweh bereiten (siehe Seite 259, Wenn Sorgen die Ursache sind). Bei Kindergarten- oder Schulkindern sollte bei Kopfschmerzen immer auch an einen unerkannten Sehfehler gedacht werden: Vielleicht braucht es eine Brille. Spannungskopfschmerz wird oft durch psychische Anstrengung oder durch Verspannungen der Schultern und des Nackens ausgelöst. Auch zu wenig Schlaf, mangelnde körperliche Aktivität, hormonelle Veränderungen in der Pubertät, Wetterwechsel oder schlechte Luft können schuld sein. Nur selten sind die Schmerzen Ausdruck einer ernsten Gehirnerkrankung, beispielsweise einer Gehirnentzündung oder eines Tumors.

Die Neigung zu Migräne wird vererbt. Zusätzlich ist ein Auslösereiz notwendig: zum Beispiel blendendes Licht, Lärm, Gerüche, bestimmtes Wetter, Hormonveränderungen, zu viel oder zu wenig Schlaf, Stress, Hunger, körperliche Anstrengung, Nahrungsmittel wie Käse oder Schokolade, der Geschmacksverstärker Glutamat oder Wurstwaren.

ÄUSSERLICH

Lieber kalt …

Ein kalter Waschlappen oder ein Kühl-Pack aus dem Gefrierschrank auf Stirn, Schläfen oder Nacken tut den meisten Kindern gut. Wissenschaftliche Studien attestieren kalten Kompressen eine schmerzlindernde Wirkung bei Migräne und Kopfschmerzen. Am besten wirken sie, wenn sie bei den ersten Anzeichen der Migräne oder des Kopfwehs auf die Stirn gelegt werden. Manchmal kann man damit sogar bewirken, dass die Migräne beim Kind milder verläuft (Kalte Wickel siehe Seite 70).

… oder lieber warm?

Ob Kälte oder Wärme besser hilft, ist individuell sehr unterschiedlich. Manche Kinder mögen statt des kühlenden Waschlappens lieber eine warme Zwiebel-Kompresse auf Stirn, Schläfen oder Nacken (Zwiebelwickel siehe Seite 74).

Minz-Massage

Die Wirkung von Pfefferminze bei Kopfschmerzen ist wissenschaftlich belegt und soll sogar Schmerzmitteln ebenbürtig sein: Die Schläfen mit 1 Tropfen reinem ätherischen Öl der Pfefferminze kreisend massieren. Mit zwei Fingern in einer senkrechten Strichbewegung von der Mitte der Stirn beginnen und dann seitlich neben der Nase hinunter fahren. Sie können das Öl auch um den ganzen Kopf herum am Haaransatz einstreichen. Achtung: Das Öl sollte dabei nicht in die Augen kommen. Und: Nie bei Babys oder Kleinkindern anwenden (siehe Seite 79)! Als Alternative, besonders wenn das Kind homöopathische Heilmittel einnimmt, eignet sich auch ätherisches Lavendelöl. Übrigens: Die Pfefferminzmassage wirkt auch vorbeugend!
Ab 4 Jahren

Ansteigendes Fußbad

Bei akuten Beschwerden einen Versuch wert! Wie es geht, lesen Sie auf Seite 64.
Ab 4 Jahren

Vorbeugen mit Kneipp

Kühlende Wadenwickel (Seite 70), kalte Armbäder (Seite 65, ab 6 Jahren), wechselwarme Fußbäder (Seite 64, ab 6 Jahren) und andere Wasseranwendungen trainieren das Gefäßsystem und können langfristig die Anfälligkeit für Kopfschmerzen verringern.

INNERLICH

Mutterkrauttee

Diese alte, fast vergessene Heilpflanze hilft – vorbeugend oder im Akutfall – gegen Kopfschmerzen und Migräne. Mutterkraut sieht ganz ähnlich aus wie die Kamille. Dosierung wie unter Heilkräutertee unten beschrieben.

Heilkräutertee

Weitere Kräuter sind gegen Kopfweh und Migräne gewachsen: Pfefferminz und Lavendel, Johanniskraut, Baldrian, Melisse, Goldmelisse, Rosmarin und Schlüsselblume. Übergießen Sie 1 TL Pflanzenteile (Johanniskraut: ½ TL) mit 250 ml kochendem Wasser, lassen Sie den Tee 3–10 Minuten ziehen.

Ingwertee

Auch Ingwer ist ein bewährtes Mittel gegen Kopfweh. Tee aus getrockneter Wurzel können Sie kaufen oder auch selbst zubereiten: Schälen und reiben Sie sonst die frische Wurzel. Setzen Sie ½ TL der Wurzel mit 250 ml kaltem Wasser auf, lassen Sie das Ganze aufkochen, dann 10 Minuten ziehen und sieben Sie die Wurzelstückchen ab. Bei Bedarf süßen und mit Zitrone abschmecken.

Gewürznelke und Zimt

Würzen Sie Geschnetzeltes, Desserts oder Getränke ab und zu mit Nelken und Zimt! Die beiden Gewürze lindern bei manchen Menschen Migräneanfälle. Mit Nelken dürfen Sie es allerdings nicht übertreiben: Sie eignen sich nicht als Gewürz für jeden Tag.

HOMÖOPATHIE

Aus der homöopathischen Kinderapotheke (Seite 341):

Belladonna (Tollkirsche) D12

Das Kind hat plötzlich heftige Kopfschmerzen und ein heißes, rotes Gesicht. Bei Kopfschmerzen als Folge von zu viel Sonne.

Weitere Mittel:

Argentum nitricum (Silbernitrat, Höllenstein) D12

Bei Kopfschmerzen als Folge von Erwartungsangst oder Nervenüberreizung.

Gelsemium (Gelber Jasmin) D12

Bei Migräne mit Sehstörungen oder bei Kopfschmerzen als Folge von

4. WAS FEHLT MEINEM KIND?

Nervosität, Prüfungsangst oder Grippe. Das Kind hat schwere Augenlider.

SO HELFEN SIE IHREM KIND

Ernstfall Migräne
Kündigt sich eine Migräne an, schaffen Sie Ihrem Kind eine reizarme Umgebung (Gerüche, Geräusche, Licht), dunkeln Sie das Zimmer ab. Lassen Sie das Kind sich hinlegen. Auch Schlaf kann helfen.

Ernstfall Kopfweh
Bei Spannungskopfweh bringt leichte sportliche Betätigung oft Besserung. Danach hinlegen und entspannen. Wenn Sport nicht möglich ist, kann die Progressive Muskelrelaxation nach Jacobson, die auch daheim durchführbar ist, helfen (Seite 56).

Spannungskopfweh vorbeugen
Kinder, die sich regelmäßig bewegen, sind eher vor Kopfweh geschützt. Regelmäßiger Sport sowie Dehnungsübungen von Hals und Nacken können einer Anspannung vorbeugen und helfen, die Körperhaltung zu verbessern. Sorgen Sie dafür, dass Ihr Kind zu Hause zum Malen und Basteln beziehungsweise für die Hausaufgaben einen auf seine Größe eingerichteten Arbeitstisch und -stuhl hat (siehe Seite 42). Überprüfen Sie außerdem das Kinderbett (Härte der Matratze, Kissen).

Einen Versuch wert ist eventuell auch ein Kaugummiverzicht. Denn das ständige Kauen kann die Kiefermuskulatur verspannen und zu Spannungskopfweh führen. Trinkt Ihr Kind eventuell zu wenig? Auch Flüssigkeitsmangel kann zu einem schmerzenden Kopf führen (siehe Trinken ist wichtig, Seite 306).

Migräne vorbeugen
Migränegeplagte Kids sollten viel an die frische Luft und sich in ausreichend gelüfteten Räumen aufhalten. Über die Migräneattacken Buch zu führen kann helfen, individuelle Auslöser ausfindig zu machen: Schreiben Sie – eventuell gemeinsam mit dem Kind – auf, wann und unter welchen Umständen die Migräne aufgetreten ist (Nahrungsmittel, besondere Umstände etc.). Spornen Sie Ihr Kind dazu an, selbst herauszufinden, was ihm gut tut und was nicht.

Lebensrhythmus
Sorgen Sie dafür, dass Ihr Kind einen regelmäßigen Schlaf-Wach-Rhythmus hat und den auch am Wochenende einhält. Denn Migräne tritt vor allem in ausgeprägten Entspannungsphasen auf – wie sie am Wochenende typisch sind. Auch ein gleichmäßiger Rhythmus von Mahlzeiten und kleineren Zwischenmahlzeiten kann sich auszahlen: So vermeiden Sie eine Hunger-Attacke,

die Kopfweh auslösen kann. Und: Hat Ihr Kind genügend freie, unverplante Zeit, in der es sich entspannen kann?

Wenn Sorgen die Ursache sind
Wenn Sie vermuten, dass zum Beispiel Schwierigkeiten in der Schule oder beim Lernen oder Konflikte in der Familie hinter dem Schmerz im Kopf stecken: Nehmen Sie sich Zeit für Ihr Kind, sprechen Sie mit ihm und hören Sie ihm zu. Gehen Sie möglichen seelischen Ursachen – eventuell mit fachmännischer Hilfe – auf den Grund.
Eine Entspannungstechnik kann Kindern ab dem Kindergartenalter helfen, Belastungen (wie zum Beispiel Schulprüfungen) besser zu meistern und lindert auch häufiges Kopfweh.
Es eignen sich beispielsweise die Progressive Muskelentspannung, das Autogene Training oder Yoga (siehe Seite 96).

ZUM ARZT, WENN ...

> Ihr Kind öfter an Kopfschmerzen oder Migräne leidet.
> das Kind nach einer Kopfverletzung starke Kopfschmerzen hat oder erbricht (Verdacht: Gehirnerschütterung) – dann sofort zum Arzt!
> die Kopfschmerzen plötzlich auftreten und ungewöhnlich stark sind.
> die Häufigkeit von Kopfschmerzen zunimmt, Sie eine Wesensveränderung beim Kind bemerken oder das Kind am Morgen nüchtern erbricht.

DEN RETTUNGSDIENST 112 RUFEN, WENN ...

> das Kind zusätzlich Fieber hat, einen steifen Nacken, einen Krampfanfall oder Lähmungen bekommt.

INFO

> www.dmkg.de Deutsche Migräne- und Kopfschmerzgesellschaft e.V.

Schlafstörungen

Bis zu einem Viertel aller Kleinkinder und fast die Hälfte aller Schulkinder erwachen immer wieder in der Nacht oder haben Mühe, abends einzuschlafen. Im Vorschulalter werden Kinder manchmal von Alpträumen geplagt oder sie schrecken verängstigt aus dem Schlaf auf (siehe Kasten Seite 263). Auch das wesentlich seltenere Schlafwandeln tritt erstmals meist im Kindergartenalter auf – es ist harmlos, einzig die Unfallgefahren sollten Sie bedenken (kein Hochbett! Fenster und Wohnungstüre abschließen).

Hintergrund
Die Schlafdauer von Babys beträgt anfangs im Durchschnitt 16 Stunden pro Tag. Aber: Das Schlafbedürfnis ist individuell und variiert zum Teil stark von Kind zu Kind: Manche Babys wollen 20 Stunden schlummern,

andere begnügen sich mit 12 Stunden. Ein zweijähriger „Durchschnittsschläfer" schläft rund 13 Stunden, mit fünf Jahren sind es etwa 11 Stunden, mit neun Jahren durchschnittlich 10 Stunden.

Wie bei den Erwachsenen gibt es auch bei Kindern Lang- und Kurzschläfer sowie Eulen (Nachtmenschen) und Lerchen (Frühaufsteher). Oft sind vermeintliche kindliche Schlafstörungen nur ein Problem für die Eltern, die in ihrem eigenen Schlaf gestört werden – Ablösung bei der Kinderbetreuung tut hier Not! Wenn Sie den Eindruck haben, Ihr Kind sei nach dem Schlafen nicht ausgeruht, sollten Sie das mit dem Kinderarzt besprechen. Gewisse Schlafstörungen können die Entwicklung des Kindes beeinträchtigen und zu Schulproblemen oder Verhaltensauffälligkeiten führen. So leiden zum Beispiel manche Kinder, die regelmäßig schnarchen, am Schlafapnoesyndrom: Während des Schnarchens haben diese Kinder immer wieder Atemaussetzer und wachen kurz auf – tagsüber fühlen sie sich dann müde und unausgeruht.

ÄUSSERLICH

Hausmittel, die das Ein- und Durchschlafen erleichtern:

Warmer Bauchwickel

Legen Sie dem Kind zum Einschlafen eine flache und angenehm warme Kamillenauflage auf den Bauch (siehe Warmer Heilkräuterwickel, Seite 73). Darüber wickeln Sie – rund um Bauch und Rücken und nicht zu fest – ein Außentuch. Bettschwere garantiert.

Warmes Vollbad oder Fußbad

Vor dem Zubettgehen 5–10 Minuten lang zu baden entspannt für lange Zeit: Als Zusatz eventuell 1 Tropfen reines Lavendelöl gemischt mit 1 EL Sahne zugeben (siehe Seite 61). Auch ein Haferstrohbad ist bei Schlafproblemen genau das Richtige (siehe Seite 63).

Fußmassage

Kalte Füße hindern Ihr Kind am Einschlafen. Bauen Sie eine Fußmassage ins Gute-Nacht-Ritual ein (Siehe auch Massage, Seite 104)!

Kneipp für Kids

Regelmäßig angewendet, verhelfen Kindern auch folgende Kneippanwendungen zu einem besseren Schlaf: das wechselwarme Fußbad (ab 6 Jahren, siehe Seite 64) oder das Schwitzen in der Sauna (ab 4 Jahren, siehe Seite 66).

INNERLICH

Schlaftee

Heilkräutertees können das Ein- und Durchschlafen von Kindern fördern. Zur

Auswahl stehen: Lavendelblüten, Melissenblätter, Haferkraut, Passionsblumenkraut, Orangenblüten und Rosenblüten einzeln oder gemischt. Grundrezept für Kinder: Übergießen Sie 1 TL Pflanzenteile mit 250 ml kochendem Wasser und lassen Sie den Tee 3–10 Minuten ziehen. 1 Tasse vor dem Schlafengehen.

→ Beachten Sie: Beruhigende Kräutertees eignen sich nicht als Getränk für jeden Abend. Begrenzen Sie eine Teekur auf eine gewisse Zeit, beziehungsweise machen Sie dem Kind nur in Ausnahmesituationen einen Schlaftee – wenn es Juckreiz oder Schmerzen hat oder mal besonders aufgeregt ist. Und: Besprechen Sie sich mit dem Kinderarzt, wenn Ihnen das Schlafverhalten Ihres Kindes Sorge macht.

Heiße Milch mit Honig

Das Lieblingshausmittel vieler Kinder! Sie können die Milch auch mit Mandelmus aus dem Reformhaus zubereiten. Danach das Zähneputzen nicht vergessen!

Magnesium im Essen

Der Mineralstoff wirkt entkrampfend und fördert die Schlafbereitschaft. Eine gesunde Ernährung (siehe Seite 34) ist zwangsläufig reich an Magnesium: Es steckt in Vollkornprodukten wie Haferflocken, Hirse, Vollkornreis, in Gemüse, Trockenfrüchten (am besten ungeschwefelt), Soja, Nüssen und Fisch.

HOMÖOPATHIE

Aus der homöopathischen Kinderapotheke (Seite 341):

Chamomilla (Echte Kamille) D6
Das Kind ist gereizt, schmerzempfindlich, zahnt eventuell.

Weitere Mittel:

Argentum nitricum (Silbernitrat, Höllenstein) D12
Bei Schlafstörungen wegen Prüfungsangst oder wegen Angst vor kommenden Ereignissen.

Ignatia (Ignatiusbohne) D6
Das Kind ist überempfindlich, hat Sorgen, ist bekümmert wegen einer Kritik.

ANTHROPOSOPHISCHE MEDIZIN

Austernschale
In der anthroposophischen Medizin wird Kindern, die nicht schlafen können, oft ein Pulver mit homöopathisch verdünnter Austernschale empfohlen – speziell bei nächtlicher Angst vor Tieren oder Gespenstern. Der Arznei wird ein schützend umhüllender Effekt nachgesagt. Siehe Homöopathie richtig anwenden, Seite 86.

→ Näheres zur anthroposophischen Medizin siehe Seite 88.

SPAGYRIK

Klatschmohn hat sich bewährt als spagyrisches Beruhigungsmittel bei Kindern.

Baldrian beruhigt und unterstützt zusätzlich den Schlaf-Wach-Rhythmus.

→ Näheres zur Spagyrik siehe Seite 92.

SO HELFEN SIE IHREM KIND

Sieben Tipps für Siebenschläfer

1. Finden Sie während der Ferien heraus, wie groß das individuelle Schlafbedürfnis Ihres Kindes ist – und orientieren Sie sich daran.
2. Abends sollte sich das Kind eher ruhigen Tätigkeiten widmen (Baden, Malen, Gespräche, Musik hören usw.) und möglichst nicht bis kurz vor dem Zubettgehen toben. Auch kein Fernsehen und keine allzu spannenden Räubergeschichten am Abend!
3. Führen Sie jeden Abend die gleichen Zubettgehrituale in derselben Reihenfolge durch (z.B. Geschichte vorlesen, Fläschchen trinken, Zähne putzen, Katzenwäsche, Pyjama anziehen).
4. Lassen Sie das Kind immer zur gleichen Zeit ins Bett gehen und halten Sie diesen Wach- und Schlafrhythmus möglichst auch am Wochenende ein.
5. Das Schlafzimmer sollte gut gelüftet und nicht zu warm sein. Ängstigt sich das Kind in der Dunkelheit: Lassen Sie ein – nicht zu helles – Nachtlicht brennen.
6. Bewegung, Sport und frische Luft tagsüber fördern einen erholsamen Schlaf (siehe Seite 39).
7. Zu einem besseren Schlaf kann auch das Erlernen von kindergerechten Entspannungstechniken wie Yoga, Progressiver Muskelentspannung nach Jacobson oder das Autogene Training beitragen (mehr dazu ab Seite 96).

FÜR DAS BABY

In den ersten Lebenswochen ist Babys Schlaf noch ganz ähnlich wie im Mutterleib: Es wacht – tagsüber wie nachts – alle zwei bis vier Stunden auf und ist dann für jeweils ein, zwei Stunden wach. Erst mit etwa drei Monaten spielt sich ein Tag-Nacht-Rhythmus ein, und das Baby schläft vor allem nachts. An ein komplettes Durchschlafen ist aber – zum Leidwesen der Eltern – meist nicht zu denken: Babys Anpassungsprozess ist noch nicht so weit. Die meisten Kinder schlafen ab einem Alter von 6 Monaten oder später durch. Von diesem Zeitpunkt an braucht das Baby keinen Milchnachschub mehr in der Nacht – zumindest von seinem Stoffwechsel her und laut der Schulbuchtheorie.

Ein regelmäßiger Tagesablauf erleichtert es dem Kind, seinen Schlafrhythmus zu finden. Lassen Sie Ihrem Baby tagsüber viel Bewegungsfreiheit. Gehen Sie mit ihm nach draußen, schenken Sie ihm Körperkontakt, tragen Sie es am Körper oder massieren Sie es von Zeit zu Zeit (Tipps Seite 104).

Auch regelmäßige Schläfchen tagsüber müssen in den Tagesrhythmus eingebaut werden: Denn wenn das Baby tagsüber gut schläft, schläft es meist auch in der Nacht (Also: Auf keinen Fall das Baby den ganzen Tag lang wach halten, weil Sie sich ruhigere Nächte wünschen!). Bei ausgeprägt „nachtaktiven" Babys, die den Tag über schlafen, lohnt es sich, die langen Schlafphasen am Tag zu unterbrechen und dem Kind zu zeigen, dass sich das Familienleben tagsüber abspielt. Abends können Sie Einschlafrituale einführen (Lieder vorsingen, Baden, Kuschelzeiten etc.). Und achten Sie auf Anzeichen der Müdigkeit bei Ihrem Baby. Legen Sie es dann am besten gleich (noch wach) ins Bett. Vorher geben Sie ihm beide Brüste (beziehungsweise die Flasche). Wickeln Sie es möglichst nicht während der Nacht, sondern erst am Morgen. Und sorgen Sie für eine ruhige Atmosphäre, wenn es nachts aufwacht (Flüstern, gedämpftes Licht).

→ Siehe auch Dreimonatskoliken (Seite 113), Angst (Seite 247), Schlafen lernen (Seite 102).

ZUM ARZT, WENN …

> Sie glauben, dass Ihr Kind nicht zu ausreichend erholsamem Schlaf kommt.
> Ihr Kind schnarcht oder öfter aus dem Schlaf erwacht und tagsüber müde ist.
> Ihr Kind länger als zwei Wochen unter nächtlicher Angst leidet.

Keine Panik vor dem Nachtschreck!

Dieser nächtliche Spuk kann Eltern gehörig in die Knochen fahren: Er beginnt meist mit einem Wimmern oder einem panischen Schrei. Die Eltern finden ihr Kind dann stark verängstigt und verwirrt, eventuell schweißgebadet vor. Pavor nocturnus oder auch Nachtschreck oder Schlafterror nennt sich dieses ziemlich häufige, aber in den allermeisten Fällen harmlose Phänomen. Meist sind die betroffenen Kinder zwischen 2 und 6 Jahre alt. Im Gegensatz zu einem Kind, das aus einem Alptraum erwacht, ist ein Kind im Nachtschreck nicht ansprechbar und minutenlang kaum zu beruhigen, es scheint sich immer noch in einer Art Schlafzustand zu befinden. Wenn der Spuk vorbei ist, schläft das Kind wieder ein. Am nächsten Morgen weiß es von nichts mehr.

4.10 Verdauungstrakt

Blähungen

Blähungen äußern sich in häufigem Abgang von Darmgasen und einem geblähten Bauch. Ursachen können blähende und schwer verdauliche Speisen sein oder auch (nervöses) Luftschlucken, Stress, hektisches Essen, selten Krankheiten des Verdauungstraktes.

ÄUSSERLICH

Wohlig warmer Bauch
Legen Sie das Kind ins Bett und legen Sie ihm eine wärmende Kompresse auf den Bauch (siehe Warme Wickel, Seite 72). Decken Sie es leicht zu. Die feuchte Wärme wirkt krampflösend und fördert die Durchblutung. Als Einlage eignen sich Kamillenblütenköpfe.

Bauchmassage
Massieren Sie den Bauch des Kindes (immer im Uhrzeigersinn). Als Massageöl eignen sich käufliche Ölmischungen, die aus Pflanzenölen (Olivenöl, Mandelöl) sowie ätherischem Melissen- oder Kümmelöl bestehen. Tipps zum Massieren und zur Bauchmassage siehe Seite 104.

INNERLICH

Tee-Klassiker
Teemischungen mit Anis, Kümmel, Fenchel, Kamille, Pfefferminz und Melisse helfen bei geblähtem Bauch, auch vorbeugend. Kümmel fördert die Durchblutung der Schleimhäute, wirkt blähungstreibend und krampflösend. Anis hat zusätzlich einen antibakteriellen Effekt (1 TL Samen mit 250 ml Wasser aufsetzen, kurz aufkochen, 10 Minuten ziehen lassen, absieben, abkühlen lassen). Kümmel eignet sich auch als Gewürz zu Kohl oder zu Bohnen.

Kümmel- oder Anis-Milch
Einen Teelöffel Kümmel oder Anis 10 Minuten in Milch kochen, ziehen lassen und absieben.

Kürbis- und Sonnenblumenkerne

Die Kerne sind reich an wasserunlöslichen Ballaststoffen und hemmen Blähungen. Lassen Sie Ihr Kind immer wieder von den Kernen knabbern – auch als Mini-Zwischenmahlzeit oder Teil des zweiten Frühstücks für die Kindergartentasche geeignet.

Ingwer

Lassen Sie das Kind käuflichen Ingwertee aus getrockneten Wurzeln trinken. Frisch bereiten Sie Ingwertee so zu: Schälen Sie eine frische Wurzel und reiben Sie ½ TL ab. Setzen Sie die Wurzelstückchen mit 250 ml kaltem Wasser auf. Lassen Sie das Ganze aufkochen und 10 Minuten ziehen. Sieben Sie dann die Stückchen ab. Bei Bedarf süßen und mit Zitrone abschmecken.

Kräuter-Hexe

Fast alle Gewürzkräuter können in frischer wie in getrockneter Form Blähungen austreiben, die Produktion von Verdauungssäften anregen und die Gedärme entkrampfen. Neben den Tee-Klassikern gegen Blähungen (siehe oben) sind das zum Beispiel Bohnenkraut, Koriander, Rosmarin, Thymian, Basilikum, Goldmelisse oder Dill.

HOMÖOPATHIE

Aus der homöopathischen Kinderapotheke (Seite 341):

Pulsatilla (Küchenschelle) D6

Wenn das Kind alles Mögliche durcheinander gegessen hat: Früchte, Gebäck, Eis.

Chamomilla (Echte Kamille) D6

Wenn das Kind zahnt, Durchfall hat, gereizt ist und einen aufgeblähten Bauch hat.

Weitere Mittel:

Carbo vegetabilis (Pflanzen-Holzkohle) D6

Das Kind hat einen geblähten Bauch, einfachstes Essen ist ihm unbekömmlich.

Argentum nitricum (Silbernitrat, Höllenstein) D12

Das Kind hat Blähungen wegen einer Erwartungsangst, wegen Prüfungsangst, wegen Unruhe und Nervosität oder von zu viel Süßigkeiten.

ANTHROPOSOPHISCHE MEDIZIN

Kümmel-Zäpfchen

Anthroposophisches Phyto-Präparat, teilweise auch mit homöopathischen Bestandteilen. Entkrampft den Bauch, beugt Blähungen vor und wärmt. Anwendung: Bei Bedarf 1–2 Zäpfchen täglich. Näheres zur anthroposophischen Medizin siehe Seite 88, zur Homöopathie Seite 84.

SO HELFEN SIE IHREM KIND

Keine Eile am Tisch
Sorgen Sie dafür, dass das Essen mit der Familie geruhsam und entspannt zugeht: Kinder (und Erwachsene) sollten möglichst nicht schlingen, sondern gut kauen und kleine Portionen schlucken.

Was darf auf den Tisch?
Hat Ihr Kind akute Blähungen, tischen Sie ihm vorübergehend keine Hülsenfrüchte, kein Kohlgemüse, kein Lauchgemüse, keinen Rettich, kein frisches Steinobst, keine frischen Früchte und kein frisches Brot auf. Auch Fertiggerichte, Konservenkost oder kohlensäurehaltiges Mineralwasser sollten Sie eher meiden.

Was sonst noch hilft
Sport und Bewegung im Alltag unterstützen die Darmbewegungen. Gegebenenfalls den Gürtel des Kindes lockerer schnallen: Enge, einschneidende Kleider fördern Blähungen.

FÜR DAS BABY

Zu hastiges Trinken an der Brust oder am Fläschchen kann dazu führen, dass das Baby Luft schluckt und Blähungen bekommt. Wichtig ist, dass Sie es korrekt an die Brust ansetzen: Das Baby sollte Brustwarze und Warzenhof in den Mund nehmen. Auch ein zu großes Loch am Sauger des Fläschchens kann schuld sein. Häufig spuckt das Kind auch (siehe Seite 123).
So helfen Sie Ihrem Baby: Geben Sie ihm zwischendurch einen Melissenblättertee (1 TL Blätter auf 250 ml Wasser) oder einen Fenchel-, Kümmel- oder Anistee zu trinken (½ TL Samen mit 250 ml Wasser aufsetzen, kurz aufkochen, 5 Minuten ziehen lassen, absieben, abkühlen lassen). Wenn Sie stillen, können Sie den Tee auch selbst trinken, die Inhaltsstoffe gelangen per Muttermilch zum Kind. Weitere Tipps siehe Dreimonatskoliken (Seite 113).

ZUM ARZT, WENN …

- die Blähungen von starken Bauchschmerzen begleitet sind.
- das Kind häufig unter Blähungen leidet.
- kein Stuhlgang oder Abgang von Winden mehr möglich ist oder das Kind erbricht, starke Bauchschmerzen hat, sein Bauch sich hart anfühlt und es nicht trinken und essen mag. Oder wenn der Stuhl blutig ist (Verdacht: Darmverschluss, dann sofort zum Arzt).
- es einem Kind mit akuten Bauchschmerzen immer schlechter geht und es eventuell zusätzlich Fieber hat (Verdacht: Blinddarmentzündung, dann sofort zum Arzt).

Durchfall, Brechdurchfall

Durchfall (eventuell zusammen mit Erbrechen) ist oft Zeichen einer Infektion mit Krankheitserregern. Man spricht dann von Magen-Darm-Grippe (siehe Kasten Seite 270). Auch Unverträgliches oder Giftiges kann Durchfall verursachen – so zum Beispiel verdorbenes Essen oder Nahrungsmittel-Unverträglichkeiten beziehungsweise Allergien (mehr dazu Seite 148). Durchfall kann außerdem auf verschiedene Magen-Darm-Störungen oder psychische Belastungen (Angst, Stress) zurückzuführen sein.

Wichtig: Ein Kind, das erbricht, verliert viel Flüssigkeit und Mineralsalze. Diesen Verlust sollten Sie schnell ausgleichen (siehe Seite 307)!

Symptome

Bei Durchfall ist die Darmschleimhaut gereizt oder entzündet. Das führt zu folgenden Symptomen: dünnflüssiger, übelriechender Stuhl, häufiger Stuhlgang, Bauchschmerzen, eventuell gleichzeitig mit Übelkeit und Erbrechen. Bei Infektionskrankheiten eventuell auch Fieber.

ÄUSSERLICH

Wärme
Eine Wärmflasche oder die wärmende Hand eines Erwachsenen auf dem Bauch entkrampft den Darm und entschärft die Schmerzen.

Warmer Bauchwickel
Wie Sie warme Wickel zubereiten, steht auf Seite 72. Als Zusätze eignen sich Ringelblumen-, Schafgarben-, Lavendel- oder Kamillentee (jeweils 1 TL mit 250 ml kochendem Wasser übergießen, 10 Minuten ziehen lassen). Der Wickel sollte gut sitzen, aber nicht einengen. Prüfen Sie unbedingt die Temperatur: Das Kind darf mitbestimmen, wie warm der Wickel sein darf. Liegedauer (im warmen Bett): etwa 20 Minuten.

Darmeinlauf
Sie können Ihrem Kind auch einen Einlauf mit lauwarmem Salzwasser machen, um dazu beizutragen, Flüssigkeits- und Salzverluste wieder auszugleichen. Was Sie dabei beachten müssen und wie es funktioniert, lesen Sie auf Seite 66.

INNERLICH

Erdbeer-, Brombeer-, Himbeerblätter
Übergießen Sie 1 TL Pflanzenteile mit 250 ml kochendem Wasser, lassen Sie den Tee etwa 5–10 Minuten ziehen. Die Pflanzen enthalten Gerbstoffe, die die Schleimhaut des Darms zusammenziehen, also „abdichten".

Oolong-, schwarzer oder grüner Tee
Übergießen Sie 1 TL Teeblätter mit 250 ml kochendem Wasser, lassen Sie den Tee 10–15 Minuten ziehen – so lösen sich die Gerbstoffe und der Tee verliert seine

4. WAS FEHLT MEINEM KIND?

anregende Wirkung. Verdünnen Sie ihn anschließend mit der gleichen Menge abgekochten Wassers.

Heidelbeertee

Getrocknete Heidelbeeren sind ein altes Hausmittel gegen Durchfall: Der Farbstoff Myrtilin ist ein natürliches Antibiotikum und hilft, bakterielle Erreger in Schach zu halten. Gleichzeitig dichtet die Heidelbeere die Darmschleimhaut ab. 1 TL getrocknete Heidelbeeren (Apotheke) in 250 ml kaltem Wasser ansetzen und 10 Minuten kochen lassen, absieben und abkühlen lassen. Bei Bedarf – aber nicht tagelang! – maximal eine Tasse davon zu trinken geben. Der Tee wirkt antibakteriell, schleimhautzusammenziehend und stopfend. Oder geben Sie dem Kind ein, zwei getrocknete Heidelbeeren, um darauf herumzukauen.

HOMÖOPATHIE

Aus der homöopathischen Kinderapotheke (Seite 341):

Arsenicum album (Weißes Arsen) D12

Bei Durchfall als Folge von kalten Getränken, Eis, verdorbener Nahrung, ungewohnter Kost. Das Kind ist erschöpft und hat brennende Magen-, Darm- und Afterschmerzen.

Weiteres Mittel:

Veratrum album (Weißer Germer) D12

Bei großen Mengen wässrigem, grünem Stuhl, völliger Erschöpfung, Durchfall mit Erbrechen und kaltem Schweiß.

ANTHROPOSOPHISCHE MEDIZIN

Rosmarinsalbe

Um den Popo zu schützen, wird in der anthroposophischen Medizin Rosmarinsalbe verwendet.

→ Näheres zur antroposophischen Medizin siehe Seite 88.

SPAGYRIK

Schwalbenwurz hat sich bewährt bei viralen und bakteriellen Infekten, wirkt zudem entgiftend.
Okoubaka lindert Magen-Darm-Infektionen, wirkt ebenfalls entgiftend.

→ Näheres zur Spagyrik siehe Seite 92.

SO HELFEN SIE IHREM KIND

Viel trinken!

Das A und O bei Durchfall (wie auch bei Erbrechen): Bieten Sie dem kranken Kind immer wieder zu trinken an, denn vor allem kleinere Kinder können schnell lebensgefährlich austrocknen. Bei starkem Durchfall oder auch wenn das Kind längere Zeit nichts essen mag, sollte das Getränk Salz und Glukose enthalten. Zum Beispiel können Sie ihm die Drittelsmischung anbieten (weitere Informationen und Getränke-Rezepte siehe Seite 308).

Bananen, Äpfel, gekochte Karotten

Reife, zerdrückte Bananen sind leicht verdaulich und gut geeignet, um den Salzhaushalt wiederherzustellen, denn sie enthalten viel Kalium. Auch mit der Schale geriebener Apfel hilft bei Durchfall: Das im Apfel enthaltene Pektin nimmt Wasser auf und sorgt für ein Eindicken des Stuhls. Gekochte Möhren schonen Magen und Darm und sind die ideale Krankenkost bei Durchfall, am besten in Form der Möhrensuppe nach Professor Moro (Rezept siehe Seite 280).

Cola und Salzstangen

Glückliche Kinderseelen sind Ihnen sicher! Schütteln Sie aber vorher die Kohlensäure aus der Cola heraus. Allerdings: Das moderne Hausmittel ist – wegen Zucker und Koffein – nichts für Kleinkinder. Auch bei schwerem Durchfall oder Brechdurchfall eignet sich diese Diät nicht.

> **FÜR DAS BABY**
>
> Gestillte Babys haben oft dünnen oder flockigen gelblichen Stuhl, der auch besonders häufig sein kann: Selbst sieben-, achtmal am Tag ist normal und kein Grund, sich Sorgen zu machen. Häufigkeit und Konsistenz des Stuhls können sich während des ersten Lebensjahres immer wieder verändern (Ebenso ist bei Brustkindern auch sehr seltener Stuhlgang völlig normal, siehe Verstopfung Seite 274). Das beste Erkennungsmerkmal von Durchfall: Der Stuhlgang des Babys ist wässrig und riecht stark.
> Babys mit Durchfall sollten Mamas Brust beziehungsweise das gewohnte Fläschchen weiterhin – und öfter – erhalten. Zusätzlich – nicht anstelle der Brust oder des Milchschoppens – geben Sie bei wenig ausgeprägtem Durchfall Kamillentee oder schwachen Fencheltee, damit das Kind mehr Flüssigkeit zu sich nimmt. Bei anhaltendem Durchfall oder Brechdurchfall ist eine Glukose-Elektrolyt-Lösung (Apotheke) angesagt. Denn es ist äußerst wichtig, dem Baby die Flüssigkeit und das Salz, die der Durchfall ihm „raubt", wieder zuzuführen (siehe Seite 306)!
> An Babys, die bereits Beikost erhalten, dürfen Sie Reisschleimsuppe verfüttern: Verkochen Sie weißen Reis und pürieren Sie ihn zu einem Brei. Eventuell abgekochtes Wasser zugeben, leicht salzen. Oder geben Sie Professor Moros Möhrensuppe (siehe Seite 280).

4. WAS FEHLT MEINEM KIND?

Hat Ihr Baby breiig-flüssigen Stuhl, vergessen Sie nicht, einer Windeldermatitis (Seite 125) vorzubeugen: Wickeln Sie das Kind so oft wie möglich, und ölen Sie das Gesäß vorbeugend mit Olivenöl oder Mandelöl ein. Oder tragen Sie Ringelblumensalbe, Hamamelissalbe oder (dünn) eine Creme mit Zinkoxidanteil auf.

ZUM ARZT, WENN …

> Babys oder kleinere Kinder große Mengen Flüssigkeit über den Stuhl verlieren oder immer wieder erbrechen.
> das Kind zusätzlich starke Bauchschmerzen oder einen gespannten Bauch hat, Blut im Stuhl hat und nicht trinken und essen mag (Verdacht: Darmverschluss, dann sofort zum Arzt).
> Ihr Kind nicht genügend trinkt oder Zeichen der Austrocknung hat (siehe Seite 307) oder schwach und mitgenommen wirkt, dann sofort zum Arzt!
> Ihr Kind immer wieder Durchfall hat.

INFO

> **www.bzga.de** Bundesamt für Gesundheitliche Aufklärung

Magen-Darm-Grippe

Die Magen-Darm-Grippe ist eine Infektionskrankheit, die meist durch Viren, selten durch Bakterien ausgelöst wird. Die häufigsten Erreger sind Rota- oder Noro-Viren. Besonders im Winter gibt es regelrechte Noro-Viren-Epidemien mit harmloser, aber heftiger Magen-Darm-Grippe, die jeweils ganze Kindergärten oder Schulhäuser lahmlegen. Symptome: Bauchkrämpfe, explosionsartiges Erbrechen, Durchfall, eventuell Fieber. Dauer: 24–48 Stunden. Übertragen wird die Krankheit u.a. über verschmutzte Hände oder winzige Schwebeteilchen, die sich nach dem Erbrechen in der Raumluft befinden.
So können Sie Ansteckungen vermeiden: Waschen Sie Ihrem Kind und sich selbst öfter die Hände – besonders nach dem Wickeln und nach dem Erbrechen. Teilen Sie in der Familie keine Handtücher. Außerdem können Sie Spucknapf und WC-Brille mit 0,1%iger Chlorbleichlauge waschen (Diese Konzentration erhalten Sie, wenn Sie 250 ml handelsüblicher Chlorbleichlauge mit 5l Wasser verdünnen). Bettwäsche und Handtücher bei 60 Grad waschen. Schicken Sie Ihr Kind erst wieder in Krippe oder Schule, wenn es zwei Tage beschwerdefrei ist. Das Wichtigste für Ihr Kind, wenn es sich eine Magen-Darm-Grippe eingefangen hat: Genügend trinken (siehe Seite 306)!

Erbrechen

Wird Ihrem Kind übel, hat es Brechreiz und erbricht es, ist das eine eigentlich gesunde Reaktion des Körpers. Zum Beispiel, wenn Ihr Kind einen Schluck verdorbene (herumstehende) Milch erwischt hat oder eine Magen-Darm-Grippe, zum Beispiel durch Noro-Viren ausgelöst, die Runde macht. Giftiges, Unverträgliches und alles, was den Körper unnötig belastet, versucht er mit dem Erbrechen loszuwerden. Bei Kindern ist auch die Reisekrankheit häufig. Bei Babys kann neben dem harmlosen häufigen Spucken auch eine Magenpförtnerverengung oder die Refluxkrankheit vorkommen (siehe Seite 124).

Wichtig: Ein Kind, das erbricht, verliert viel Flüssigkeit und Mineralsalze. Diesen Verlust sollten Sie schnell ausgleichen (siehe unten)!

Symptome

Vorboten bei Erbrechen sind ein flaues Gefühl im Magen, vermehrter Speichelfluss, Würgereiz, Blässe im Gesicht sowie Schwindel. Zunächst erbricht das Kind Mageninhalt, bei anhaltender Übelkeit würgt es später eventuell Gallenflüssigkeit und Schleim heraus. Bei der Reisekrankheit kommen oft Schwindel und Schweißausbrüche dazu, bei einer Magen-Darm-Grippe Durchfall und eventuell Fieber.

Hintergrund

Kleinkinder erbrechen relativ häufig, denn ihr Brechzentrum im Gehirn ist leichter irritiert als bei Erwachsenen. Bei der sogenannten Reisekrankheit wird der Gleichgewichtssinn des Kindes durcheinander gebracht. Aber auch starke psychische Erregung kann das Brechzentrum im Gehirn aktivieren. Oft steckt hinter einer Übelkeit auch eine Infektionskrankheit (siehe auch Durchfall, Seite 267).

Oder sie wird durch verdorbene oder unverträgliche Nahrung, eine Allergie, durch Gifte, durch einen Sonnenstich, eine Gehirnerschütterung oder auch durch zu viele Gummibärchen oder zu viel Geburtstagskuchen verursacht. Außerdem können diverse Erkrankungen Brechreiz auslösen, zum Beispiel die sogenannte Bauchmigräne, eine spezielle Form der Migräne (Seite 255).

ÄUSSERLICH

Arnika-Pulswickel

Dieser Wickel kann den Kreislauf beruhigen und harmonisieren. Er ist ein doppelter – für beide Handgelenke. Tränken Sie zwei Baumwolltüchlein mit Arnikatinktur (1 TL auf 250 ml heißes Wasser), wringen Sie sie aus und binden Sie sie – nicht zu locker, nicht zu fest – um die Handgelenke des Kindes. Danach die Wickel mit je einem Außentuch (Baumwolle oder Wolle) umwickeln (siehe Warme Wickel, Seite 72).

Darmeinlauf

Gegen den Flüssigkeits- und Salzverlust durch das Erbrechen kann auch ein

Darmeinlauf mit lauwarmem Salzwasser helfen (Details siehe Seite 66).

INNERLICH

Ingwer gegen den Sturm im Kopf

Die Wirkung von Ingwer bei Reiseübelkeit ist in Studien belegt. Ob auf der Schiffsreise nach Griechenland oder im Kurvenzug ins Tessin: Lassen Sie das Kind kandierte Ingwerstückchen naschen. Vorsicht: sie sind scharf. Oder geben Sie ihm Ingwertee aus getrockneten Wurzeln (Apotheke, Reformhaus). Frisch bereiten Sie Ingwertee so zu: Reiben Sie ½ TL geschälte Ingwerwurzel ab. Setzen Sie die Wurzelstückchen mit 250 ml kaltem Wasser auf, lassen Sie das Ganze aufkochen und 10 Minuten ziehen, dann sieben Sie die Stückchen ab. Bei Bedarf süßen und mit Zitrone abschmecken. Für Kinder ab 6 Jahren gibt es auch Ingwerkapseln zu kaufen (Apotheke).

Heilkräuter gegen Übelkeit

Dem Brechreiz sind diese Kräuter gewachsen: Kamille, Pfefferminz, Goldmelisse, Artischocke (schmeckt leicht bitter). Übergießen Sie 1 TL getrocknete Kamillenblütenköpfe, Goldmelissenkraut, Pfefferminz- oder Artischockenblätter mit 250 ml kochendem Wasser, 3–10 Minuten ziehen lassen. Tee schluckweise über den Tag verteilt trinken.

Cola und Salzstangen

Ein Hausmittel, dem ganz und gar kein „bitterer Beigeschmack" anhaftet! Allerdings eignet es sich – wegen Zucker und Koffein – nicht für Kleinkinder. Lassen Sie die Kohlensäure zuerst entweichen, indem Sie die Flasche schütteln. Wichtig: Bei schwerem Erbrechen sollten Sie dem Kind lieber ein Getränk mit Salz und Glukose zu trinken geben, zum Beispiel eine Drittelsmischung (siehe Seite 308).

Zitronenschale

Lassen Sie das Kind auf einer frischen, unbehandelten Zitronenschale kauen. Das sorgt nicht nur für einen frischen Geschmack im Mund, sondern wirkt leicht tonifizierend auf die Schleimhaut, was den Brechreiz lindert.

Traubenzucker

Während der Brechphase sind Traubenzucker-Bonbons hilfreich: Sie nehmen den schlechten Geschmack im Mund und führen dem Kind leicht verdaubaren Zucker (Glukose) zu, den es jetzt gut gebrauchen kann (mehr dazu siehe Seite 280).

HOMÖOPATHIE

Nux vomica (Brechnuss) D12

Das Kind hat Magendrücken wie von einem Stein, ist in der Magengegend sehr empfindlich, hat Hunger trotz Übelkeit.

Cocculus (Kockelsamen) D12
Bei Reisekrankheit, Schwindel, Schwäche und wenn die Beschwerden sich im Liegen bessern.

Ipecacuanha (Brechwurzel) D12
Die Übelkeit ist Folge eines Hustens oder kommt von schwer verdaulichem Essen. Erbrechen bringt dem Kind keine Erleichterung.

SO HELFEN SIE IHREM KIND

Flüssigkeits- und Salzverlust ausgleichen
Das Wichtigste, wenn das Kind erbricht: Bieten Sie dem kleinen Patienten immer wieder zu trinken an. Wenn das Kind nicht trinken mag: alle paar Minuten wenigstens einen Löffel Flüssigkeit verabreichen! Denn ansonsten besteht – besonders bei den Kleinsten – die Gefahr der Austrocknung des Körpers. Am besten verabreichen Sie dem Kind viel von einem Getränk wie der Drittelsmischung, um wieder Wasser und Mineralien zuzuführen (Informationen und Rezepte siehe Seite ab 306).

Bei Reiseübelkeit: Füße hoch!
Bei Reiseübelkeit: wenn möglich die Fahrt unterbrechen. Ist es Ihrem Kind im Zug oder Schiff übel, lassen Sie es sich flach hinlegen und die Füße hochlagern. Das hilft oft über einen Anflug von Übelkeit hinweg.

Der Reisekrankheit vorbeugen
Vor und während der Reise sollte das Kind keine großen Mahlzeiten zu sich nehmen, sondern kleine Portionen. Im Zug, Bus, Auto oder Schiff: Lieber aus dem Fenster schauen, ein CD hören oder „Ich sehe was, was du nicht siehst!" spielen als lesen oder Uno spielen. So wird dem Kind weniger schlecht. Weiter helfen Ingwertee oder kandierte Ingwerstückchen im Reiseproviant.
Auch Vitamin C soll laut neuerer Foschung vorbeugend gegen Reisekrankheit wirken. Früchte und Gemüse mit besonders viel Vitamin C: schwarze Johannisbeeren, rohe rote und grüne Paprika, Kiwi, roher Kohlrabi, Erdbeeren, roher Rotkohl, Orangen und Zitronen (Reihenfolge entsprechend absteigendem Gehalt).

Seife benutzen!
Bei Magen-Darm-Grippe: Nach dem Erbrechen sollten Sie dem Kind die Hände waschen, damit es andere Familienmitglieder nicht ansteckt (siehe auch Seite 270).

Entspannungsübungen
Bei psychischen Ursachen helfen Entspannungsübungen oder Übungen des Autogenen Trainings, die Übelkeit zu überwinden (mehr dazu ab Seite 96).

Zurück zum Alltag
Wann soll das Kind wieder essen? Erst wenn es wieder Appetit hat: Drängen Sie

4. WAS FEHLT MEINEM KIND?

es nicht. Ihr Kind darf getrost ein, zwei Tage wenig oder gar nichts essen, bis es wieder zu Kräften kommt. Nur zum Trinken sollten Sie es anhalten, siehe oben! Und wenn das Kind länger nichts gegessen hat, ist ein Getränk mit Glukose oder auch ein Traubenzucker-Bonbon genau das Richtige (siehe auch Seiten 280, 306).

FÜR DAS BABY

Muss Ihr Baby erbrechen: Stillen Sie es öfter! Flaschenkinder erhalten ihr gewohntes Fläschchen häufiger als sonst (in entsprechend kleineren Portionen). Und zusätzlich – nicht anstelle der Mutter- oder Flaschenmilch – geben Sie dem Baby Kamillentee oder schwachen Fencheltee, damit es mehr Flüssigkeit zu sich nimmt. Bei mehrmaligem Erbrechen ist eine Glukose-Elektrolyt-Lösung (Apotheke) besser. Denn Sie müssen die Flüssigkeit und das Salz, die der Durchfall „frisst", wieder ersetzen (zur Gefahr des Austrocknens siehe Seite 307). Eine Schonkost brauchen Babys, die erbrochen haben, nicht. Wahrscheinlich ist Babys Appetit auf Brei aber ein, zwei Tage klein.

→ Siehe auch Spucken (Seite 123).

ZUM ARZT, WENN ...

> Babys oder kleinere Kinder mehrmals erbrechen, nichts im Magen behalten können oder Brechdurchfall haben.
> Ihr Baby öfter schwallartig erbricht (Verdacht auf Magenpförtnerverengung, siehe Seite 123).
> Ihr Kind nicht genügend trinkt oder Zeichen der Austrocknung hat (siehe Seite 307) oder schwach und mitgenommen wirkt – dann sofort zum Arzt.
> das Kind zusätzlich starke Bauchschmerzen oder einen gespannten Bauch hat, Blut im Stuhl hat und nicht trinken und essen mag (Verdacht: Darmverschluss, dann sofort zum Arzt).
> Ihr Kind nach einem Sturz auf den Kopf erbricht (sofort zum Arzt).
> Ihr Kind würgt, erbricht oder Bauchschmerzen bekommt, nachdem es einen Gegenstand verschluckt hat (siehe Seite 324).
> Ihr Kind häufig ohne erklärlichen Grund erbricht, vor allem morgens nach dem Aufstehen.

Verstopfung

Laut Schätzungen leidet jedes zehnte Kind phasenweise an Verstopfung. Eine Faustregel: Hat ein Kind länger als zwei, drei Tage keinen Stuhlgang, leidet es wahrscheinlich an Verstopfung. Eine Ausnahme sind Babys (siehe Seite 277).

Symptome
Seltener Stuhlgang und harter Stuhl. Die Kinder klagen vor oder während der Darmentleerung über Schmerzen. Manchmal drücken sie vergeblich. Kinder mit Verstopfung haben oft auch keinen Appetit. Verstopfung ist ein häufiger Grund für Bauchschmerzen.

Hintergrund
Die häufigsten Ursachen: Das Kind trinkt zu wenig, ernährt sich nicht ausgewogen oder es bewegt sich nicht ausreichend. Auch wenn ein Kind zu früh oder mit Druck von Seiten der Eltern aufs Töpfchen gesetzt wird, kann es Verstopfung entwickeln: Es „behält" dann vielleicht aus Angst das große Geschäft (siehe auch Kasten „Windel oder Töpfchen?", Seite 216). Die Neigung zu Verstopfung kann vom Kind auch geerbt worden sein. Selten sind Magen-Darm-Krankheiten der Grund.

ÄUSSERLICH

Bauchmassage
Massieren Sie den Bauch des Kindes im Uhrzeigersinn. Als Massageöl eignet sich eine käufliches Öl, das aus Pflanzenölen (Olivenöl, Mandelöl) sowie einem kleinen Anteil ätherischen Melissen- oder Kümmelöls besteht. Weitere Tipps zum Massieren ab Seite 104.

Feuchtwarme Bauchauflage
Eine warme Kompresse (siehe Seite 72) mit Kamillenblüten- oder Schafgarbentee (1 TL Pflanzenteile mit 250 ml kochendem Wasser übergießen, absieben, abkühlen lassen) kann dem trägen Darm auf die Sprünge helfen.

Ansteigendes Fußbad
Kurbelt die Darmbewegungen an. Wie Sie das Bad richtig zubereiten, lesen Sie auf Seite 64. Ab 4 Jahren

Hautpflege
Falls die Haut am Schließmuskel eingerissen ist und das Kind deswegen Schmerzen beim Stuhlgang hat, cremen Sie sie mit Hamamelis- oder Ringelblumensalbe (aus der Apotheke) ein.

Darmeinlauf
Machen Sie dem Kind mit einem Klistier einen Einlauf (mit Salzwasser oder Kamillentee). Das hilft, den Stuhl weich zu machen. Wie das funktioniert, lesen Sie auf Seite 66.

INNERLICH

„Erste Hilfe"-Joghurt
Mischen Sie frische Himbeeren in einen Naturjoghurt. Dazu viel trinken!

Kümmel-, Fenchel-, Anistee
Setzen Sie 1 TL Samen mit 250 ml Wasser auf, kurz aufkochen, 10 Minuten ziehen

lassen, absieben, abkühlen lassen und schluckweise zu trinken geben.

Kamillen-, Goldmelissen-, Melissen- oder Pfefferminztee

Übergießen Sie 1 TL Pflanzenteile mit 250 ml kochendem Wasser, 5–10 Minuten ziehen lassen. Auch Mischungen dieser Heilkräuter sind geeignet.

Abführmittel aus der Küche

Pflaumensaft, rohes Sauerkraut, probiotische Joghurts, eingeweichte Trockenfrüchte (Feigen, Weintrauben, Aprikosen, Pflaumen, am besten ungeschwefelt) sind natürliche Abführmittel. Oder: Lassen Sie Ihr Kind zum Frühstück ein Glas Fruchtsaft trinken. Sie können ihm morgens auch ein Glas Wasser anbieten. Streikt der Darm, sind diese Nahrungsmittel ideal: rohe Möhren, gekochter Apfel (Apfelmus), überhaupt Früchte und Gemüse, Hülsenfrüchte, Vollkornbrot, Vollkornreis, Vollkornteigwaren, Flocken, Mais, Kartoffeln, Nüsse. Mehr zum Thema gesunde Ernährung siehe Seite 34.

Flohsamen für nicht mehr ganz kleine Flöhe

Ist die Verstopfung hartnäckig, mischen Sie Kindern indische Flohsamen (Apotheke) ins Essen: Menge langsam steigern bis 1 TL pro Tag, dazu viel trinken! Ab 8 Jahren

Bittergemüse und -salate

Bitterstoffe in Gemüse und Salaten wie Artischocke, Endivie, Chicoree und Löwenzahn regen die Produktion von Magensäure, Gallen- und Bauchspeicheldrüsesekreten an und stimulieren die Darmbewegungen. Wer weiß, vielleicht kommt Ihr Kind auf den bitteren Geschmack: Testen Sie verschiedene Rezepte – eines bringen Sie sicher an den kleinen Mann, an die kleine Frau! Auch Löwenzahntee ist einen Versuch wert (siehe Seite 221).

HOMÖOPATHIE

Bryonia alba (Zaunrübe) D6

Bei dunklem, großem und harten Stuhl. Das Kind verspürt keinen Stuhldrang, ist gereizt und ärgerlich, hat trockene Schleimhäute.

Sulfur (Schwefelblüte, Schwefel) D6

Wenn das Kind den Stuhl vor Schmerzen zurückhält, der After juckt und brennt und der Stuhl sehr hart ist.

SO HELFEN SIE IHREM KIND

An die Flasche

Kinder, die zu Verstopfung neigen, sollten sich angewöhnen, viel zu trinken. Eine Flasche mit Wasser oder ungesüßtem Früchte- oder Kräutertee in Reichweite kann helfen. Manche Kinder müssen auch zum Trinken angehalten werden (mehr dazu Seite 36).

Ballaststoffe braucht das Kind
Geben Sie Ihrem Kind täglich ballaststoffreiche Nahrung (siehe Seite 36).

Fussball, Fechten oder Flic Flac?
Egal, welche Art von Bewegung oder Sport Ihr Kind am liebsten hat – Hauptsache, es ist aktiv! Denn Kinder, die sich viel bewegen, leiden seltener an Verstopfung. Jugendliche sollten sich mindestens eine Stunde am Tag austoben können, jüngere Kinder etwa zwei Stunden (mehr dazu Seite 39).

FÜR DAS BABY

Besonders wenn Sie Ihr Baby stillen, sind 6–10 Tage ohne Stuhlgang normal. Erhält das Baby Fläschchenmilch, sollte es höchstens 3 Tage keinen Stuhlgang haben. So können Sie bei Verstopfung nachhelfen: Bieten Sie dem Kind zwischendurch ein Fläschchen mit schwachem Fencheltee an (½ TL Samen mit 250 ml Wasser aufsetzen, kurz aufkochen, 5 Minuten ziehen lassen, absieben, abkühlen lassen). Es ist auch möglich, das Fläschchen statt mit Wasser mit Tee zuzubereiten. Weicher wird Babys Stuhl auch, wenn Sie jeweils 1–2 TL Milchzucker (aus der Drogeriemarkt/Apotheke) in die Fläschchenmilch einrühren. Milchzucker verhindert, dass der Stuhl komplett entwässert wird. Füttern Sie das Baby bereits mit Brei, können Sie auch 1 EL Birnensaft pro Tag dazurühren oder – ab 6 Monaten – nach Belieben Hirsemehl (Reformhaus). Bleibt die Verstopfung bestehen, lassen Sie sich von der Hebamme unterstützen: Eventuell verträgt das Kind den gewohnten Karottenbrei oder etwas anderes nicht.

ZUM ARZT, WENN …

> ein Baby in den ersten Lebenstagen Verstopfung hat oder ein Baby mit Verstopfung zusätzlich Blut in der Windel hat, anhaltend schreit oder erbricht: Sofort zum Arzt!
> ein Kind länger als drei Tage verstopft ist. Ausnahme: gestillte Babys.
> die Verstopfung stark schmerzt, das Kind ergebnislos drückt, wenn es zusätzlich erbricht oder einen gespannten Bauch hat, nicht trinken und essen mag. Oder wenn der Stuhl blutig ist (Verdacht: Darmverschluss, dann sofort zum Arzt).
> es einem Kind mit akuten Bauchschmerzen immer schlechter geht und es eventuell auch zusätzlich Fieber hat (Verdacht Blinddarmentzündung, dann sofort zum Arzt).
> ein Kind immer wieder über Bauchschmerzen klagt beziehungsweise wenn Sie hinter seinem Weinen Bauchschmerzen vermuten.

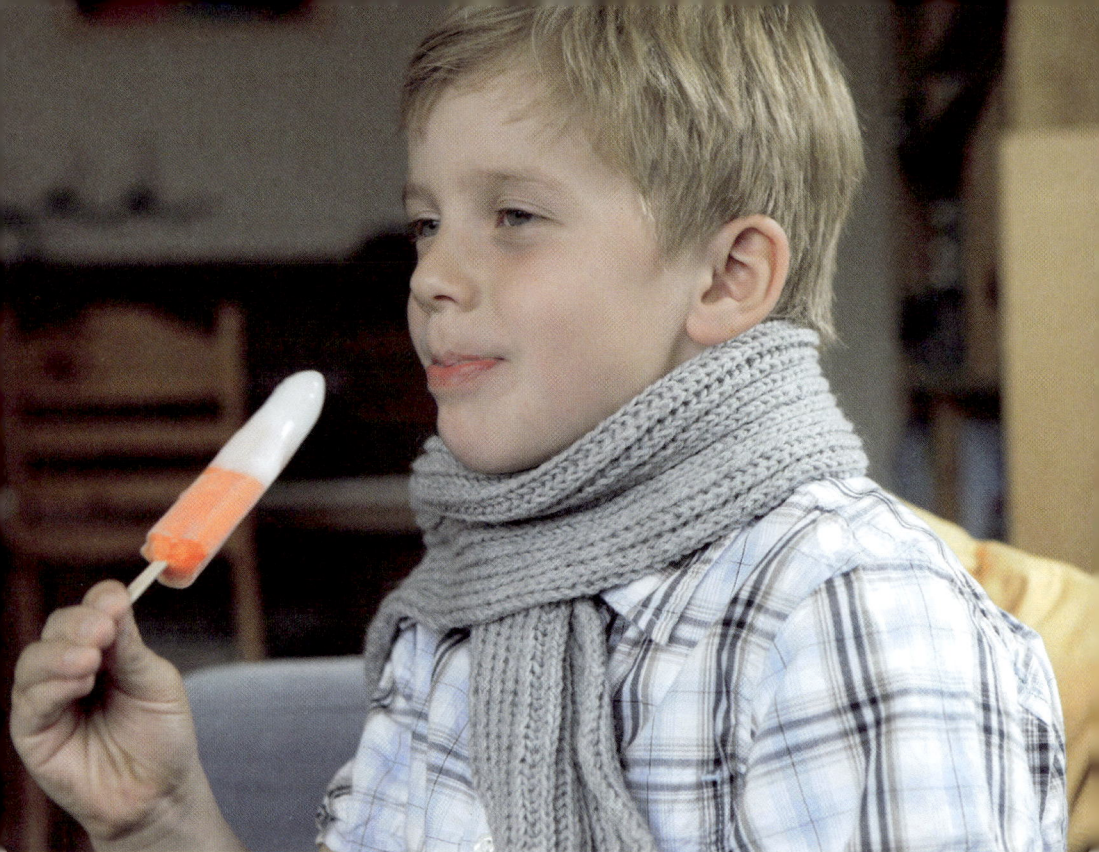

KRANKENKOST

Die meisten kleinen Patienten haben keinen großen Appetit, wenn sie krank sind. Drängen Sie das Kind nicht zum Essen, es darf den Teller ruhig mal unberührt stehen lassen. Fasten kann den Körper auch entlasten. Und ein gut ernährtes Kind hat genügend Reserven, um einige Tage ohne viel Nahrung auszukommen. Wenn der erste Hunger kommt: Mehrere kleine Mahlzeiten über den Tag verteilt sind geeigneter als große Menüs. Wenn es nicht allzu fettig ist, dürfen Sie auch das Lieblingsessen des Kindes kochen. Zum Trinken sollten Sie Ihr krankes Kind jedoch immer anhalten, vor allem wenn es fiebert, schwitzt, Durchfall hat oder erbricht (siehe Trinken ist wichtig, Seite 306).

SO GEHT'S LEICHTER

Um in der Genesungsphase das Immunsystem des Kindes zu stärken, ist mineralstoff-, vitamin- und eiweißreiche Nahrung das Beste. So fällt das Essen dem geschwächten Kind leichter: Geben Sie ihm Löffel statt Gabel oder schneiden Sie ihm mundgerechte Häppchen. Richten Sie das Essen farblich hübsch an, „malen" Sie mit Tomatenpüree lachende und traurige Gesichter auf die Gurkenscheiben, basteln Sie aus Apfelstückchen und Zahnstochern kleine Segelschiffchen etc.

KNUSPER, KNUSPER, KNÄUSCHEN AM KRANKENBETT

Das eignet sich für kranke Kinder:
> Knäckebrot oder Zwieback mit Magerquark und Konfitüre
> saftige, mundgerechte Fruchtstückchen, zum Beispiel Orange, Melone, Birne, Mango, Himbeeren, Kiwi (u.a. auch Flüssigkeitslieferanten)
> geriebener Apfel, Apfelstückchen, Apfelmus
> Bananenscheiben mit Konfitüren-Tupfer
> Joghurt-Frucht-Cocktails (Naturjoghurt, Wasser und zum Beispiel Banane oder Mango mit dem Stabmixer verrühren)
> Naturjoghurt mit Honig oder angereichert mit Fruchtstücken
> Gemüsestückchen (Sellerie, Möhren, Paprika etc.) mit Joghurt-Kräuter-Dipp
> Gurkenscheiben mit Tomatenpüree- oder Ketchup-Tupfer
> gekochte Gemüsebreie (zum Beispiel Karotten, Rote Beete, Sellerie, Kartoffeln, einzeln oder gemischt)
> fettarme Gemüsesuppe
> Haferschleim- oder Reisschleimsuppe
> Pellkartoffeln mit magerem Kräuterquark
> Salzstangen, Grissini
> fertige Kinderbreie aus dem Gläschen
> Rührei
> Hackfleisch und Reis

BEI HALSSCHMERZEN

Vorsicht mit Fruchtsäften und Fruchteis: Die Fruchtsäure kann zusätzliche Schmerzen im Hals bereiten. Als Abwechslung erlaubt sind Milcheis oder auch selbstgemachte Eiswürfel aus Heilkräutertee. Rohes (hartes) Gemüse oder hartes Brot werden wahrscheinlich auf Ablehnung stoßen – besser sind Breie, Pürees oder Suppen.

Möhrensuppe nach Professor Moro
Diese Möhrensuppe nach dem deutschen Kinderarzt Ernst Moro empfehlen Kinderärzte seit 100 Jahren bei Durchfall. Sie liefert Wasser, Elektrolyte (Salze) und Energie im richtigen Verhältnis: 500g Möhren weich kochen, pürieren, mit Wasser auf einen Liter auffüllen und 1 TL Kochsalz zufügen. Dieser Brei eignet sich auch schon für Babys – ab der Zufütterung.

BEI DURCHFALL

Früher wurde bei Durchfall für eine längere „Darmruhe" plädiert, auch Teepause genannt. Heute befürworten Kinderärzte das Fasten nicht mehr. Als erste Mahlzeiten eignen sich zum Beispiel Karotten (gekocht, nicht roh!), weißer Reis, zerquetschte Banane, mit der Schale geriebener Apfel. Stopfend wirken auch Heidelbeeren und schwarzer Tee (Bio-Qualität).

BEI VERSTOPFUNG

Wie Sie Ihr krankes Kind bei Verstopfung richtig ernähren, lesen Sie ab Seite 275.

TRAUBENZUCKER: RETTER IN DER NOT

Wenn ein krankes Kind über längere Zeit nichts essen mag, geben Sie Ihm Traubenzucker – ein halber Teelöffel genügt. Denn vor allem schlanke Kinder neigen sonst dazu, Galle oder eventuell noch vorhandene Essensreste zu erbrechen. Traubenzucker enthält Glukose – die ideale Sofortenergie, um den Blutzuckerspiegel nicht absacken zu lassen. Glukose muss – anders als der Haushaltszucker Saccharose, der aus Fruktose und Glukose besteht – nicht erst aufgespalten werden, sondern kann vom Körper direkt verwertet werden. Am besten wird Traubenzucker übrigens aufgenommen, wenn er im Verbund mit Salz zugeführt wird, wie zum Beispiel bei Glukose-Elektrolyt-Lösungen oder bei der Drittelsmischung (siehe Seite 308).

→ Wie Sie Ihr Kind in gesunden Tagen richtig ernähren, steht auf Seite 34.

5. KLASSISCHE KINDERKRANKHEITEN

Hier erfahren Sie, wie Sie Ihr Kind bei klassischen Kinderkrankheiten wie Röteln, Masern, Windpocken oder Scharlach am besten unterstützen. Auch die wichtigsten Eckdaten können Sie nachschlagen: Beispielsweise wie lange Sie mit Ihrem Kind zu Hause bleiben sollten, damit es niemanden ansteckt. Und wann Sie mit dem kleinen Patienten zum Kinderarzt gehen sollten.

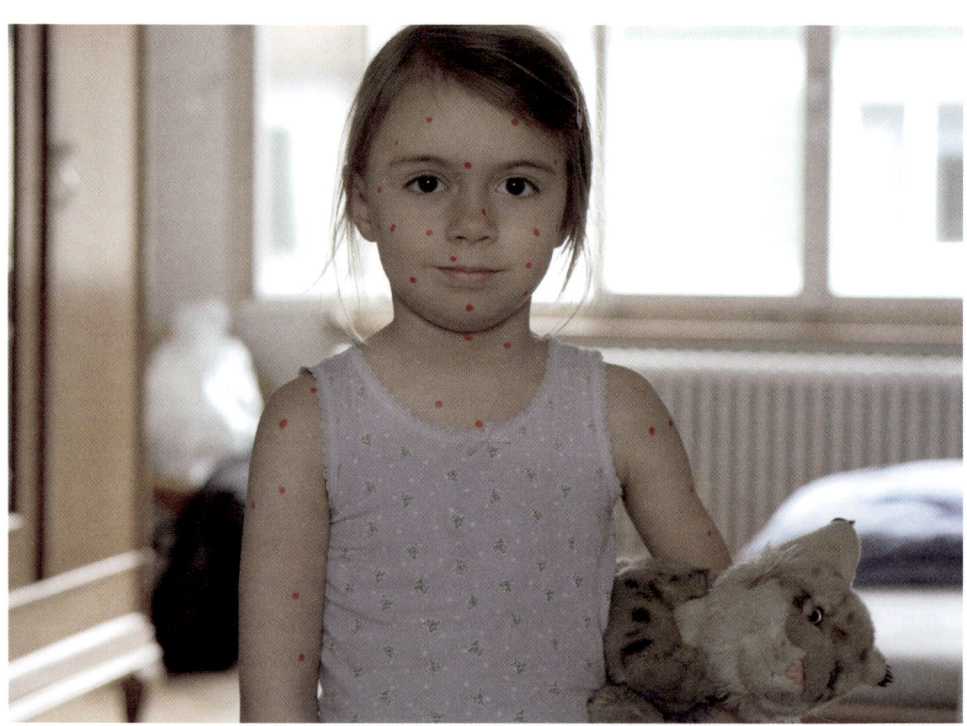

5.1 Kinderkrankheiten von A–Z	**284**
Dreitagefieber	284
Hand-Fuß-Mund-Krankheit	286
Keuchhusten	288
Masern	290
Mumps	292
Mundfäule (Herpes)	294
Pfeiffersches Drüsenfieber	295
Ringelröteln	297
Röteln	299
Scharlach	301
Windpocken	**302**
Für das Baby	*304*
Trinken ist wichtig	**306**
Für das Baby	*309*

5. KLASSISCHE KINDERKRANKHEITEN

5.1 Kinderkrankheiten von A–Z

> **Hinweis**
> Die Therapievorschläge im Kapitel 4, 5 und 6 gelten, wenn nichts anderes erwähnt ist, für Kinder von 2–12 Jahren. Ausnahme: Tipps unter der Rubrik *Für das Baby*.
> Bei schweren oder chronischen Krankheiten verstehen sich die beschriebenen Therapien als Begleitmaßnahme, die Sie mit dem Arzt absprechen sollten. Allgemeine Anmerkungen zur Frage, wann Sie mit Ihrem Baby oder Kind zum Arzt sollten, finden Sie auf Seite 110 (Wann mit dem Baby zum Arzt?) und Seite 136 (Wann mit dem Kind zum Arzt?).

Dreitagefieber

Diese an sich harmlose Viruserkrankung gehört zu den klassischen Kinderkrankheiten und geht meist mit hohem Fieber einher. Fast alle Kinder machen das Dreitagefieber durch – erkannt oder unerkannt, und meistens im Säuglingsalter. Wenn ein Kind zu Fieberkrämpfen (siehe Seite 212) neigt, zeigt sich ein solcher Krampf oft beim Dreitagefieber zum ersten Mal.

Symptome

Das Kind bekommt plötzlich hohes Fieber bis etwa 39 Grad oder höher. Es ist eventuell müde, sonst geht es ihm meist gut. Nach drei Tagen legt sich das Fieber und das Kind bekommt einen ganz feinen, kaum sichtbaren, nur kurz andauernden Hautausschlag, der nicht juckt. Manche Babys müssen außerdem erbrechen oder haben Durchfall.

Hintergrund

Erreger der Krankheit sind spezielle Herpes-Viren (HHV6 und 7). Die Zeit zwischen Ansteckung und Ausbruch des Dreitagefiebers (Inkubationszeit) beträgt etwa eine Woche. Im Unterschied zu anderen Kinderkrankheiten wie Röteln oder Masern haben Kinder mit Dreitagefieber keine weiteren Symptome. Beim Dreitagefieber hat das Kind, wenn

Kinderkrankheiten mit Hautausschlag auf einen Blick

Hat sich Ihr Kind eine Infektionskrankheit mit Hautausschlag eingefangen? Dieser Überblick hilft Ihnen einzuschätzen, an welcher Kinderkrankheit Ihr Kind leiden könnte. Zusätzliche Anhaltspunkte zum Krankheitserreger, der in der Umgebung Ihres Kindes gerade die Runde macht, können Sie oft in der Schule, in der Spielgruppe oder bei den Nachbarn in Erfahrung bringen.

Dreitagefieber: Feiner Ausschlag, erst nachdem das Fieber abgeklungen ist. Ausschlag beginnt an Rücken und Bauch. Keine Erkältungssymptome.

Hand-Fuß-Mund-Krankheit: Rote Flecken, die sich zu Bläschen mit rotem Rand wandeln. Zuerst betroffen: Gesicht, Mund, Mundhöhle, dann Hände und Füße.

Masern: Hohes Fieber, Erkältungssymptome, Ausschlag beginnt hinter den Ohren, dann Hals, Gesicht, Körper. Zuerst kleine hellrote Fleckchen, die zu größeren dunkleren zusammenfließen.

Ringelröteln: Eventuell Fieber, Kopf- oder Gelenkschmerzen. Dann schmetterlingsförmiger Hautausschlag auf den Wangen. Später ringelförmige rote Flecken am Körper.

Röteln: Fieber und leichte Erkältungssymptome. Geschwollene Lymphknoten (Ohren, Nacken). Eventuell hellroter Hautausschlag, der hinter den Ohren beginnt und sich auf den Körper ausbreitet. Die Flecken fließen nicht zusammen.

Scharlach: Plötzlicher Beginn mit Fieber, Halsschmerzen, eventuell Erbrechen. Später rote und raue Haut von Achseln und Leiste ausgehend. Danach gerötete Wangen und blasser Mund. Die Zunge ist erst weiß belegt, dann wird sie zur „Himbeerzunge".

Windpocken: Nur selten Fieber und Krankheitsgefühl. Es bilden sich immer wieder, juckende Bläschen auf der Haut, die mit Sekret gefüllt sind. Zuerst betroffen: Gesicht, Oberkörper, Rumpf, später Arme, Beine, Kopfhaut, Mund, Geschlechtsteile. Nach und nach verkrusten die Bläschen.

der Ausschlag da ist, auch kein Fieber mehr. Und: Der Hautausschlag beginnt an Rücken und Bauch, nicht im Gesicht.

Wenn Sie vermuten, dass Ihr Kind an Dreitagefieber leidet, sollten Sie zum Kinderarzt gehen, obwohl die Krankheit relativ harmlos ist und nur bei Kindern mit einer Neigung zu Fieberkrämpfen (siehe Seite 212) zu Komplikationen führen kann. Aber: Der Arzt sollte bei Ihrem Kind andere (gefährlichere) Krankheiten ausschließen.

Dreitagefieber kann ein Kind nur ein Mal im Leben haben, anschließend ist es dagegen immun. Die Ansteckungszeit für andere Kinder beginnt kurz vor dem Fieber und endet mit dem Hautausschlag.

SO HELFEN SIE IHREM KIND

Flüssigkeit!
Der kleine Patient soll genügend trinken. Und lesen Sie auf Seite 210, wie Sie Ihr fieberndes Kind unterstützen können.

ZUM ARZT, WENN …

> ein Baby unter 3 Monaten Fieber hat.
> das Kind nicht genügend trinkt.
> das Kind hohes Fieber hat und schwach und mitgenommen wirkt.
> eine fiebrige Erkrankung sich nach zwei Tagen nicht bessert.

DEN RETTUNGSDIENST 112 RUFEN, WENN …

> ein Fieberkrampf zum ersten Mal auftritt oder länger als 10 Minuten dauert.

→ Siehe auch Fieber (Seite 210).

Hand-Fuß-Mund-Krankheit

Diese Viruserkrankung mit einem kurzzeitigen Hautausschlag ist an sich harmlos.

Symptome

Es bilden sich rote Flecken, zuerst im Gesicht, im Mund und um die Lippen herum, dann an den Händen und Füßen. Die Flecken werden allmählich zu hellen Bläschen mit rotem Rand. Auch in der Mundhöhle entstehen Blasen, die schmerzhaft sind. Die Kinder haben meist leichtes Fieber. Die Krankheit dauert etwa zehn Tage.

Hintergrund

Verursacher der Krankheit sind Coxsackie-A-Viren. Die Zeit zwischen Ansteckung und Ausbruch der Krankheit (Inkubationszeit) beträgt etwa eine bis zwei Wochen. Andere Kinder können schon vor dem Auftauchen der Hautflecken angesteckt werden. Nach Abheilung der Bläschen ist die Ansteckungsgefahr vorüber. Kinder mit der Hand-Fuß-Mund-Krankheit sollten zu Hause bleiben. Kinder können die Hand-Fuß-Mund-Krankheit mehrmals bekommen.

ÄUSSERLICH

Kühlen tut gut!
Auf Hände und Füße können Sie eine Quarkauflage machen. Waschungen mit kaltem Zitronenwasser (2–3 Spritzer Zitronensaft auf 200 ml Wasser) oder kaltem Pfefferminztee lindern den Juckreiz.

Mundbeschwerden lindern
Zum Auftupfen auf die Bläschen im Mund eignet sich verdünnte Ringelblumentinktur (10 Tropfen Tinktur auf 100 ml Wasser) oder Kräutertee: Kamillen-, Melissen-, Salbei- oder Thymiantee. Tragen Sie die

verdünnte Tinktur oder den Tee zum Beispiel mit einem Wattestäbchen auf. Ältere Kinder können mit der verdünnten Ringelblumentinktur oder den genannten Heilkräutertees auch gurgeln (siehe Seite 60). Wie Sie Ringelblumentinktur selbst machen können, steht auf Seite 81.

INNERLICH

Ein Honigschlecken!
Ein bewährtes Mittel gegen die Bläschen im Mund ist Honig: Streichen Sie mehrmals täglich einen kleinen Klecks auf die betroffenen Stellen.

Kräuter-Eiswürfel
Manchen Kindern tut es gut, ab und zu an einem Eiswürfel zu lutschen. Sie können dazu auch Heilkräutertee-Eiswürfel aus den oben genannten Kräutern herstellen.

HOMÖOPATHIE

Aus der homöopathischen Kinderapotheke (Seite 341):

Mercurius solubilis (Quecksilber) D12
Hilft gegen verschiedene Schleimhautinfektionen.

SO HELFEN SIE IHREM KIND

Genug trinken
Achten Sie darauf, dass Ihr Kind genügend trinkt, trotz der vielleicht schmerzenden Bläschen im Mund. Ansonsten besteht die Gefahr der Austrocknung (siehe Seite 307). Lassen Sie Tee ausreichend abkühlen, da Hitze den Schmerz verstärkt. Fruchtsäfte sind aufgrund ihrer Säure nicht geeignet.

Diese spagyrischen Essenzen helfen

Zur Unterstützung der ärztlichen Behandlung bei viralen Kinderkrankheiten wie Dreitagefieber, Hand-Fuß-Mund-Krankheit, Masern, Mumps, Mundfäule, Pfeiffersches Drüsenfieber, Röteln, Ringelröteln und Windpocken eignen sich diese spagyrischen Essenzen:

Kapland-Pelargonie stimuliert die Abwehrkräfte und wirkt schleimlösend.
Storchenschnabel wirkt gegen Drüsenschwellungen und senkt das Fieber. Zudem fördert Storchenschnabel-Essenz den Lymphfluss und entgiftet so über die Lymphe.
Schwalbenwurz wirkt gegen virale und bakterielle Infekte und ist außerdem entgiftend.

ZUM ARZT, WENN ...

> Ihr Kind nicht genug trinken mag und es ihm schlecht geht.

Keuchhusten

Keuchhusten ist eine hochansteckende, langwierige Kinderkrankheit. Erkrankte Kinder brauchen einige Wochen lang die volle Unterstützung der Familie und sollten in jedem Fall dem Kinderarzt vorgestellt werden. Für Babys unter 6 Monaten kann Keuchhusten gefährlich werden, da sie Atemaussetzer und einen Sauerstoffmangel bekommen können. Oft ist ein Krankenhausaufenthalt nötig.

Symptome

Die Kinder (wie auch betroffene Erwachsene) haben zuerst nur einen leichten Husten. Nach etwa zwei Wochen setzt der krampfartige Keuchhusten ein. Typisch sind schwere Hustenanfälle (oft nachts), die kurz hintereinander auftreten (Stakkatohusten), denen ein gut hörbares juchzendes Atemholen folgt. Betroffene Kinder husten meist viel glasigen Schleim aus, manchmal erbrechen sie auch. In der fünften, sechsten oder siebten Erkrankungswoche klingen die Symptome in der Regel langsam ab. Die Erholungsphase wiederum dauert mehrere Wochen oder sogar Monate. Mögliche Komplikationen: Lungen- und Mittelohrentzündungen, Leistenbrüche oder harmlose Augenblutungen.

Hintergrund

Erreger ist das Bakterium Bordetella pertussis. Das produziert ein Gift (Toxin), das über den Blutweg ins Gehirn gelangt und von dort aus die Hustenanfälle auslöst. Das Gehirn von Babys reagiert auf das Toxin nicht mit dem typischen Keuchhusten, sondern mit lebensgefährlichen Atempausen.

Die Krankheit wird durch Tröpfcheninfektion beim Niesen oder Husten übertragen. Erkrankte Babys und Kinder sind von Beginn der Erkrankung an für etwa fünf Wochen ansteckend, ab Beginn einer Antibiotika-Behandlung nur noch wenige Tage lang. Die Zeit zwischen Ansteckung und Ausbruch der Krankheit (Inkubationszeit) beträgt einige Tage bis zu drei Wochen.

Keuchhusten muss schulmedizinisch behandelt werden. Phytomedizin und Homöopathie eignen sich höchstens als Ergänzung. Betroffene Kinder sollten möglichst keinen Kontakt zu Säuglingen haben, nicht in die Schule, in den Kindergarten, zu Freunden oder in die Krippe gehen.

Kinder, die einmal Keuchhusten durchgemacht haben, können nach einigen Jahren erneut erkranken. Mit einer Impfung kann vorgebeugt werden (Seite 50). Auch geimpfte Kinder können mitunter erkranken, der Verlauf ist aber meist weniger schwer. Auch Babys, die noch nicht alle Impfdosen erhalten haben, können erkranken.

ÄUSSERLICH

Thymianbad

Wirkt beruhigend, besonders vor dem Zubettgehen. 1 EL Thymiankraut mit reichlich kochendem Wasser übergießen, 10 Minuten ziehen lassen, absieben und zum Badewasser geben. Badetemperatur etwa 37 Grad (Tipps zu warmen Bädern siehe Seite 61).

Warmer Brustwickel
Zur Hustenlinderung bestens geeignet – wenn es dem Kind angenehm ist (siehe Husten, Seite 170).

INNERLICH

Hustenlinderung mit Kräutern
Thymiantee und andere hustenlindernde Tees zum Beispiel mit Malve (Käsepappel), Anis oder Schlüsselblumen eignen sich auch bei Keuchhusten.

HOMÖOPATHIE

Aus der homöopathischen Kinderapotheke (Seite 341):

Aconitum (Blauer Eisenhut) D12
Als Anfangsmittel geeignet bei plötzlichem, trockenem Husten und wenn das Kind ängstlich und unruhig ist, vor allem in der Nacht.

Weitere Mittel:

Drosera (Sonnentau) D6
Bei Hustenattacken mit Atemnot und Erbrechen – vor allem nach Mitternacht oder beim Hinlegen.

Ipecacuanha (Brechwurzel) D6
Bei Husten mit Schleimrasseln, Übelkeit oder Erbrechen.

SO HELFEN SIE IHREM KIND

Während des Hustens
Während eines Hustenanfalls sollten Sie Ihrem Kind liebevoll zur Seite stehen, es halten oder streicheln, falls es das mag, und es mit Worten beruhigen. Denn vielen Kindern macht die Atemnot begreiflicherweise Angst. Die beste Husten-Position: aufrechtes Sitzen, den Oberkörper etwas vorgeneigt.

Feuchtigkeit und Flüssigkeit
Sorgen Sie für ausreichende Luftfeuchtigkeit (ideal ist 40–50 Prozent relative Luftfeuchtigkeit): Überheizen Sie die Wohnung oder das Haus nicht und benutzen Sie bei trockener Raumluft einen Luftbefeuchter oder hängen Sie feuchte Tücher im Zimmer des Kindes auf.
Sorgen Sie außerdem dafür, dass Ihr Kind genügend trinkt – das verflüssigt den Schleim in den Atemwegen und er kann besser abgehustet werden.

Kleine Mahlzeiten
Um keinen Brechreiz zu provozieren: lieber lauwarme, statt kalte Getränke, nicht zu viel auf einmal essen oder trinken lassen. Milch, Fette, fettes Fleisch und ähnliches meiden.

5. KLASSISCHE KINDERKRANKHEITEN

Schonung ist nötig

Eine ruhige Umgebung ist wichtig, da die Hustenanfälle oft durch äußere Reize (Lärm, Berührungen) ausgelöst werden. Achten Sie auch darauf, dass sich Ihr Kind nicht zu früh wieder verausgabt, damit der Keuchhusten ganz ausheilen kann. Tipps und Ideen dazu, wie Sie kranke Kinder bei Laune halten, siehe Seite 28.

Intensive Betreuung

Ein Keuchhustenpatient verlangt Ihre volle Aufmerksamkeit. Das zehrt nicht selten auch an Mamas und Papas Nerven. Lassen Sie sich falls möglich in der Betreuung des kranken Kindes unterstützen (Großeltern, Freunde etc.) oder wechseln Sie sich ab.

ZUM ARZT, WENN …

> Verdacht auf Keuchhusten besteht.
> sich ein banal scheinender Husten Ihres Kindes nach ein, zwei Wochen verschlimmert.

DEN RETTUNGSDIENST 112 RUFEN, WENN …

> Sie den Verdacht haben, dass Ihr Baby Keuchhusten hat (Atemaussetzer, Erbrechen).
> Ihr Kind akute Atemnot hat.

Masern

Die Kinderkrankheit ist sehr ansteckend und nicht immer harmlos, denn sie kann zu schweren Komplikationen führen. Kinder mit Masern sind bis zu zwei Wochen lang relativ schwer krank. Gehen Sie mit Ihrem Kind auf jeden Fall zum Arzt.

Symptome

Die ersten Anzeichen sind drei, vier Tage lang Erkältungssymptome wie Schnupfen und Husten oder Halsschmerzen (katarrhalische Phase), des Weiteren meist auch eine Bindehautentzündung am Auge. Das Kind wird „lichtscheu", verträgt das Tageslicht nicht gut. Im Mund sind kleine kalkspritzerähnliche Flecken (Koplik-Flecken) zu sehen. Dazu kommt hohes Fieber bis 41 Grad.
In einer zweiten, ebenfalls von hohem Fieber gekennzeichneten Phase entsteht ein rund 6 Tage dauernder Hautausschlag, der meist hinter den Ohren beginnt. Zuerst bilden sich kleine hellrote Fleckchen, die allmählich zu größeren rotbraunen Flächen zusammenfließen. Nach Hals und Gesicht breitet sich der Ausschlag auf den ganzen Körper aus.
Wenn sich der Zustand des Kindes verschlimmert oder das hohe Fieber weiter anhält, können Komplikationen dahinter stecken. Die häufigsten Komplikationen bei Masern sind Kehlkopf-, Mittelohr-, Lungen- und Gehirnentzündung.

Hintergrund

Der Verursacher der Krankheit ist das Masern-Virus. Die Masern sind in den letzten Jahrzehnten dank der MMR-Impfung (Seite 49) stark zurückgegangen. Da nicht alle Eltern ihre Kinder impfen lassen, gibt es aber immer wieder größere Epidemien, auch in Deutschland.

Zwischen der Infektion bis zum Ausbruch der Krankheit (Inkubationszeit) vergehen meist rund zehn Tage. Bereits fünf Tage vor dem Hautausschlag können Masernkranke andere anstecken. Wenn der Ausschlag und das Fieber wieder verschwunden sind, ist die Ansteckungsgefahr vorüber. Wer die Krankheit durchgemacht hat, ist lebenslang immun gegen die Masern-Viren.

Kinder mit Masern sollten zu Hause bleiben und dürfen auf keinen Fall in die Schule, in den Kindergarten, zu Freunden oder in die Krippe gehen.

Nach Kontakt mit einem an Masern erkrankten Kind können sich Kinder und Erwachsene innerhalb von zwei bis vier Tagen noch impfen lassen, um die Krankheit abzuwenden oder zumindest deren Schwere zu mildern.

HOMÖOPATHIE

Aus der homöopathischen Kinderapotheke (Seite 341):

Belladonna (Tollkirsche) D12
Das Kind hat einen stark roten Ausschlag, hustet krampfartig, ist aggressiv und hat plötzlich hohes Fieber.

Aconitum (Blauer Eisenhut) D12
Bei plötzlichem Fieber mit entzündeten Augen und einem harten, heißen Husten. Das Kind wirkt ängstlich und unruhig, hat Durst und möchte etwas Kaltes trinken.

Pulsatilla (Küchenschelle) D6
Bei mildem Fieber. Das Kind ist sanft und weinerlich, verspürt keinen Durst.

Weiteres Mittel:

Gelsemium (Gelber Jasmin) D12
Das Kind hat Kopfschmerzen, schwere Augenlider und schwere Glieder bei nur mildem Fieber. Es wirkt apathisch, wie benommen.

SO HELFEN SIE IHREM KIND

Symptome lindern
Hausmittel gegen Masern dürfen Sie – neben der schulmedizinischen Kontrolle durch den Arzt – zur Linderung der verschiedenen Symptome einsetzen: Maßnahmen siehe Seite 210, wenn das masernkranke Kind fiebert.
Hausmittel zur Linderung des Hustens siehe unter Husten, Seite 170.
Bei Halsschmerzen helfen warme Halswickel. Wie Sie die zubereiten, steht auf Seite 72.
Natürliche Helfer gegen die Bindehautentzündung am Auge finden Sie auf Seite 178.

Schonung ist nötig

Kinder, die sich mit Masern angesteckt haben, fühlen sich meist so stark angeschlagen, dass sie freiwillig Bettruhe halten. Unternehmen Sie keine Reisen. Dunkeln Sie das Kinderzimmer ab, falls das Kind empfindlich auf helles Licht reagiert. Fernsehen ermüdet die Augen noch mehr und ist deshalb nicht geeignet. Wie Sie kleine Patienten bei Laune halten: siehe Seite 28.

Genügend trinken!

Sorgen Sie dafür, dass das Kind ausreichend trinkt! Denn bei hohem Fieber ist die Gefahr der Austrocknung besonders groß (siehe Seite 307).

Intensive Betreuung

Ein kleiner Patient mit Masern verlangt Ihre volle Aufmerksamkeit. Das zehrt nicht selten auch an Mamas und Papas Nerven. Verteilen Sie die Betreuung des kranken Kindes möglichst auf mehrere Schultern.

ZUM ARZT, WENN ...

> Sie vermuten, dass Ihr Kind Masern hat.
> das Kind Ohrenschmerzen oder Kopfschmerzen hat, kurzatmig ist oder das Fieber nach Abklingen des Hautausschlags nochmal wieder kommt.

DEN RETTUNGSDIENST 112 RUFEN, WENN ...

> das Kind Atemnot hat, apathisch wirkt, Krämpfe hat oder einen steifen Nacken bekommt.

→ Siehe auch Fieber (Seite 210).

Mumps

Diese Kinderkrankheit ist dank der MMR-Impfung (Seite 49) selten geworden. Sie kann schwere Komplikationen nach sich ziehen. Wenn Sie vermuten, dass Ihr Kind an Mumps erkrankt ist, gehen Sie auf jeden Fall mit ihm zum Kinderarzt.

Symptome

Die Speicheldrüsen (unter der Zunge, im Unterkiefer und vor den Ohren) können sich zunächst auf einer Seite, dann beidseitig entzünden. Das Kind hat dann eine geschwollene Wange, Essen und Schlucken und das Öffnen des Mundes tun ihm weh. Außerdem hat es leichtes Fieber und fühlt sich krank. Es kann aber auch sein, dass der Kontakt mit dem Erreger komplett unbemerkt verläuft.
Mögliche Komplikationen von Mumps sind eine Hirnhautentzündung oder eine Gehirnentzündung (weniger häufig) – beide können in seltenen Fällen zu Schwerhörigkeit führen. Auch eine Entzündung der Bauchspeicheldrüse ist möglich. Außerdem kön-

nen männliche Jugendliche mit Mumps eine Hodenentzündung bekommen, die in manchen Fällen zu Unfruchtbarkeit führt.

Hintergrund

Der Verursacher der Krankheit ist das Mumps-Virus. Fachleute nennen die Krankheit Parotitis epidemica. Wer einmal Kontakt mit dem Mumps-Erreger hatte, ist meist lebenslang immun gegen die Viren und erkrankt nicht mehr.

Bereits eine Woche vor der dicken Wange können kleine Mumpspatienten andere Menschen anstecken. Zwischen der Infektion bis zum Ausbruch der Krankheit (Inkubationszeit) vergehen etwa zwei bis drei Wochen. Zwei Wochen nach Beginn der Erkrankung ist das Kind meist nicht mehr ansteckend für andere.

Hat Ihr Kind Mumps, sollte es nicht in die Schule oder an einen andern Ort gehen, wo es Kontakt zu Kindern oder Erwachsenen hat.

Sie können Ihr Kind gegen Mumps impfen lassen (siehe Seite 49).

ÄUSSERLICH

Hausmittel gegen Mumps dürfen Sie – neben der schulmedizinischen Kontrolle durch den Arzt – zur Linderung der Beschwerden einsetzen:

Warm oder kalt?

Der klassische Wangen-Ohr-Wickel ist warm und wird über dem Kopf zusammengebunden. Manche Kinder ziehen allerdings einen kühlenden Wickel vor. Wie Sie die Vorliebe Ihres Kindes am besten testen, lesen Sie auf Seite 70.

Warmer Wickel

Geeignet sind etwa Heilerdewickel, Kartoffelwickel oder Zwiebelwickel (siehe Seite 73 und 74). Auch mit Ringelblumen- oder Archangelika-Salbe (Engelwurz) aus der Apotheke können Sie einen wärmenden und abschwellend wirkenden Wangen-Ohr-Wickel bereiten (mehr Informationen finden Sie unter Warmer Salbenwickel, Seite 73).

Kalter Wickel

Als kühlende Wickel (Seite 70) kommen in Frage: Heilerdewickel, Quarkwickel, Zitronenscheibenwickel.

HOMÖOPATHIE

Aus der homöopathischen Kinderapotheke (Seite 341):

Aconitum (Blauer Eisenhut) D12

Bei plötzlichem hohem Fieber mit einer starken Schwellung der Ohrspeicheldrüse. Das Kind wirkt ängstlich und unruhig.

Belladonna (Tollkirsche) D12

Wenn die rechte Ohrspeicheldrüse betroffen ist. Das Kind hat ein rotes, heißes Gesicht, ist berührungsempfindlich, fantasiert und ist aggressiv.

Apis (Honigbiene) D12
Bei einer roten Schwellung und brennenden, stechenden Schmerzen.

Weiteres Mittel:

Rhus tox (Giftsumach) D12
Meist ist die Ohrspeicheldrüse links betroffen. Das Kind kann den Mund kaum öffnen, hat Schmerzen im Kiefergelenk.

> SO HELFEN SIE IHREM KIND

Genügend trinken, weich essen
Sorgen Sie dafür, dass das Kind ausreichend trinkt (siehe Seite 306). Vielleicht macht es ihm das Fläschchen, ein Trinkbecher oder ein Strohhalm einfacher. Kinder mit Mumps essen am ehesten Püriertes (Suppe, Breie), aber auch Joghurt oder Pudding, denn das Kauen verstärkt die Beschwerden. Saures Essen und Trinken sollten Sie jetzt nicht auftischen (auch keine Fruchtsäfte). Mehr zur Krankenkost siehe Seite 278.

> ZUM ARZT, WENN ...

> Sie vermuten, dass Ihr Kind Mumps hat.
> das Kind starke Ohrenschmerzen hat.
> Ihr jugendlicher Sohn Hodenschmerzen bekommt.

> Ihr Kind starkes Kopfweh bekommt, apathisch wirkt oder einen steifen Nacken hat.
> das Kind zusätzlich zu der geschwollenen Wange Bauchschmerzen bekommt und eventuell erbricht.

→ Siehe auch Fieber (Seite 210).

Mundfäule (Herpes)

Die Mundfäule (Stomatitis aphthosa) trifft vor allem Kleinkinder, wenn sie das erste Mal in ihrem Leben Kontakt mit Herpes-Viren haben. Die erkrankten Kinder haben hohes Fieber und zahlreiche lästige Aphthen im Mund. Kinder mit Mundfäule sollten vom Kinderarzt untersucht werden.

Symptome
Ein Kind mit Mundfäule bekommt hohes Fieber und fühlt sich meist sehr unwohl. Es hat Mundgeruch und die Lymphknoten unter dem Kiefer und am Hals sind fühlbar geschwollen. Auf der Mundschleimhaut, auf dem Zahnfleisch, am Gaumen und eventuell auf den Lippen und um den Mund herum entstehen Aphthen (harmlose, aber schmerzhafte Geschwüre, die platzen und sich entzünden). Das Zahnfleisch ist geschwollen und blutet manchmal. Oft mag das Kind kein Essen zu sich nehmen und vielleicht auch nicht genügend trinken, da

die entzündeten Stellen im Mund stark schmerzen. Die Mundfäule ist meist nach eineinhalb Wochen überstanden.

Hintergrund

Auslöser der Mundfäule ist das Herpes-Simplex-Virus Typ 1 (HSV1). Das Virus wird zum Beispiel beim Küssen oder beim gemeinsamen Benutzen von Besteck oder Spielzeug (das von mehreren Kindern in den Mund genommen wird) übertragen.

Das Virus bleibt nach der Krankheit „schlummernd" im Körper: Die meisten Erwachsenen tragen es in sich. Bei geschwächtem Immunsystem, wenn man zum Beispiel unter starkem Stress leidet oder erkältet ist, kann das Virus in Form von Lippenherpes wieder aufflammen. Auch Kinder können – Wochen, Monate oder Jahre nach Durchmachen der Mundfäule – die bekannten Fieberblasen bekommen.

Eine Impfung gegen die Mundfäule gibt es nicht.

INNERLICH

Tipps und homöopathische Mittel siehe unter Aphthen (Seite 176).

SO HELFEN SIE IHREM KIND

Maßnahmen bei Fieber siehe Seite 210.

Genug trinken

Achten Sie darauf, dass Ihr Kind trotz der schmerzenden Bläschen im Mund ausreichend trinkt. Ansonsten besteht die Gefahr der Austrocknung (siehe Seite 307). Lassen Sie den Tee für den kleinen Patienten gut abkühlen, servieren Sie ihn vielleicht sogar eiskalt. Hitze verstärkt den Schmerz. Auch Milcheis tut den Kindern gut. Fruchtsäfte und Fruchteis sind aufgrund ihrer Säure nicht geeignet. Heißes oder Scharfes sollten Sie ebenso meiden.

Vorbeugung

Küssen Sie Ihr Kind nicht, wenn Sie selbst gerade eine Fieberblase (Lippenherpes) haben. Und essen Sie nicht mit dem gleichen Besteck.

ZUM ARZT, WENN …

> Sie den Verdacht haben, Ihr Kind könnte an Mundfäule erkrankt sein.
> Ihr Kind nicht ausreichend trinkt.

Pfeiffersches Drüsenfieber

Diese Infektionskrankheit heißt auch Mononukleose. Sie befällt Klein und Groß. Das typische Krankheitsbild mit einem wochenlangen Krankheitsgefühl und geschwollenen Lymphknoten zeigt sich bei Jugendlichen und jungen Erwachsenen. Kleine Kinder bekommen eher Magen-Darm-Probleme. Betroffene sollten immer zum Arzt gehen.

Symptome

Bei Babys und Kleinkindern: Unspezifische Symptome wie Bauchweh, Durchfall, Husten oder Schnupfen. Oder das Pfeiffersche Drüsenfieber verläuft komplett unbemerkt.
Jugendliche mit Pfeifferschem Drüsenfieber fühlen sich zunächst einige Tage oder Wochen schlapp und unwohl. Dann setzt hohes Fieber ein und die Lymphknoten am Hals, an den Achseln oder in den Leisten schwellen an. Die Mandeln sind entzündet. Manchmal zeigt sich ein kurzer, feiner Ausschlag. Wenn die Leber befallen wird, färbt sich die Haut gelb (Ikterus).

Hintergrund

Der Auslöser ist das Epstein-Barr-Virus, ein spezielles Herpes-Virus. Es wird zum Beispiel beim Küssen oder durch kleine Tröpfchen beim Husten, Niesen oder Sprechen übertragen und befällt die lymphatischen Organe: Milz, Leber, Mandeln, Lymphknoten. Die meisten Erwachsenen hatten im Laufe ihres Lebens bereits (bemerkt oder unbemerkt) Kontakt mit dem Virus.
Das Pfeiffersche Drüsenfieber kann (selten) Komplikationen nach sich ziehen: zum Beispiel ein Einreißen der geschwollenen Milz, Gehirn- und Hirnhautentzündung oder Leber- und Nierenkrankheiten.
Erkrankte Kinder und Jugendliche sind schon einige Tage vor Beginn der Erkrankung ansteckend. Die Ansteckungszeit ist nach etwa zwei Wochen vorüber. Die Zeit zwischen Ansteckung und Ausbruch der Krankheit (Inkubationszeit) beträgt drei bis sieben Wochen.
Ein Trost: Wer einmal an Pfeifferschem Drüsenfieber erkrankt ist, ist für den Rest seines Lebens vor der Krankheit gefeit. Eine Impfung gibt es dagegen nicht.

ÄUSSERLICH

Den Hals beruhigen

Tipps finden Sie unter Halsschmerzen, Angina (Seite 193): Halswickel und Gurgelmittel.

Warme Leberauflage

Zur Regulation der Leber: Bereiten Sie dem Kind eine Leberauflage mit Schafgarbentee (siehe Warmer Heilkräuterwickel, Seite 73). Nach Temperaturprüfung auf den rechten Oberbauch auflegen. Als zweite Lage ein Wickeltuch (Baumwolle oder Wolle) rund um den Bauch anbringen. Das Kind ins Bett legen. Etwa eine Stunde anbehalten.

Ansteigendes Armbad

Bei verzögerter Heilung können tägliche ansteigende Armbäder (Seite 64) den Stoffwechsel aktivieren. Ab 4 Jahren

HOMÖOPATHIE

Siehe Angina (Seite 192).

SO HELFEN SIE IHREM KIND

Maßnahmen bei Fieber finden Sie auf Seite 210.

Genug trinken
Achten Sie darauf, dass vor allem kleine Patienten genügend Flüssigkeit zu sich nehmen (siehe Seite 306). Lassen Sie Tee gut abkühlen. Fruchtsäfte sind kein geeignetes Getränk. Die Krankenkost am besten pürieren.

Schonung
Jugendliche Patienten sollten sich schonen dürfen, bis sie wieder vollständig auf dem Damm sind. Wenn die Milz geschwollen ist, müssen die Betroffenen außerdem mehrere Wochen auf Ball- und Mannschaftssport verzichten, da Schläge auf den Oberbauch zu einem Milzriss führen können.

ZUM ARZT, WENN ...

> Sie den Verdacht haben, Ihr Kind könnte an Pfeifferschem Drüsenfieber erkrankt sein.
> das Kind nicht ausreichend trinkt, weil es nicht schlucken kann.
> sich die Haut des Kindes gelb verfärbt.
> das Kind Schmerzen im Oberbauch links bekommt (das könnte auf einen gefährlichen Milzriss hindeuten).

→ Siehe auch Fieber (Seite 210).

Ringelröteln

Diese Viruserkrankung ist – wie Röteln auch – für Kinder und Erwachsene meist harmlos. Steckt sich aber eine Schwangere mit dem Virus an, kann das Ungeborene schwer geschädigt werden.

Symptome
Die Symptome sind anfangs unspezifisch: eventuell leichtes Fieber, Kopf- oder Gelenkschmerzen. Dann zeigt sich ein Hautausschlag, der an beiden Wangen beginnt und als schmetterlingsförmig bezeichnet wird – die geröteten Wangen sind die Flügel des Schmetterlings, die Nase der Körper. Dann breiten sich ringelförmige rote Flecken auf dem ganzen Körper aus. Manchmal juckt die Haut. Bei einigen erkrankten Kindern ist allerdings weder im Gesicht noch am Körper ein Ausschlag zu sehen.

Hintergrund
Der Erreger der Ringelröteln ist das Parvo-Virus, die Krankheit wird auch als Erythema infectiosum bezeichnet. Das Parvo-Virus befällt Vorläuferzellen der roten Blutkörperchen, die sich im Mark der Knochen befinden, zum Beispiel in denen von Armen und Beinen. Das kann bei Ungeborenen zu Blutarmut, Herzschäden und einer Fehlgeburt führen.
Die Zeit zwischen Ansteckung und Ausbruch der Krankheit (Inkubationszeit) beträgt knapp drei Wochen. Ansteckungsgefahr herrscht von der Ansteckung an bis zum

Auftreten des Hautausschlags. Dass weitere Personen (und eventuell Schwangere) angesteckt werden, lässt sich deshalb leider nur schwer verhindern. Denn zu dem Zeitpunkt, wo sich der charakteristische Ausschlag zeigt, ist die Ansteckungsgefahr meist schon vorüber.

Gegen Ringelröteln gibt es keine Impfung. Nach Durchmachen der Krankheit ist das Kind lebenslang immun.

ÄUSSERLICH

Kühlende Waschungen und Auflagen
Den Juckreiz lindern Waschungen mit Pfefferminztee oder kaltem Zitronenwasser (2–3 Spritzer Zitronensaft auf 200 ml Wasser). Auf die geröteten Wangen können Sie eine Quarkauflage machen.

Warmes Fußbad
Ein wohlig warmes Fußbad hilft dem Kind zu entspannen – besonders bei kleinen Patienten mit starkem Juckreiz zu empfehlen.

Molken-, Kleie- oder Kamillenbad
Diese Bäder lindern den Juckreiz und beschleunigen die Heilung. Die Badezeit sollte maximal 10 Minuten betragen – in höchstens 37 Grad warmem Wasser. Kamillenbad: 2 EL Kamillenblütenköpfe mit kochendem Wasser übergießen, Tee 10 Minuten ziehen lassen, absieben und zum Badewasser geben. Wie Sie ein Molken- oder Weizenkleiebad zubereiten, steht auf Seite 62 bzw. 63.

Zink-Ringelblume
Um Hautentzündungen vorzubeugen, können Sie lokal dünn Zinksalbe (Apotheke) auftragen. Noch besser wirkt diese, wenn Sie etwas Calendulatinktur (= Ringelblumentinktur) dazumischen: Drücken Sie 2 cm Zinksalbe aus der Tube, mischen Sie die Salbe mit zwei Tropfen Calendulatinktur und bewahren Sie die Salbe in einem kleinen Töpfchen im Kühlschrank auf.

INNERLICH

Mit Heilkräutern beruhigen
Falls das Kind wegen des Juckreizes nicht schlafen kann, beruhigen diese Tees: Lavendelblüten, Melissenblätter, Passionsblumenkraut und Orangenblüten, einzeln oder gemischt. Bereiten Sie den Tee mit 1 TL Pflanzenteilen und 250 ml kochendem Wasser zu. 3–10 Minuten ziehen lassen.

HOMÖOPATHIE

Siehe Röteln (Seite 300).

> **SO HELFEN SIE IHREM KIND**
>
> **Hautschutz**
> Damit das Kratzen möglichst wenig schadet: Schneiden Sie die Fingernägel des Kindes. Ziehen Sie ihm lockere, nicht zu warme Kleidung an – Wärme kann den Juckreiz verstärken.

> **ZUM ARZT, WENN …**
>
> > Sie bei Ihrem Kind Ringelröteln vermuten.

Röteln

Diese Viruserkrankung ist heute selten und für Kinder und Erwachsene meist harmlos, Komplikationen sind selten. Aber: für Ungeborene – die von ihrer erkrankten Mutter über das Blut angesteckt werden – sind Röteln äußerst gefährlich, da sie zu schweren bleibenden Schäden wie Schwerhörigkeit, Herzfehlern oder einer geistigen Behinderung führen können. Deshalb ist wichtig, dass ein an Röteln erkranktes Kind keine Schwangere anstecken kann.

Symptome

Oft wird eine Erkrankung gar nicht bemerkt, denn es zeigen sich höchstens leichte Erkältungssymptome und etwas Fieber. Manchmal sind Lymphknoten hinter den Ohren und im Nacken geschwollen. Eventuell zeigt sich ein hellroter Hautausschlag. Der beginnt hinter den Ohren und breitet sich manchmal über den ganzen Körper aus. Die einzelnen Flecken fließen nicht zusammen.

Hintergrund

Die Röteln werden medizinisch Rubella genannt – Erreger ist das Röteln-Virus. Die Zeit zwischen Ansteckung und Ausbruch der Krankheit (Inkubationszeit) beträgt etwa zwei, drei Wochen. Das Virus wird durch Sprechen, Husten oder Niesen übertragen. Ansteckungsgefahr herrscht schon vor Auftreten des Hautausschlags. Und nach dem Abklingen des Hautausschlags dauert sie ebenfalls noch einige Tage.

Um – direkt oder indirekt – keine Schwangere anzustecken, sollten Kinder mit Röteln zu Hause bleiben und nicht in die Schule, in den Kindergarten, zu Freunden oder in die Krippe gehen. Wer die Krankheit durchgemacht hat, ist von dem Zeitpunkt an immun. Man bekommt sie nur einmal im Leben.

Röteln kann mit einer Impfung vorgebeugt werden (siehe Seite 49). Die Impfung hat einen doppelten Sinn: Erstens werden in der Umgebung ungeborene Babys von Müttern, die in ihrer Kindheit nicht geimpft wurden, geschützt (Ein Impfschutz kann zum Beispiel fehlen, weil die Mütter aus Ländern nach Deutschland eingewandert sind, die keine systematische Impfung kennen.). Zweitens sind geimpfte Mädchen bei einer späteren Schwangerschaft davor geschützt, an Röteln zu erkranken und ihr Ungeborenes anzustecken.

Diese spagyrischen Essenzen helfen

Zur Unterstützung der ärztlichen Behandlung bei viralen Kinderkrankheiten wie Dreitagefieber, Hand-Fuß-Mund-Krankheit, Masern, Mumps, Mundfäule, Pfeiffersches Drüsenfieber, Röteln, Ringelröteln und Windpocken eignen sich diese spagyrischen Essenzen:

Kapland-Pelargonie stimuliert die Abwehrkräfte und wirkt schleimlösend.
Storchenschnabel wirkt gegen Drüsenschwellungen und senkt das Fieber. Außerdem fördert Storchenschnabel-Essenz den Lymphfluss und entgiftet so über die Lymphe.
Schwalbenwurz wirkt gegen virale und bakterielle Infekte und ist auch entgiftend.

ÄUSSERLICH

Warmer Halswickel
Bei schmerzender Lymphknotenschwellung können Sie Ihrem Kind einen warmen Leinsamen- oder Kartoffelwickel um den Hals anlegen. Oder einen Wickel mit Engelwurz-Salbe zubereiten (Anleitungen siehe Seite 73, Warmer Salbenwickel). Wichtig bei Halswickeln: Bei der ersten (feuchten) Stofflage die Wirbelsäule aussparen. Als zweite Lage eignet sich ein Baumwoll- oder Wollschal.

HOMÖOPATHIE

Aus der homöopathischen Kinderapotheke (Seite 341):

Aconitum (Blauer Eisenhut) D12
Bei plötzlichem hohen Fieber. Das Kind wirkt ängstlich und unruhig.

Apis (Honigbiene) D12
Bei geschwollenen Lymphknoten und brennenden, stechenden Schmerzen.

Belladonna (Tollkirsche) D12
Das Kind ist aggressiv, hat ein rotes, heißes Gesicht und verspürt klopfende, pulsierende Schmerzen.

Weiteres Mittel:

Ferrum phos. (Eisenphosphat) D12
Bei einer sich langsam entwickelnden Erkrankung ohne allgemeine Rötung der Haut. Dem Kind ist kalt, und es fröstelt.

ZUM ARZT, WENN ...

> Sie bei Ihrem Kind Röteln vermuten.

Scharlach

Diese Kinderkrankheit kommt in der Regel frühestens im Kindergartenalter vor. Auffälligste Auswirkungen von Scharlach sind eine Mandelentzündung (Angina) sowie ein Hautausschlag. Die Krankheit sollte schulmedizinisch behandelt werden.

Symptome

Scharlach beginnt plötzlich, mit starkem Fieber, einem stark eingeschränkten Allgemeinbefinden, Halsschmerzen, geschwollenen Mandeln, Mundgeruch, manchmal auch mit Kopfschmerzen. Der Rachen färbt sich „scharlachrot". Manche Kinder müssen außerdem erbrechen. Nach ein paar Tagen kommt meistens ein Hautausschlag dazu: Ausgehend von Achseln und Leiste rötet sich die Körperhaut und wird rau. Die Wangen röten sich, die Region um den Mund aber bleibt blass. Die Zunge ist zunächst weiß belegt, dann wird sie zur „Himbeerzunge" (auch „Erdbeerzunge" genannt): mit feinen Erhebungen und leuchtend rot. Nach Wochen schält sich die Haut an Füßen und Händen.

Hintergrund

Verursacher von Scharlach sind Streptokokken, die gleichen Bakterien, die auch die Angina verursachen. In den meisten Fällen verläuft die Erkrankung heute ohne Komplikationen. Dennoch sind sie möglich: Mittelohr- oder Nasennebenhöhlen-Entzündung, Nierenentzündung oder – Tage bis Wochen nach der Erkrankung – rheumatisches Fieber (eine Autoimmunerkrankung, bei der sich die Abwehrreaktionen gegen die Streptokokken fälschlicherweise gegen körpereigene Zellen richten – beispielsweise Gelenke oder Herz). Warnhinweis: Hohes Fieber einige Tage oder Wochen nach dem Scharlach.

Kinder mit Scharlach sollten zu Hause bleiben. Die Zeit zwischen Ansteckung und Ausbruch der Krankheit (Inkubationszeit) beträgt maximal eine Woche. Weitere Kinder (seltener Erwachsene) können etwa einen Tag vor dem Auftauchen der ersten Symptome angesteckt werden. Die Ansteckungsgefahr ist zwei Tage nach Beginn der Scharlach-Therapie (mit Antibiotika) vorüber.

Kinder können mehrmals an Scharlach erkranken. Eine Impfung gibt es nicht. Hausmittel und homöopathische Medikamente gegen Scharlach dürfen Sie ergänzend zur schulmedizinischen Therapie einsetzen.

> **HOMÖOPATHIE**
>
> Aus der homöopathischen Kinderapotheke (Seite 341):
>
> **Belladonna (Tollkirsche) D12**
> Das Hauptmittel bei Scharlach. Hals und Mandeln des Kindes sind hochrot, das Kind hat eine typische Himbeerzunge und ein Kloßgefühl im Hals. Es bekommt plötzlich hohes Fieber, ist aggressiv.
>
> **Apis (Honigbiene) D12**
> Das Halszäpfchen des Kindes ist rot, die Augen geschwollen. Das Kind hat

stechende, brennende Schmerzen, die bis in die Ohren ausstrahlen, und das Gefühl, zu ersticken.

Weiteres Mittel:

Rhus tox (Giftsumach) D12
Bei Bläschenausschlag mit heftigem Jucken, einer Entzündung der Lymphknoten und Gliederschmerzen.

> **ZUM ARZT, WENN ...**
>
> > Sie Symptome von Scharlach bei Ihrem Kind erkennen.
> > Ihr Kind rasch hohes Fieber bekommt und sich sein Allgemeinbefinden stark verschlechtert.
> > Ihr Kind einige Wochen nach einer Scharlach-Erkrankung plötzlich hohes Fieber bekommt.

> **DEN RETTUNGSDIENST 112 RUFEN, WENN ...**
>
> > das Kind Atemnot hat oder den Mund nicht aufmachen kann.
>
> → Siehe auch Tipps unter Hals- oder Mandelentzündung (Seite 192), Fieber (Seite 210).

Windpocken

Diese Viruserkrankung ist hochansteckend: Die Viren werden quasi mit dem Wind verbreitet – deshalb der Name Windpocken –, dazu ist kein direkter Kontakt nötig. Windpocken müssen in der Regel nicht schulmedizinisch behandelt werden. Die Gefahr von Komplikationen ist klein. Oft genügen Hausmittel wie Bäder oder Tees oder homöopathische Mittel.

Symptome

Es bilden sich rote Pünktchen auf der Haut, die zu sekretgefüllten, stark juckenden Bläschen werden, aufplatzen und dann verkrusten – zunächst im Gesicht, an Oberkörper und Rumpf. Später auch an Armen und Beinen, auf der Kopfhaut und manchmal im Mund und an den Geschlechtsteilen. Bis zu einer Woche lang entstehen immer wieder neue Bläschen, die nach und nach verkrusten. Manche Kinder sind zu Beginn der Krankheit unleidig oder müde, manche haben Fieber. Andere sind fast gar nicht beeinträchtigt. Manchmal stört der Juckreiz den Schlaf. Erwachsenen mit Windpocken geht es meist deutlich schlechter. Nach etwa zehn Tagen ist die Krankheit vorbei.

Hintergrund

Die Krankheit wird durch ein Herpes-Virus, das Virus Varizella-Zoster, verursacht. Sie heißt deshalb medizinisch „Varizellen".

Die Zeit zwischen Ansteckung und Ausbruch der Krankheit (Inkubationszeit) beträgt etwa zwei Wochen. Andere Kinder (selten Erwachsene) können schon vor Auftauchen der ersten Bläschen angesteckt werden. Nach Verkrustung aller Bläschen ist die Ansteckungsgefahr vorüber. Kinder mit Windpocken sollten zu Hause bleiben und nicht in die Schule, in den Kindergarten, zu Freunden oder in die Krippe gehen.

Ein Trost: Hat Ihr Kind die Windpocken überstanden, ist es für den Rest des Lebens dagegen immun. Bei ungefähr jedem fünften Menschen, der einmal Windpocken hatte, rufen die Varizella-Zoster-Viren im Jugendlichen- oder Erwachsenenalter eine Gürtelrose hervor. Typische Symptome dafür sind ein brennendes Gefühl und später ein Hautausschlag in gürtelförmigen Hautarealen am Rumpf.

Windpocken kann eventuell mit einer Impfung vorgebeugt werden (siehe Seite 49). Auch geimpfte Kinder können manchmal erkranken. Der Krankheitsverlauf ist aber meist weniger schwer.

ÄUSSERLICH

Zink-Ringelblume

Um Hautentzündungen und Narben vorzubeugen, können Sie auf die Bläschen am Körper dünn Zinksalbe (Apotheke) auftragen. Noch besser wirkt die, wenn Sie etwas Calendulatinktur (Ringelblumentinktur) dazumischen: Drücken Sie 2 cm Zinksalbe aus der Tube, mischen Sie die Salbe mit zwei Tropfen Ringelblumentinktur und bewahren Sie die Salbe in einem kleinen Töpfchen im Kühlschrank auf.

Kühlende Waschungen und Auflagen

Den Juckreiz lindern Waschungen mit kaltem Zitronenwasser (1 Spritzer Zitronensaft auf 200 ml Wasser). Auf die betroffenen Hautstellen können Sie aber auch eine Quarkauflage machen (siehe Seite 71). Oder waschen Sie sie mit verdünnter Ringelblumentinktur (1 TL Tinktur auf 250 ml kaltes Wasser).

Sitzbad mit Eichenrinde

Wenn sich Bläschen in der Windelregion infizieren: Bereiten Sie dem Kind ein Sitzbad mit Eichenrinde (siehe Seite 63).

Beruhigende und hautfreundliche Bäder

Ein warmes Fußbad kann das vom Juckreiz geplagte Kind beruhigen. Um die Heilung der Haut zu beschleunigen, können Sie Ihrem Kind ein (kurzes!) Vollbad mit Molke oder Weizenkleie zubereiten (siehe Seite 62 bzw. 63). Oder ein Kamillenbad: 2 EL Kamillenblütenköpfe mit kochendem Wasser übergießen, Tee 10 Minuten ziehen lassen, absieben und zum Badewasser geben. Wichtig: Das Kind soll nur wenige Minuten baden, und in höchstens 37 Grad warmem

Wasser. Ansonsten besteht die Gefahr, dass die Bläschen zu stark aufweichen, platzen und sich Narben bilden. Nach Baden oder Waschen die Haut jeweils gut trocken tupfen.

INNERLICH

Beruhigende Tees
Wenn das Kind starken Juckreiz hat und nicht schlafen kann, beruhigen Tees aus folgenden Heilkräutern: Orangenblüten, Lavendelblüten, Passionsblumenkraut, Melissenblätter. Bereiten Sie den Tee mit 1 TL Pflanzenteilen und 250 ml kochendem Wasser zu. 3–10 Minuten ziehen lassen.

SO HELFEN SIE IHREM KIND

Die Haut schützen
Damit das Kratzen möglichst wenig schadet: Schneiden Sie die Fingernägel des kleinen Patienten möglichst kurz. Lassen Sie das Kind öfter die Hände waschen, um bakteriellen Entzündungen vorzubeugen.

Nicht zu warm, nicht zu sauer!
Ziehen Sie dem Kind lockere, nicht zu warme Kleidung an: Wärme kann den Juckreiz verstärken. Falls Ihr kleiner Windpockenpatient Bläschen im Mund hat: Geben Sie ihm keine Fruchtsäfte oder saure Speisen!

HOMÖOPATHIE

Aus der homöopathischen Kinderapotheke (Seite 341):

Aconitum (Blauer Eisenhut) D12
Bei plötzlichem hohem Fieber ohne Schwitzen, beim ängstlichen, unruhigen Kind.

Belladonna (Tollkirsche) D12
Das Kind hat plötzlich hohes Fieber, ein rotes Gesicht, entzündete Augen und pulsierende Kopfschmerzen.

Weitere Mittel:

Sulfur (Schwefelblüte, Schwefel) D6
Bei starkem Juckreiz und trockener, heißer Haut fördert Sulfur die Abheilung des Hautausschlags.

Rhus tox (Giftsumach) D12
Bei eiter- oder wassergefüllten Bläschen, brennendem Juckreiz und roter Zungenspitze.

FÜR DAS BABY

Windel weg lassen!
Falls es die Jahreszeit erlaubt: Lassen Sie Ihr Baby öfter unten ohne rumkrabbeln oder rumlaufen. Und wechseln Sie seine Windeln möglichst oft: So können

Sie – vor allem bei Kindern mit Neigung zu Neurodermitis – Komplikationen durch Sekundärinfektionen am Popo verhindern. Bei Juckreiz dürfen Sie Babys Haut mit Kamillentee (1 TL Blüten auf 250 ml Wasser) waschen. Wichtig: Keine ätherischen Öle verwenden (siehe auch Seite 79)! Anschließend die Haut gut trockentupfen.

ZUM ARZT, WENN …

> ein Säugling unter 6 Monaten Windpocken hat.
> sich Bläschen entzünden (Gefahr der Narbenbildung).
> das Kind sehr starken Juckreiz hat.
> Sie nicht sicher sind, ob es sich tatsächlich um Windpocken handelt.
> das Kind hohes Fieber hat oder sich die Krankheit verschlimmert.

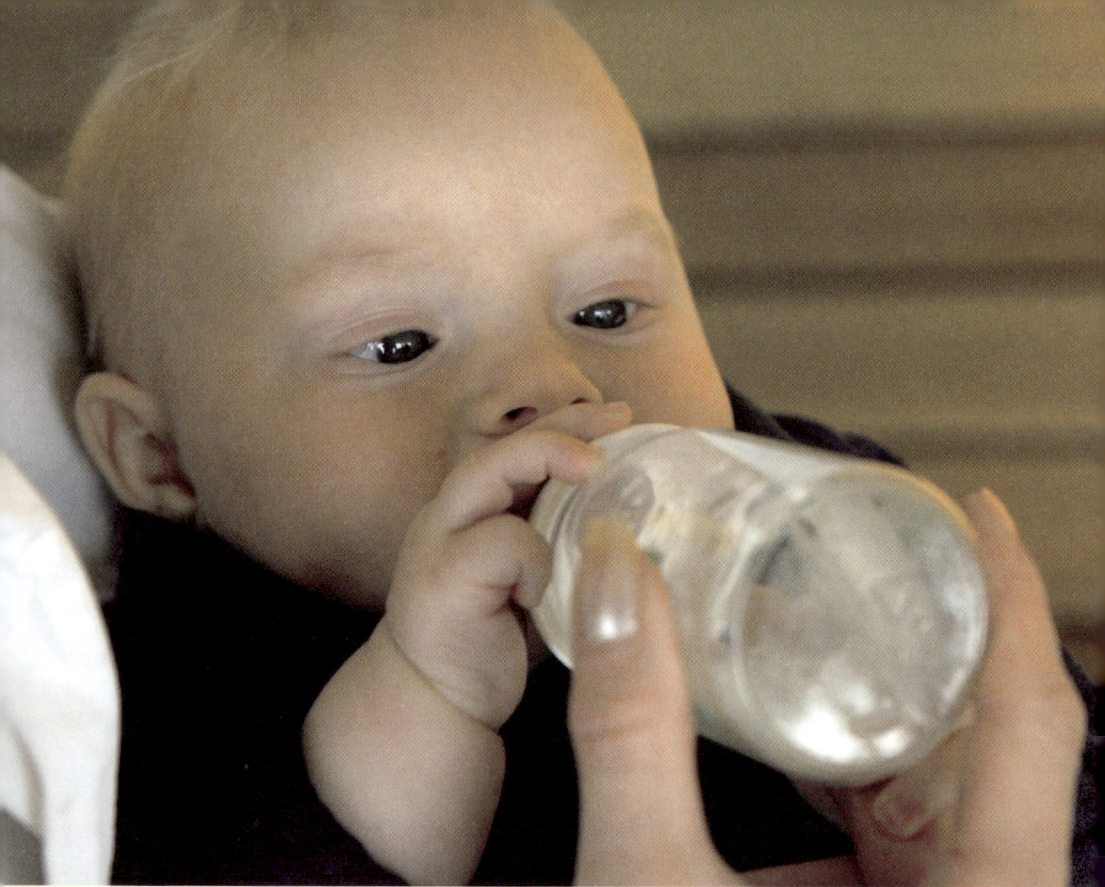

TRINKEN IST WICHTIG

Wasser ist lebenswichtig, an gesunden wie an kranken Tagen (siehe Seite 36). Wie viel Flüssigkeit ein Kind zu sich nehmen sollte, ersehen Sie in der Liste rechts oben. Diese Richtwerte gelten für gesunde Kinder. Deutlich mehr trinken sollte Ihr Kind jeweils

> an heißen Sommertagen
> in trockener Luft (zum Beispiel beim Skifahren, in der geheizten Wohnung)
> wenn es sich körperlich anstrengt (Wanderung, Fußballspiel)
> und besonders, wenn es Fieber hat, erbricht oder Durchfall hat.

Alter	Bedarf pro Tag*
0–3 Monate	600 ml
4–12 Monate	400 ml
1–3 Jahre	800 ml
4–9 Jahre	1 l
10–12 Jahre	1,2 l

* Der Anteil Flüssigkeit in Brei, Früchten und anderer fester beziehungsweise breiiger Nahrung (ab der Alterskategorie 4-12 Monate) ist nicht mit eingerechnet.

ACHTUNG, AUSTROCKNUNG!

Im Verhältnis zum Körpergewicht ist die Körperoberfläche von Babys und Kleinkindern bis zu doppelt so groß wie bei einem Erwachsenen. Aus diesem Grund können die Kleinsten über die Haut besonders viel Flüssigkeit und Salze verlieren. Dazu kommt, dass kleine Körper nur eine kleine Wasserreserve haben. Kranke Babys und Kleinkinder können deshalb relativ schnell austrocknen (dehydratisieren). Ein Zustand, der lebensbedrohlich werden kann und eventuell Infusionen im Krankenhaus nötig macht.

Bei einem Kind, das durch Schwitzen, Erbrechen oder Durchfall Flüssigkeit und Salze verliert, müssen Sie für entsprechenden Nachschub sorgen, damit es keinen Schaden nimmt. Die benötigte Menge Flüssigkeit können Sie grob anhand der Urinmenge abschätzen: Hat ein Baby längere Zeit eine trockene Windel oder muss das Kind länger als 6 Stunden kein Wasser lassen, trinkt es zu wenig.

Erste Zeichen der Austrocknung:
> das Kind lässt nur selten Wasser
> dunkler Urin
> trockene Lippen, trockene Zunge, trockener Mund

Warnzeichen einer fortgeschrittenen Austrocknung:
> Schläfrigkeit, Teilnahmslosigkeit, Apathie
> blasse, graue Haut
> Haut (am Arm, am Bauch des Kindes), die Sie zwischen Daumen und Zeigefinger nehmen, bleibt „stehen"
> eingefallene Augen
> „trockenes" Weinen (ohne Tränen)
> das Kind lässt mehr als sechs Stunden lang kein Wasser
> beim Baby zudem: trockene Windel, eingesunkene Fontanelle (Öffnungen zwischen den Schädelknochenplatten)

WELCHE GETRÄNKE EIGNEN SICH?

Kranke Kinder trinken am besten Wasser oder ungesüßten Tee. Geeignete Teesorten: Lindenblüten, Holunderblüten, Schlehdornblüten, Fenchel. Auch verdünnte Fruchtsäfte sind geeignet. Wenn Ihr Kind absolut nicht trinken mag, dürfen Sie den Tee mit pulverförmigem Traubenzucker (Apotheke oder Reformhaus) süßen (Mehr Informationen zu Traubenzucker finden Sie auf Seite 280). Alternativ können Sie auch Honig verwenden. Babys unter 12 Monaten dürfen allerdings keinen Honig einnehmen! Denn der kann Botulinum-Bakterien enthalten, die für Babys gefährlich sein können. Die ideale Temperatur des Getränks: weder zu heiß noch zu kalt, etwa entsprechend der Körpertemperatur..

WICHTIGE SALZE

Wenn Ihr Kind Fieber hat und vermehrt schwitzt, wenn es Durchfall hat oder erbricht, verliert es Flüssigkeit – entsprechend mehr muss es trinken. Auch Mineralsalze gehen verloren und müssen wieder zugeführt werden. Bei Babys und Kleinkindern können Sie mit Glukose-Elektrolyt-Lösungen aus der Apotheke nichts falsch machen: Diese Getränke enthalten Salze, Glukose und Wasser im richtigen Verhältnis. Bei älteren Kindern eignet sich auch die Drittelsmischung, die Sie selbst herstellen können:

Die Drittelsmischung besteht aus:
> ⅓ Orangensaft
> ⅓ Salzwasser (½ TL Kochsalz auf 500 ml Wasser)
> ⅓ Schwarztee (lange ziehen lassen)
  oder Brombeerblättertee
> pulverförmigem Traubenzucker (Apotheke/Reformhaus)
  zum Süßen.

Bewahren Sie die Mischung im Kühlschrank auf.

Alternativ können Sie auch abwechselnd Süßes und Salziges zu trinken geben: mit pulverförmigem Traubenzucker gesüßten Kräutertee, Brühe, verdünnten Fruchtsaft und Suppe. Kinder ab 5 Jahren dürfen auch isotonische Sportgetränke trinken.

WIE DIE FLÜSSIGKEIT VERABREICHEN?

Wenn das Kind nicht aus Teetasse oder Trinkglas trinken möchte oder sich zu schwach dafür fühlt: Wieso nicht (wieder mal) aus dem Fläschchen oder der alten Schnabeltasse trinken, falls es möchte? Auch einen Strohhalm mögen die meisten kleinen Patienten. Not macht erfinderisch: Machen Sie gemeinsam mit Plüschelefant und Puppe ein Kaffeekränzchen und trinken Sie aus Puppentassen. Oder lassen Sie das Kind zum Beispiel mal aus Opas schönem Schnapsglas mit dem blauen Enzian trinken.

ALTERNATIVE VON UNTEN: DER DARMEINLAUF

Auch so erhält der Körper Ihres Kindes Flüssigkeit: Sie können ihm mit Hilfe eines Klistiers aus der Apotheke einen Darmeinlauf mit Kamillentee oder Salzwasser machen. Worauf Sie dabei achten müssen, steht auf Seite 66.

FÜR DAS BABY

Kranke Babys, die fiebern, erbrechen oder Durchfall haben, erhalten weiter ihre gewohnte Milch – nur geben Sie bitte öfter die Brust beziehungsweise das gewohnte Fläschchen (in etwas kleineren Portionen)! Zusätzlich bekommt Ihr Kleines im Fläschchen Wasser oder Tee (Kamillenblüten-, Lindenblüten-, Schlehdornblüten-, Holunderblüten- oder schwachen Fencheltee). Bei größerem Flüssigkeitsverlust eignet sich eine Glukose-Elektrolyt-Lösung eher (aus der Apotheke).

Wenn das Baby schlecht trinkt, sollten Sie dem Kind alle paar Minuten löffelweise Flüssigkeit verabreichen – jeder Tropfen zählt! Sie können ihm auch mit Hilfe einer kleinen Plastikspritze (ohne Nadel, aus der Apotheke) langsam Flüssigkeit in den Mund spritzen. Oder Sie machen ihm einen Darmeinlauf (Anleitung und Tipps siehe Seite 66).

6. UNFÄLLE UND ERSTE HILFE

Wollen Sie kleinere Verletzungen und Blessuren Ihres Kindes selbst verarzten? Hier erfahren Sie, wie es geht. Falls Sie Erste Hilfe leisten müssen: Die wichtigsten Tipps für Babys und Kinder finden Sie gleich auf der nächsten Seite.

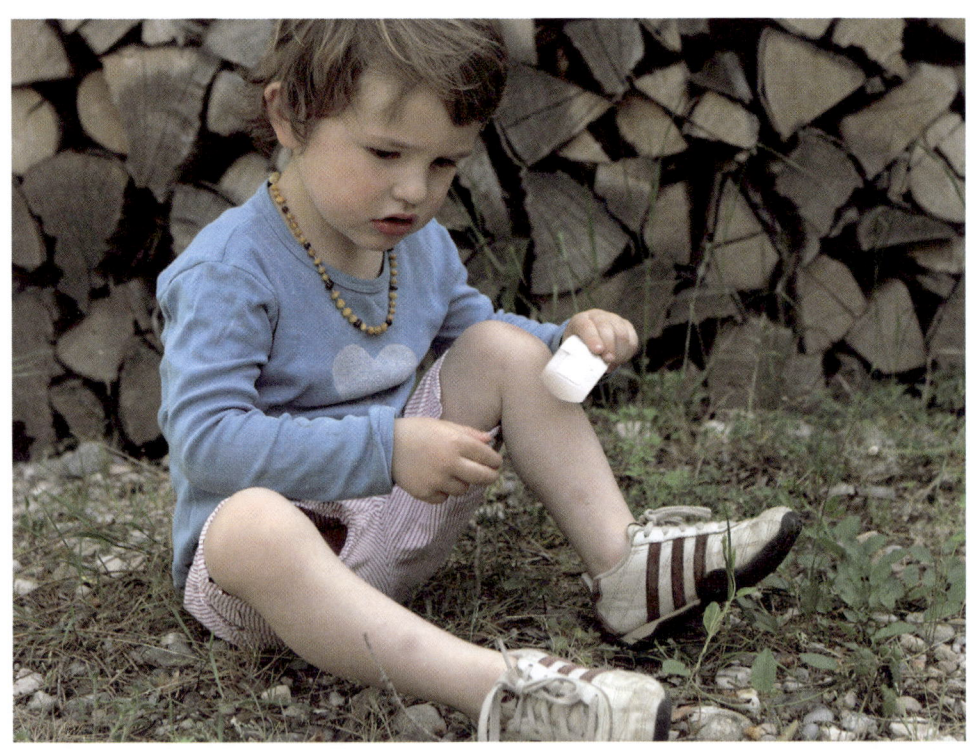

Erste Hilfe	**312**
6.1 Unfälle von A–Z	**318**
Gehirnerschütterung	318
Für das Baby	*319*
Prellungen	320
Verbrennungen	321
Vergiftungen	323
Verschlucken von Fremdkörpern	324
Verstauchungen	327
Wunden, Schürfungen, Splitter	328
Zahnverletzungen	331
Unfälle verhüten	**334**

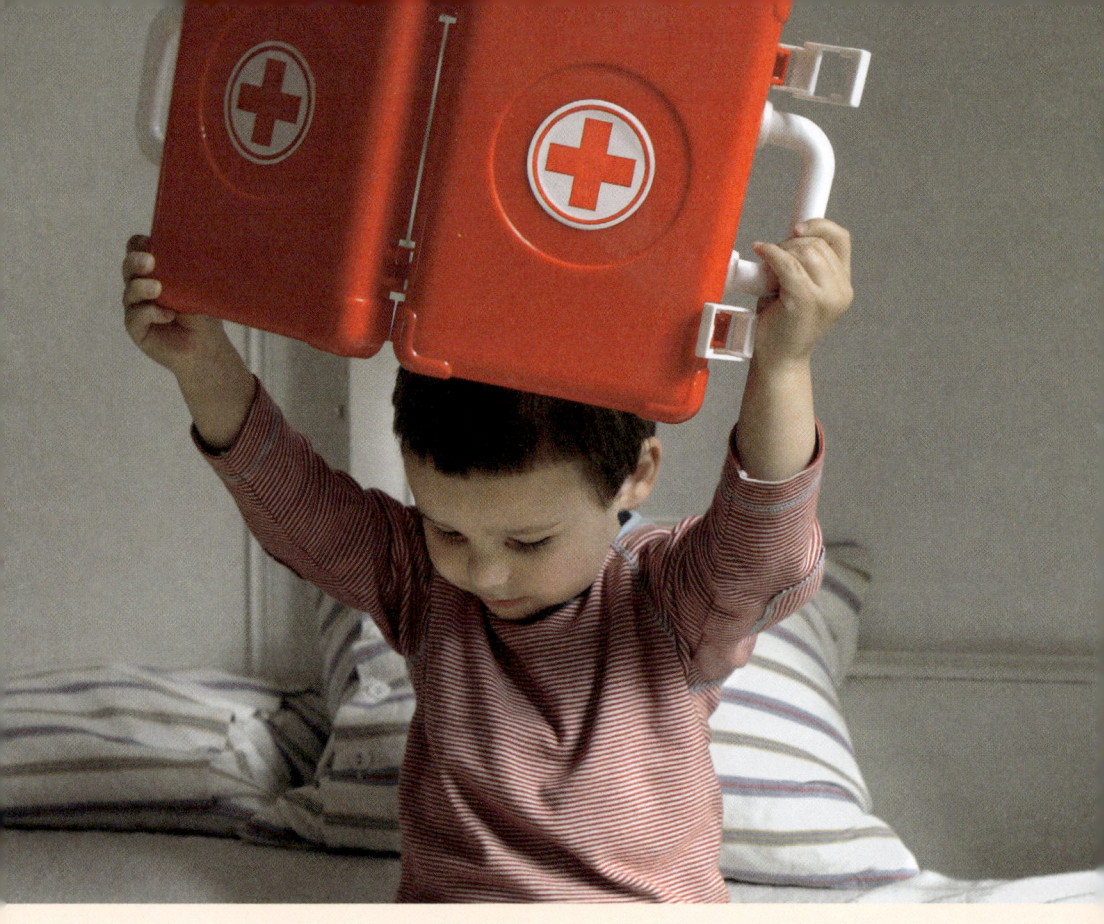

ERSTE HILFE

Die folgenden Angaben helfen Ihnen, einem Kind bei einem lebensbedrohlichen Notfall Erste Hilfe zu leisten. Für die Wiederbelebung von Babys und Kindern benötigen Sie (regelmäßig aufgefrischte) Kenntnisse aus einem Erste-Hilfe-Kurs. Noch besser: Sie besuchen einen speziellen Erste-Hilfe-Kurs für Kindernotfälle, denn bei der Wiederbelebung von Kindern gibt es einiges zu beachten (siehe unten). Informieren Sie sich beim Deutschen Roten Kreuz, den Johannitern, dem Arbeitersamariterbund oder den Maltesern über Kurse in Ihrer Region.

ERSTE HILFE BEI KINDERN UND BABYS

Lebensbedrohliche Notfälle bei Kindern beruhen häufig auf Atemproblemen oder auf einem Schockzustand. Vor allem bei Babys und Säuglingen kommt es öfter zu Notfällen der Atmung.

Ein Schockzustand kann bei schweren Infektionen oder bei einem Flüssigkeitsverlust entstehen, zum Beispiel bei Durchfallerkrankungen oder nach Blutverlusten. Zeichen eines Schocks sind eine blasse Hautfarbe, ein schneller Herzschlag, eine beschleunigte Atmung und kühle Hände und Füße.

Ein Herzkreislaufstillstand durch eine Erkrankung des Herzens ist im Kindesalter sehr selten. Kinder erleiden meist zuerst einen Atemstillstand und erst in der Folge, wenn der nicht behoben wird, durch den Sauerstoffmangel einen Herzkreislaufstillstand. Bei Kinder-Notfällen hat deshalb die Stabilisierung der Atmung oberste Priorität. Und es ist wichtig, dass Sie, wenn Ihr Kind auffällig oder schlecht atmet, frühzeitig Hilfe holen.

Eine **Beatmung** ist vor allem dann nötig, wenn Sie ein Kind antreffen, dass nur noch schwer oder sehr langsam atmet (siehe unter ❷).

Eine **Herz-Lungen-Wiederbelebung** (mit Beatmung und Herzdruckmassage) ist nötig, wenn ein Kind bewusstlos ist und keinerlei Lebenszeichen mehr erkennbar sind (siehe unter ❸).

Das entsprechende Vorgehen heißt **BLS-AED-Schema**. BLS ist die Abkürzung für Basic Life Support (Lebensrettung mit Herz-Lungen-Wiederbelebung), AED steht für automatisierter externer Defibrillator.

Leidet Ihr Baby oder Ihr Kind von Geburt an einer Erkrankung? In diesem Fall haben Sie möglicherweise von Ihren betreuenden Ärzten spezielle Empfehlungen für die Erste Hilfe erhalten. Ansonsten gehen Sie bei einem lebensbedrohlichen Notfall wie unten beschrieben vor.

❶ DAS KIND ATMET SELBSTSTÄNDIG UND REAGIERT NUR VERZÖGERT AUF ANSPRACHE ODER NUR AUF SCHMERZREIZ

> Wenn dies der Fall ist, rufen Sie laut nach Hilfe und bleiben Sie beim Kind.
> Lagern Sie das Kind in der **Seitenlage** (siehe nächste Seite).
> **Beobachten** Sie die Atmung und die Hautfarbe: bei Atempausen, angestrengter, unregelmäßiger Atmung oder bei einer bläulichen Hautfarbe (am besten an den Lippen oder den Fingernägeln zu erkennen) **Beatmung** starten (siehe Punkt ❷).
> Alarmieren Sie nach der Seitenlagerung den **Notruf 112**. Versuchen Sie, Ruhe zu bewahren, und bleiben Sie am Apparat, bis die Person am anderen Ende alle erforderlichen Informationen von Ihnen erhalten hat.

Seitenlage

In die **Seitenlage** bringt man bewusstlose Kinder, die zuverlässig atmen, oder Kinder mit Krampfanfällen, die selbst atmen können. Sinnvoll ist die stabile Seitenlagerung vor allem dann, wenn man das (größere) Kind allein lassen muss und es vor der Aspiration von Erbrochenem schützen möchte. Wenn man beim Kind bleibt, kann man es auch in **Rückenlage (Mittelstellung)** lagern und beobachten und bei Erbrechen den Kopf bzw. Körper zur Seite drehen. Achtung: keine Bewusstlosenlagerung bei Verdacht auf Wirbelsäulenverletzung (z.B. bei Sturz aus Höhe, Kind spürt Beine nicht).

Seitenlage: So gehen Sie vor

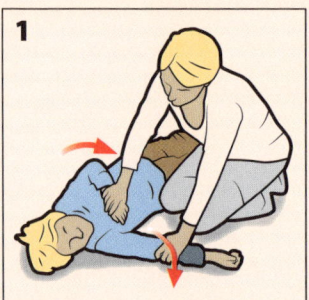
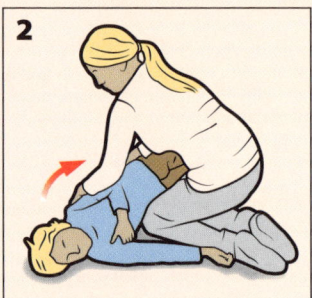
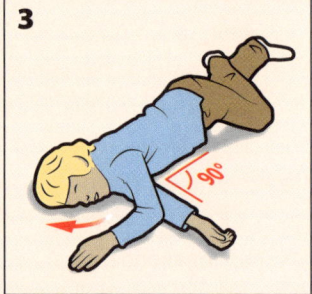

Knien Sie neben das auf dem Rücken liegende Kind. Entfernen Sie Brille und harte Gegenstände, ohne dabei das Kind unnötig zu bewegen. Spreizen Sie den Ihnen zugewandten Arm des Kindes rechtwinklig ab und legen Sie ihn vor den Kopf. Legen Sie die Beine des Kindes gestreckt nebeneinander.

Drehen Sie das Kind an Schulter und fernem Knie in einem Schritt zu sich hin, bis die Bauchseite Richtung Boden zeigt. Winkeln Sie das oben befindliche Bein an, sodass es den Körper abstützt.

Strecken Sie Kopf und Nacken vorsichtig nach hinten, den Unterkiefer nach unten (Mund geöffnet). Eine flach untergeschobene Hand kann ihn abstützen.

2 DAS KIND SIEHT BLAU AUS ODER ATMET NUR SCHWER

> Falls die Atemzüge nur sehr langsam oder angestrengt sind oder das Kind eine bläuliche Hautfarbe (Lippen, Nägel) hat, beginnen Sie mit der **Beatmung**.

> Alarmieren Sie nach der Durchführung von 5 erfolgreichen Beatmungsdurchgängen den **Notruf 112**, wenn Sie allein sind. Ansonsten alarmiert eine zweite Person sofort den Rettungsdienst.

Beatmung

Atemwege frei machen: Falls Fremdkörper (Erbrochenes u. a.) im Mund des Kindes sichtbar sind, entfernen Sie diese mit den Fingern oder mit einem Tuch.

Beatmung: So gehen Sie vor

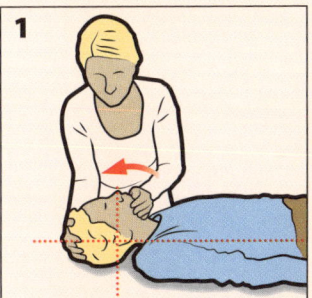

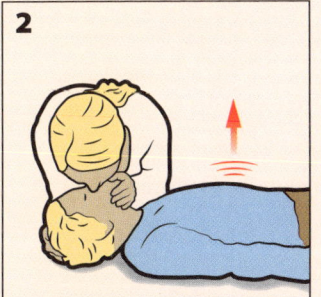

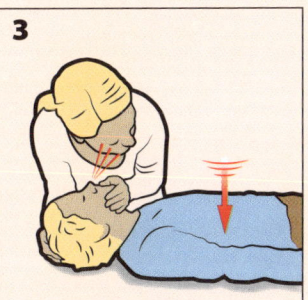

Legen Sie das Kind flach auf den Rücken. Kopf und Nacken leicht überstrecken, den Unterkiefer dabei leicht anheben. Je älter das Kind, desto mehr sollte der Kopf überstreckt werden.

Bei Babys bis 1 Jahr: Umschließen Sie **Mund und Nase** des Kindes mit dem eigenen Mund und geben Sie alle 3–4 Sekunden einen Atemstoß.

Bei Kindern ab 1 Jahr: Halten Sie dem Kind die Nase zu und beatmen Sie es durch den **Mund** (alle 3–4 Sekunden ein Atemstoß). Oder umgekehrt: Halten Sie den Mund des Kindes zu und beatmen Sie durch die **Nase**.

Das Ziel: Der Brustkorb des Kindes soll sich unter der Beatmung heben! Beim Blick seitwärts auf den Brustkorb können Sie die ausströmende Atemluft am eigenen Auge spüren. Gelingt das nicht, verändern Sie die Kopf- und Nackenstellung des Kindes und stellen Sie sicher, dass sich kein Fremdkörper in seinem Mund befindet.

❸ DAS KIND WIRKT LEBLOS

> Atmet das Kind nicht und zeigt es auch sonst keine Lebenszeichen (kein Husten, keinerlei Bewegung, keine Reaktion auf Schmerzreiz): Alarmieren Sie den **Rettungsdienst unter Notruf 112**, wenn ein Telefon/Handy in der Nähe ist.
> Starten Sie anschließend sofort die **Herz-Lungen-Wiederbelebung**.

Herz-Lungen-Wiederbelebung: So gehen Sie vor

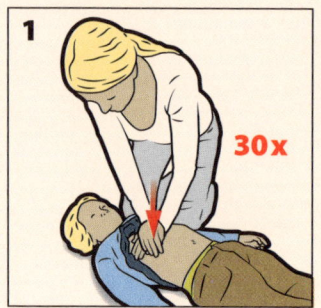
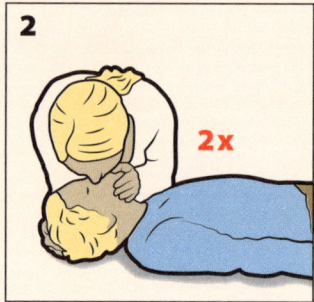

Nicht aufhören! Führen Sie Druckmassage und Beatmung fort, bis der Notarzt oder der Rettungsdienst eintrifft oder das Kind wieder eindeutig atmet oder sich wehrt.

Drücken Sie den Brustkorb des Kindes **und** beatmen Sie es im Wechsel: Zuerst **30 Brustkorbkompressionen**, dann **2 Beatmungsstöße** usw.

Technik der Herzdruckmassage (= Brustkorbkompression) und der Beatmung
Rhythmus: rund 100 Kompressionen pro Minute
Druckpunkt: generell auf der Mittelachse des Brustbeins, in der unteren Hälfte des Brustbeins
> **Kinder unter 1 Jahr:** Druckpunkt 2 Fingerbreit unterhalb der Höhe der Brustwarzen. Drücken Sie mit zwei Fingern einer Hand (am besten Zeige- und Mittelfinger).
> **Ab 1 Jahr bis zur Pubertät:** Druckpunkt unterhalb der Brustwarzen, in der Mitte und unteren Hälfte des Brustbeins. Drücken Sie mit einem Handballen – bei größeren Kindern mit zwei übereinandergelegten Handballen.
> **Drucktiefe:** Drücken Sie ausreichend fest und ca. 4–5 cm tief.
> **Beatmungstechnik:** siehe oben unter Beatmung, beschrieben unter Punkt ❷.

Defibrillator

Befinden Sie sich mit dem Kind (älter als 1 Monat) an einem Ort, an dem ein AED (automatisierter externer Defibrillator) zur Verfügung steht: Gerät durch einen zweiten Helfer anschließen lassen und entsprechend den akustischen Aufforderungen verfahren. Wichtig: Nach der möglichen Auslösung eines Schocks durch das Gerät sofort mit der Herzdruckmassage und der Beatmung fortfahren, bis der Rettungsdienst kommt.
Wichtig: Wirksame erste Hilfe erfordert eine praktische Ausbildung in Lebensrettenden Sofortmaßnahmen. Diese bieten z.B. alle Kreisverbände des Deutschen Roten Kreuzes an (www.drk.de/erstehilfe).

INFO

> **www.drk.de**
  Deutsches Rotes Kreuz
> **www.asb.de**
  Arbeiter-Samariter-Bund
> **www.malteser.de**
  Die Malteser
> **www.johanniter.de**
  Die Johanniter

6. UNFÄLLE UND ERSTE HILFE

6.1 Unfälle von A–Z

> **Hinweis**
> Die Therapievorschläge zu inneren und äußerlichen Anwendungen in Kapitel 6 gelten – wenn nichts anderes erwähnt ist – für Kinder von 2–12 Jahren, außer es ist ausdrücklich von Babys die Rede.
> Bei schweren Unfällen beachten Sie zuerst die Informationen im Kasten sowie unter der Rubrik *Erste Maßnahmen*. Die anderen Therapien verstehen sich als spätere Begleitmaßnahmen. Siehe auch: Unfälle verhüten (Seite 334).
> Allgemeine Anmerkungen zur Frage, wann Sie mit Ihrem Baby oder Kind zum Arzt sollten, finden Sie auf Seite 110 (Wann mit dem Baby zum Arzt?) und Seite 136 (Wann mit dem Kind zum Arzt?).

Gehirnerschütterung

Egal, ob ein Kind vom Hochbett fällt oder ob ihm auf dem Spielplatz die Schaukel an den Kopf knallt: Verletzungen am Kopf, die eine Gehirnerschütterung nach sich ziehen, kommen bei Kindern häufig vor. Eine Gehirnerschütterung hinterlässt – richtig auskuriert – meist keinen bleibenden Schaden. Das Kind muss aber trotzdem unter Umständen dem Arzt gezeigt werden (siehe unten).

Symptome
Vorübergehende Benommenheit bis Bewusstlosigkeit, Übelkeit, Erbrechen, Kopfschmerzen, Schläfrigkeit, Gedächtnislücken, plötzliche Verhaltensänderung.

ERSTE MASSNAHMEN

Im Notfall
> **Bei Erbrechen:** Das liegende Kind in einem Schritt zur Seite drehen, um eine eventuell verletzte Wirbelsäule zu schützen.
> **Bewusstlosigkeit:** Siehe Erste Hilfe (Seite 313).

ÄUSSERLICH

Arnikakompresse
Legen Sie dem Kind ein Baumwolltuch, das Sie in eine Arnikalösung (1 TL Tinktur auf 250 ml Wasser) getaucht haben,

gut ausgewrungen auf die Stirn oder in den Nacken. Kalt oder auch warm.

HOMÖOPATHIE

Aus der homöopathischen Kinderapotheke (Seite 341):

Arnica (Arnika, Bergwohlverleih) D6
Das Hauptmittel bei Gehirnerschütterung – am besten sofort einnehmen. Das Kind hat ein Wundheitsgefühl, es ist ihm schwindlig.

Weiteres Mittel:

Hypericum (Johanniskraut) D6
Das Kind hat ausstrahlende Schmerzen und ein Taubheitsgefühl.

SO HELFEN SIE IHREM KIND

Beobachtung
In den ersten 24 Stunden nach dem Unfall sollten Sie Ihr Kind gut beobachten. Denn Symptome von schweren Schädel-Hirn-Verletzungen treten zum Teil verzögert auf. Schläft Ihr Kind, dann wecken Sie es alle 1–2 Stunden auf und testen Sie, ob es auf Ihr Ansprechen reagiert. Überprüfen Sie Atmung und Puls sowie die Augenreaktion des Kindes (die Pupillen sollten auf Hell-/Dunkelwechsel reagieren und gleich groß sein).

Jetzt braucht das Kind Ruhe!
Das A und O der Genesung – nach der eventuellen Untersuchung beim Kinderarzt – ist Entspannung. Ihr Kind braucht nach einer Gehirnerschütterung mindestens 24 Stunden Ruhe. Lassen Sie den kleinen Patienten sich hinlegen, dunkeln Sie den Raum ab. Auch Schlaf tut gut. Sorgen Sie dafür, dass das Kind genügend trinkt und dass das Zimmer gut gelüftet ist.

FÜR DAS BABY

Ist das Baby von der Wickelkommode oder vom Baby-Stuhl gefallen: Kontaktieren Sie in jedem Fall einen Kinderarzt! Denn Babys können auch schon bei geringfügigen Kopfverletzungen schwere Schädigungen erleiden.

ZUM ARZT, WENN …

> Ihr Kind Symptome einer Gehirnerschütterung zeigt (siehe oben).
> Ihr Baby sich am Kopf verletzt hat oder auf den Kopf gefallen ist.
> eine Wunde oder Schwellung am Kopf sichtbar ist.
> Ihr Kind sich auffällig verhält oder Sie selbst verunsichert sind.

DEN RETTUNGSDIENST 112 RUFEN, WENN …

> das Kind anhaltend bewusstlos ist.
> es stärker aus Nase, Mund oder Ohr blutet.
> das Kind nach einem Sturz auf den Kopf mehrmals erbricht.
> das Kind einen Krampfanfall hat.

> die Pupillen der Augen verschieden groß oder erweitert sind: Hier ist schnellstmögliche Hilfe notwendig, da das ein sehr ernstes Warnzeichen ist.

Prellungen

Wenn sich Ihr Kind an einem harten Gegenstand stößt, können kleine Blutgefäße im Gewebe verletzt werden und zu einem Bluterguss führen. Die betroffene Körperstelle schmerzt, schwillt an und verfärbt sich zu einem blauen Fleck.

ERSTE MASSNAHMEN

Sofort kühlen
Legen Sie einen kühlen Wickel – zum Beispiel mit Eiswürfeln – auf die schmerzende Stelle. Vorsicht: Eiswürfel oder Eiswasser dürfen dabei nie direkt auf die Haut gelangen. Zu kalten Wickeln siehe Seite 70.
Kühlen Sie mit eiskalten Wickeln so lange wie möglich, aber maximal zwei, drei Minuten am Stück. Wiederholen Sie dafür die Prozedur einige Male. Oder halten Sie den verletzten Körperteil unter kaltes Wasser.

Hochlagern
Wenn Arme oder Beine betroffen sind, lagern Sie diese hoch.

Kompressionsverband
Nach dem Kühlen kann eine elastische Binde helfen, den Schaden in Grenzen zu halten – zum Beispiel, um das ramponierte Schienbein gewickelt.

ÄUSSERLICH

Essigsaure Tonerde oder Arnikatinktur
Nach dem ersten Notfall-Kühl-Pack (siehe oben) können Sie auf kalte Wickel mit diesen beiden Zusätzen umsteigen, um die Schwellung in Schach zuhalten. Arnikatinktur können Sie so verdünnen: 1 TL Tinktur auf 250 ml Wasser. Weitere Infos unter Kalte Wickel (Seite 70).

Salben und Öle
Nach einigen Stunden dürfen Sie Johanniskrautöl, Beinwell- oder Arnikasalbe einreiben. Johanniskrautöl selbst herstellen: siehe Seite 82.

HOMÖOPATHIE

Aus der homöopathischen Kinderapotheke (Seite 341):

Arnica (Arnika, Bergwohlverleih) D6
Das Kind hat das Gefühl, wund zu sein, fühlt sich zerschlagen. Die Prellung ist geschwollen, es bildet sich ein Bluterguss.

Weiteres Mittel:

Ruta (Weinraute) D6
Bei Prellungen nahe am Knochen (z.B. am Schienbein), wenn Sehnen und Bänder betroffen sind, und bei ziehenden Schmerzen.

SPAGYRIK

Arnika wirkt entzündungshemmend, abschwellend und wundheilend.
Beinwell wirkt auf Gelenke und Knochen, hemmt ebenfalls Entzündungen. Innerliche oder äußerliche Anwendung.

→ Näheres zur Spagyrik siehe Seite 92.

SO BEUGEN SIE VOR

Prellschutz
Lassen Sie Ihr Kind bei einschlägigen Sportarten wie Skateboardfahren oder Inlineskating einen Helm und zusätzlich Knie-, Handgelenk- und Ellbogenschoner tragen.

ZUM ARZT, WENN ...

> die Prellung das Kind sehr stark schmerzt.
> das Kind das betroffene Gelenk nicht mehr bewegen oder das betroffene Glied nicht mehr belasten kann.
> es aufgrund einer Fehlstellung eines Knochens Hinweise auf einen Knochenbruch gibt.

Verbrennungen

Die meisten Verbrennungen passieren zu Hause am Herd. Was tun, wenn Ihr Kind auf die heiße Herdplatte gefasst hat oder wenn es sich an heißem Wasser oder Fett verbrannt hat? Auf jeden Fall sollten Sie den betroffenen Körperteil schnell kühlen!

Symptome
Verbrennungen unterteilt man in Schweregrade:
1. Grad: Die Haut ist rot, geschwollen und schmerzt (z.B. Sonnenbrand).
2. Grad: Das Kind hat starke Schmerzen, die Haut nässt eventuell und es bilden sich Brandblasen.
3. Grad: Wenig Schmerzen, der Untergrund der Wunde ist weiß, die Haut ledern. Die Haut ist lokal zerstört, samt Nervenenden.

Bei Verbrennungen ab dem zweiten Grad besteht neben dem eigentlichen Hautschaden das Risiko, dass sich die Wunde infiziert. Bei drittgradigen Verbrennungen drohen Schock und Organversagen.

ERSTE MASSNAHMEN

Kühlen!
Verbrennungen ersten Grades und kleine Verbrennungen zweiten Grades (z.B. eine Blase am Finger): Mindestens 10 Minuten unter dem Wasserhahn kühlen (nicht durchgehend, sondern mit Pausen!). Brandblasen nie selbst öffnen!

Schwere Verbrennung: So handeln Sie richtig

1. **Wenn Kleider** brennen, sofort mit kaltem Wasser übergießen oder die Flammen mit Decken und Tüchern ersticken oder den Brennenden am Boden wälzen, um das Feuer zu ersticken.
2. **Rettungsdienst (Tel. 112)** alarmieren, wenn die verbrannte Hautfläche groß ist oder wenn das Gesicht betroffen ist.
3. **Bei Bewusstlosigkeit:** Empfehlungen zur Ersten Hilfe befolgen (ab Seite 312).
4. **Die Haut kühlen:** Halten Sie die betroffenen Hautpartien für mindestens 10 Minuten unter den kalten Wasserhahn beziehungsweise duschen Sie das Kind kalt oder machen Sie Umschläge, die Sie häufig wechseln. Arme oder Beine halten Sie am besten für 10 bis 15 Minuten in ein kühles Tauchbad. Anschließend weiter kühlen bis zur Schmerzlinderung. Zwischendurch pausieren.
5. **Keimfreies Verbandstuch.** Decken Sie die Brandwunde mit einem keimfreien Verbandstuch ab. Keine Sprays, Salben oder Puder verwenden!

HOMÖOPATHIE

Aus der homöopathischen Kinderapotheke (Seite 341):

Apis (Honigbiene) D6
Bei stechenden, brennenden Schmerzen und hellroter, glänzender und geschwollener Haut.

Weitere Mittel:

Cantharis (Spanische Fliege) D12
Bei großen Blasen, starken Schmerzen oder Verbrennungen, die jucken.

Rhus tox (Giftsumach) D12
Bei kleinen Blasen, die sich eventuell entzünden und eitern.

→ Näheres zur Homöopathie siehe Seite 84.

→ Weitere Tipps siehe Sonnenbrand (Seite 231).

ZUM ARZT, WENN …

> eine größere Hautfläche von einer Verbrennung zweiten oder dritten Grades betroffen ist, also wenn sich großflächig Blasen bilden.
> die Verbrennung das Kind stark schmerzt.

DEN RETTUNGSDIENST 112 RUFEN, WENN ...

> sich ein Baby verbrannt hat.
> ein Kind Teile des Gesichts oder des Halses verbrannt oder verbrüht hat oder wenn der Genitalbereich betroffen ist.
> bei Ihrem Kind eine größere Hautfläche beschädigt wurde.
> eine Verbrennung dritten Grades passiert ist.
> ein Kind bei einem Brand in einem Raum Rauch eingeatmet hat.

Vergiftungen

Im Haushalt drohen Kindern Vergiftungen mit Medikamenten, Haushaltsreinigern, Lösungsmitteln und anderen Chemikalien, Tabak, Giftpflanzen (Zimmerpflanzen oder Pflanzen im Garten), Körperpflegeprodukten und Kosmetika. Entweder durch das Verschlucken oder Einatmen von Substanzen oder eventuell auch bei Kontakt mit Haut oder Schleimhaut.

Schwere Vergiftung: So handeln Sie richtig
1. **Bei Bewusstlosigkeit:**
   Erste Hilfe (ab Seite 312).
2. **Rettungsdienst Tel. 112**
   alarmieren.

ERSTE MASSNAHMEN

Vergiftungen ohne Bewusstlosigkeit:
Giftnotruf anrufen! (Berlin 030/19240, Bonn 0228/19240, Freiburg 0761/19240, Göttingen (f. Bremen, Hamburg, Niedersachsen, Schleswig-Holstein) 0551/19240, Homburg 06841/19240, Mainz 06131/19240, München 089/19240, Erfurt (f. Mecklenburg-Vorpommern, Sachsen, Sachsen-Anhalt, Thüringen) 0361/730730, Nürnberg 0911/3982451).
Unter diesen Notfallnummern geben Mitarbeiter der Giftnotrufzentralen rund um die Uhr gratis Auskunft bei Vergiftungsverdacht und sagen Ihnen, welche Maßnahmen im konkreten Fall sinnvoll sind.
Vorsicht: Geben Sie ohne konkrete Anweisung der Giftnotrufzentrale dem Kind nichts zu trinken und provozieren Sie auf keinen Fall, dass das Kind erbricht.

Machen Sie folgende Angaben zum vergifteten Kind:
> **Wer?** Alter, Geschlecht, Gewicht, Telefonnummer für Rückruf
> **Was?** Alles, was über das Mittel/die Substanz bekannt ist (Produktname, Verpackung)
> **Wann?** Zeit seit dem Vorfall abschätzen
> **Wie viel?** Die maximal mögliche aufgenommene Menge abschätzen
> **Weiteres?** Erste beobachtete Symptome

6. UNFÄLLE UND ERSTE HILFE

ZUM ARZT, WENN ...

> die Beratung der Giftnotrufzentrale dazu rät.

DEN RETTUNGSDIENST 112 RUFEN, WENN ...

> das Kind bewusstlos ist oder Atemprobleme hat (siehe Erste Hilfe)
> die Beratung der Giftnotrufzentrale dazu rät.

INFO

> www.kindersicherheit.de
  Bundesarbeitsgemeinschaft „Mehr Sicherheit für Kinder e.V."
> www.giftnotruf.de
> www.giz-nord.de
> www.ggiz-erfurt.de
> www.gizbonn.de

Verschlucken von Fremdkörpern

Babys und Kleinkinder nehmen vieles, was ihnen auf ihren Erkundungen interessant erscheint, in den Mund. Beugen Sie vor, indem Sie konsequent alles, was das Kind verschlucken könnte, beiseite schaffen – kein Kind kann pausenlos beaufsichtigt werden. Und denken Sie, auch wenn Sie bei Freunden oder unterwegs sind, an die Entdeckernatur Ihres Kindes.

Symptome

Wenn Ihr Kind eine Erdnuss, ein Steinchen, ein kleines Legoteilchen oder eine Münze verschluckt, ist das meist nicht weiter schlimm – der Gegenstand kommt bald darauf am anderen Ende des Verdauungstrakts wieder zum Vorschein. Wenn der Gegenstand in der Speiseröhre stecken bleibt, hat das Kind Schmerzen beim Schlucken oder einen Würgereiz. Gelangt der Gegenstand in den falschen Hals – also die Luftwege –, löst er Husten und eventuell akute Atemprobleme aus.

SO HELFEN SIE IHREM KIND

Bleiben Sie selbst möglichst ruhig, so beruhigt sich auch das Kind viel eher.

Bei Verschlucken:
Das Kind beobachten. Bei Schluckbeschwerden oder Würgereiz: zum Arzt! Außerdem: Stuhl gründlich durchsuchen.

Bei Aspiration (Gegenstand in den Luftwegen):
Wenn das Kind noch gut hustet und **keine** Atemnot zeigt: Fordern Sie es zum Husten auf, damit so der Gegenstand herausgehustet werden kann.

Fremdkörper in Nase oder Ohr

Beim spielerischen Entdecken des eigenen Körpers kann es schon mal vorkommen, dass sich Kleinkinder Dinge wie Perlen oder Nüsse in Körperöffnungen schieben, die dort steckenbleiben.

Fremdkörper in der Nase: Lassen Sie das Kind fest schnäuzen, während Sie das nicht betroffene Nasenloch gut zudrücken. Ist das Kind dafür noch zu klein oder hat das Schnäuzen keinen Erfolg: Gehen Sie mit dem Kind zum Arzt.

Fremdkörper im Ohr: Sie dürfen den Gegenstand mit einer Pinzette entfernen – aber nur dann, wenn er weit außen sitzt und problemlos zu fassen ist. Ansonsten: Lassen Sie den Gegenstand vom Arzt entfernen, um den Schaden nicht unbeabsichtigt zu vergrößern.

So gehen Sie vor bei einem **Säugling, der noch nicht stehen kann,** einen Gegenstand in den Luftwegen hat und **nicht mehr husten kann oder Atemnot hat:**

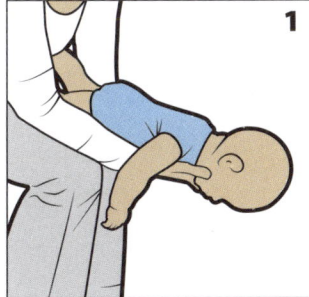 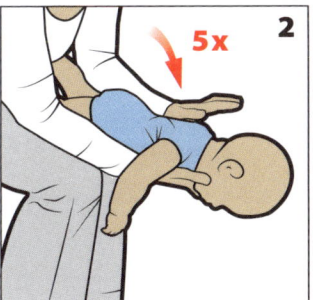 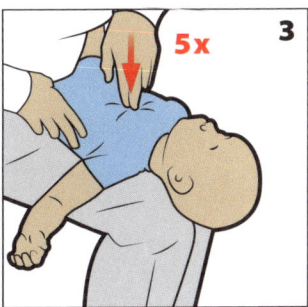

Legen Sie das Baby auf den Bauch mit dem Kopf nach unten (z. B. auf Ihren Oberschenkel).

Geben Sie 5 Schläge mit der flachen Hand zwischen die Schulterblätter, damit das Kind den Fremdkörper heraushusten kann. Dabei mit einer Hand den Mund und das Kinn des Kindes stabilisieren. Falls das Kind den Fremdkörper so noch nicht heraushustet:

Das Kind umdrehen und wie zur Herzdruckmassage 5-mal den Brustkorb eindrücken. Wiederholen, bis der Gegenstand herauskommt oder das Kind nicht mehr reagiert. In diesem Fall beginnen Sie mit der Herz-Lungen-Wiederbelebung (Seite 316).

So gehen Sie vor bei einem **Kind, das schon stehen kann,** einen Gegenstand in den Luftwegen hat und **nicht mehr husten kann oder Atemnot hat:**

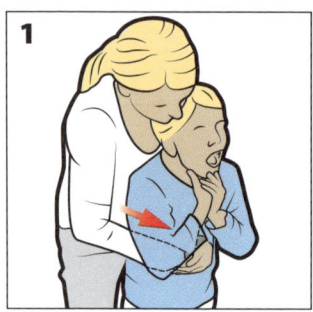 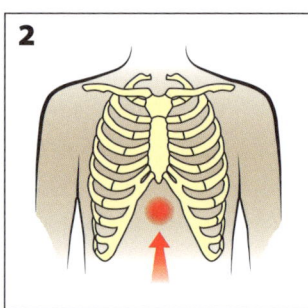 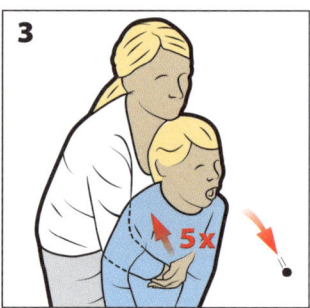

Umfassen Sie das Kind von hinten in der oberen Bauchregion mit Ihren übereinandergelegten Händen.

Die Stelle, an der Sie ansetzen müssen, liegt in der Magengrube zwischen Brustbein und Bauchnabel.

Drücken Sie kräftig 5-mal den Oberbauch nach innen, damit das Kind den Fremdkörper heraushusten kann. **Ist das Kind bewusstlos,** legen Sie es auf den Boden und beginnen Sie mit der Herz-Lungen-Wiederbelebung (Seite 316).

Falls Sie keinen Erfolg haben, beziehungsweise wenn das Kind Atemnot hat: **Notruf 112!** Übrigens: Auch bei erfolgreicher Entfernung des Fremdkörpers unbedingt anschließend zum Arzt gehen – wegen eventueller Leber- oder Milzverletzungen.

ZUM ARZT, WENN ...

> Ihr Kind einen größeren oder sehr spitzen Gegenstand verschluckt hat.
> Ihr Kind eine Knopfbatterie verschluckt hat.
> Ihr Kind nicht normal atmet oder beginnt zu husten.
> Ihr Kind würgt, erbricht, Schluckschmerzen hat oder Bauchschmerzen bekommt.
> der Stuhl des Kindes eine schwarze Farbe hat (Verdacht auf innere Blutung).

DEN RETTUNGSDIENST 112 RUFEN, WENN ...

> das Kind akute Atemnot hat.

Verstauchungen

Hauptursache von Verstauchungen sind abrupte Bewegungen, bei denen Gelenke überdreht, Bänder oder Gelenkkapseln überdehnt werden. Oft folgt auch ein Bluterguss (siehe Seite 320).

Symptome
Das Kind hat starke Schmerzen und ein Hand-, Fuß-, Ellbogen- oder Kniegelenk schwillt schnell an. Die Bewegungen sind eingeschränkt. Später verfärbt sich die Haut.

ERSTE MASSNAHMEN

Zuerst kühlen …
Das Gelenk sollte sofort und möglichst einige Minuten lang mit einem Kühl-Pack oder einem kalten Wickel gekühlt werden (siehe Seite 70). Das hemmt das Fortschreiten der Entzündung und lindert den Schmerz. Das Kind kann das Gelenk aber auch kalt duschen oder ein kaltes Tauchbad nehmen.

… dann ruhigstellen
Lagern Sie die betroffene Extremität hoch, so wird das Gelenk geschont und schwillt gleichzeitig ab.

ÄUSSERLICH

Kalter Wickel
Als Zusätze, die die Heilung beschleunigen, eignen sich essigsaure Tonerde, Heilerde (siehe Seite 71) oder verdünnte Arnikatinktur (1 TL auf 250 ml Wasser).

Heilende Pflanzensalben
Nach der Kühlung – frühestens einige Stunden nach der Verletzung, und nie auf offene Wunden – dürfen Sie Beinwellsalbe, Arnikasalbe oder das rote Johanniskrautöl (gekauft oder selbst hergestellt, Seite 82) einreiben.

HOMÖOPATHIE

Aus der homöopathischen Kinderapotheke (Seite 341):

Arnica (Arnika, Bergwohlverleih) D6
Bei Bluterguss, Schwellung und Wundheitsgefühl.

Weiteres Mittel:

Rhus tox (Giftsumach) D12
Bei drohender Entzündung, wenn das Kind sich versteift und trotz Schmerzen einen Bewegungsdrang verspürt. Bei Besserung der Symptome durch Bewegung.

SPAGYRIK

Arnika wirkt entzündungshemmend und wundheilend.
Beinwell hemmt ebenfalls Entzündungen und ist ein guter Zusatz bei Verletzungen mit Gelenk- oder

6. UNFÄLLE UND ERSTE HILFE

Knochenbeteiligung. Innerliche oder äußerliche Anwendung.

→ Näheres zur Spagyrik siehe Seite 92.

SO HELFEN SIE IHREM KIND

Vor dem Sport aufwärmen
Je besser sich Ihr Kind aufwärmt, desto kleiner ist sein Verletzungsrisiko.

ZUM ARZT, WENN ...

> das Kind starke Schmerzen hat oder das Gelenk stark geschwollen ist.

Wunden, Schürfungen, Splitter

Was tun, wenn Ihr Kind sich das Knie aufschürft, wenn es von einem Hund gebissen wird oder ein Splitter im Finger sitzt? Die Wunde sollte zunächst gründlich gespült werden (Ausnahme: stark blutende Schnittwunden).
Dann wird sie mit PVP-Jod desinfiziert und anschließend – außer bei Schürfungen – steril abgedeckt. Besonders tiefe oder großflächige Wunden, die nur schwach bluten, sind mögliche Eintrittspforten für Krankheitserreger. Waschen Sie sich vor einer Verarztung Ihres Kindes die Hände, fassen Sie die Wunde nicht an.

ERSTE MASSNAHMEN

Schnitt-, Platzwunde
Wunde kurz bluten lassen, damit mögliche Krankheitserreger ausgespült werden. Wunde spülen (außer die Wunde blutet stark), Ränder desinfizieren (tupfen/sprayen). Vor dem Aufkleben eines Pflasters können Sie die Wundränder sanft zusammendrücken.
Bei klaffender Wunde: ein sogenanntes Klammerpflaster aus der Apotheke anbringen.

Schürfwunden
Geschürfte Haut vorsichtig mit Wasser abspülen, Steinchen oder andere Verunreinigungen mit Pinzette entfernen, desinfizieren (tupfen/sprayen). Wenn die Kleider des Kindes auf der Schürfung reiben: Wunde mit einer sterilen, beschichteten Wundauflage aus der Apotheke schützen. Ansonsten Schürfung einfach nach dem Desinfizieren trocknen und verkrusten lassen. Achtung: Salben, Gel oder Puder gehören nicht auf Schürfwunden!

Splitter, Fremdkörper
Desinfizieren Sie die Verletzung, entfernen Sie den Holzsplitter, die Dorne oder Glasscherbe vorsichtig mit einer desinfizierten Pinzette oder Stecknadel. Falls das nicht geht: Weichen Sie vorher die

> **Stark blutende oder pulsierende Verletzung: So handeln Sie richtig**
> 1. **Gegendruck ausüben.** Das Kind flach hinlegen, den verletzten Körperteil hochhalten. Auf die stark blutende Wunde mit saugfähigem Material Druck ausüben. Anschließend mit Verbandstoff Verband darüber anlegen. Nicht zu fest anziehen, damit die Durchblutung der Extremität gewährleistet bleibt.
> 2. **Rettungsdienst Tel. 112** alarmieren.
> 3. **Bei Bewusstlosigkeit:** Erste Hilfe (Seite 313).

Haut auf, zum Beispiel in einer Schale mit Salz- oder Seifenwasser. Bei Splittern lohnt es sich abzuwarten, solange sich die Wunde nicht entzündet: Meist stößt sich der Splitter von alleine heraus. Sie können auch wie bei der Nagelbett-Entzündung vorgehen: Haut aufweichen und dann Zugsalbenverband anlegen (siehe Seite 230).

Wenn Splitter so gar nicht rauskommen wollen: Gehen Sie zum Arzt, bevor Sie mit Ihren „Operationsversuchen" unbeabsichtigt den Schaden vergrößern.

Bisswunde

Bei Bisswunden (durch andere Kinder oder Tiere) besteht erhöhte Infektionsgefahr. Spülen Sie die Wunde mit viel Wasser und Seife, desinfizieren Sie sie, legen Sie dem Kind einen Verband an und gehen Sie mit ihm zum Arzt.

ÄUSSERLICH

Wundspülung

Es eignet sich Trinkwasser, Salzwasser (isotonische Kochsalzlösung, Seite 59), verdünnte Ringelblumen- oder verdünnte Bingelkrauttinktur (jeweils 1 TL Tinktur auf 250 ml Wasser). Ringelblumentinktur selbst machen: siehe Seite 81.

Pflegesalben

Heilende – keinesfalls frische – Wunden dürfen Sie mit Hamamelis-, Majoran- oder Ringelblumensalbe oder mit Ringelblumenöl behandeln, allerdings erst nach der Krustenbildung. (Majoransalbe und -Ringelblumenöl selbst herstellen: siehe Seite 82.)

Sonnenschutz

Damit eine tiefe Wunde schön verheilt, sollte sie in den ersten Wochen nicht dem direkten Sonnenlicht ausgesetzt werden, da sich die Narbe sonst dauerhaft verfärben kann. Schützen Sie sie mit einem Pflaster oder später mit Sonnencreme.

HOMÖOPATHIE

Aus der homöopathischen Kinderapotheke (Seite 341):

Arnica (Arnika, Bergwohlverleih) D6
Das Hauptmittel bei Wunden. Hilft, die Heilung zu beschleunigen.

Weitere Mittel:

Hepar sulfuris (Schwefelleber) D6
Bei stark verunreinigten Wunden, starken Schmerzen, drohender Vereiterung.

Hypericum (Johanniskraut) D6
Geeignet bei Biss- und Stichwunden und wenn Nerven verletzt wurden.

Hamamelis (Zaubernuss) D6
Beschleunigt die Wundheilung bei Schürfungen.

ANTHROPOSOPHISCHE MEDIZIN

Ringelblumentinktur oder Spray
Das alkoholhaltige Pflanzenpräparat eignet sich zum Desinfizieren kleinerer Wunden. Es beruhigt die Haut und fördert die Wundheilung. Anwendung: bei Bedarf mehrmals täglich. Achtung: kann eventuell etwas brennen.

Bingelkrautsalbe
Bei eitrigen und schlecht heilenden Wunden. Anwendung: bei Bedarf mehrmals täglich eine erbsengroße Menge (nicht mehr) auf die Wunde auftragen. Anschließend einen Verband anlegen.

→ Näheres zur anthroposophischen Medizin Seite 88.

SPAGYRIK

Arnika hemmt Entzündungen, heilt Wunden.
Beinwell hemmt ebenfalls Entzündungen und ist ein guter Zusatz bei Verletzungen mit Gelenk- oder Knochenbeteiligung und bei schlecht heilenden Wunden. Innerliche oder äußerliche Anwendung, aber nicht auf offene Wunden!

→ Näheres zur Spagyrik siehe Seite 92.

ZUM ARZT, WENN ...

> ein Baby verwundet wird.
> das Kind nicht gegen Wundstarrkrampf (Tetanus) geimpft ist.
> das Kind Wunden im Gesicht, über Gelenken, an der Hand oder an den Geschlechtsteilen hat.
> die Wunde besonders tief oder groß ist oder wenn ihre Ränder klaffen.
> Schürfungen stark bluten oder stark verschmutzt sind.
> es sich um eine Bisswunde handelt (durch Mensch oder Tier).
> sich Wundränder entzünden oder die Wunde nicht abheilt.
> Fieber auftritt oder sich starke Schmerzen beziehungsweise schmerzhaft

geschwollene Lymphknoten in der Achselhöhle oder der Leiste bemerkbar machen.
> Sie Anzeichen einer Blutvergiftung bemerken: eine strangartige rote Verfärbung von der Wunde Richtung Herz. Dann ist ein unverzüglicher Arztbesuch notwendig!

DEN RETTUNGSDIENST 112 RUFEN, WENN …

> das Blut pulsierend aus der Wunde schießt (siehe Kasten Seite 329).
> das Kind bewusstlos ist (siehe Erste Hilfe, Seite 313).
> das Kind sich eventuell innere Verletzungen zugezogen hat.

Zahnverletzungen

Hat sich Ihr Kind beim Spielen oder beim Sport eine Ecke von einem Zahn abgebrochen, hat sich ein Zahn gelockert oder ist gar ein ganzer Zahn ausgeschlagen: Gehen Sie mit dem Kind zum Zahnarzt – allein schon aus versicherungstechnischen Gründen. Sofern der Unfall nämlich vom Zahnarzt untersucht und der Krankenkasse gemeldet wird, übernimmt die Kasse mögliche Zahnarztkosten. Bewahren Sie wegen möglicher Spätfolgen (z.B. benötigte Implantate) außerdem zur Sicherheit alle entsprechenden Zahnarztrechnungen oder -berichte sowie Krankenkassenabrechnungen auf.

Wichtige Telefonnummern auf einen Blick

Damit Sie im Notfall nicht lange suchen müssen: Speichern Sie in Ihrem Handy die wichtigsten Notfall-Telefonnummern. Und hängen Sie zu Hause eine entsprechende Liste auf. Machen Sie auch die Babysitterin, die Großeltern und andere Betreuungspersonen auf das Telefonverzeichnis aufmerksam. Diese Nummern sollten Sie jederzeit griffbereit haben:

Notrufnummern (rund um die Uhr)
Notarzt Rettungsdienst/Feuerwehr: 112
Polizei: 110
Ärztlicher Bereitschaftsdienst :116117
Giftnotruf :
Berlin 030/19240, Bonn 0228/19240, Freiburg 0761/19240, Göttingen (f. Bremen, Hamburg, Niedersachsen, Schleswig-Holstein 0551/19240, Homburg 06841/19240, Mainz 06131/19240, München 089/19240, Erfurt (f. Mecklenburg-Vorpommern, Sachsen, Sachsen-Anhalt, Thüringen) 0361/730730, Nürnberg 0911/3982451

Persönliches Telefonverzeichnis
Kinderarzt
Hausarzt
Lokales ärztliches Notfalltelefon
Nächstgelegene (Kinder-)Krankenhäuser
Hebamme
Zahnarzt
Apotheke

6. UNFÄLLE UND ERSTE HILFE

Wichtig zu wissen: Selbst wenn „nur" ein Milchzahn verletzt ist, kann das den darunter liegenden bleibenden Zahnkeim schädigen. Das normale Zahnwachstum wird eventuell gestört und der Unfall hinterlässt somit möglicherweise Spätfolgen im Gebiss. Und: Zum Zahnarzt sollten Sie auch gehen, wenn Sie nach einem Unfall Ihres Kindes „nur" Zahnfleischbluten feststellen können.

ERSTE MASSNAHMEN

Blutung stillen, kühlen
Drücken Sie mit einer sterilen Gaze auf die Blutung, um sie zu stillen. Oder lassen Sie das Kind auf die Gaze oder ein sauberes Stofftaschentuch beißen. Kühlen Sie anschließend die Wange des Kindes von außen mit einem kalten Waschlappen oder einem Kühl-Pack. Einen Eiswürfel zu lutschen ist kein guter Tipp: Die Blutung stoppt so nur langsam.

HOMÖOPATHIE

Hypericum (Johanniskraut) D6
Bei drohender Verletzung des Zahnnervs oder einem Taubheitsgefühl.

ZUM ZAHNARZT, WENN …

> ein Milchzahn oder ein bleibender Zahn bei einem Unfall beschädigt wurde – selbst wenn bloß Schmerzen oder Blutungen auf eine Zahnverletzung hinweisen.
> ein Zahn oder Zahnstück ausgeschlagen, ein Zahn verschoben ist oder sich ein bleibender Zahn gelockert hat: Sofort zum Zahnarzt!

Zahnverlust bei bleibenden Zähnen

Ausgeschlagene zweite Zähne (oder auch Ecken von einem Zahn) können beim Zahnarzt oder in der Zahnklinik wieder eingesetzt werden.

1. Den ausgeschlagenen Zahn nur oben anfassen, nicht an der Wurzel berühren!
2. Den Zahn **nicht** von Schmutz befreien (die Wurzelhaut könnte so verletzt werden).
3. Legen Sie den Zahn sofort in ein kleines Gefäß mit Speichel oder kalter H-Milch, denn er muss feucht gehalten werden. Oder, falls eine Apotheke in der Nähe ist: Legen Sie den Zahn in eine spezielle dort erhältliche Zahnrettungsbox oder in ein Gefäß mit steriler isotonischer Kochsalzlösung.
4. Fahren Sie schnell zum Zahnarzt oder in die Zahnklinik!

DEN RETTUNGSDIENST 112 RUFEN, WENN …

> das Kind sehr stark blutet oder Verdacht auf andere schwere Verletzungen (z.B. Kieferbruch oder Gehirnerschütterung) besteht.

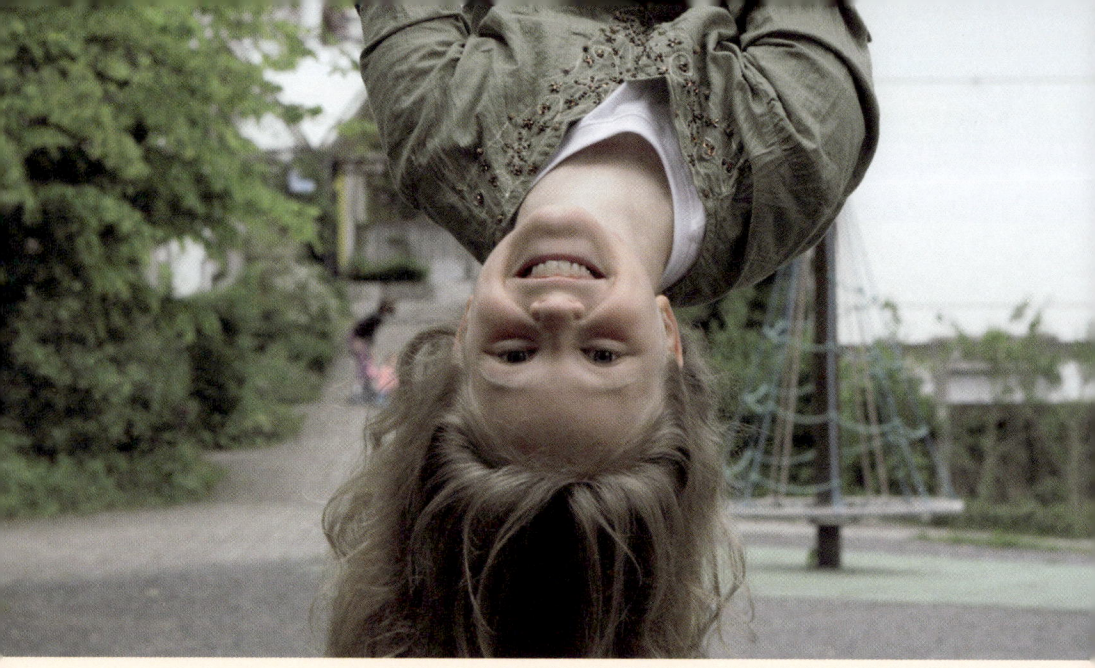

UNFÄLLE VERHÜTEN

Unfälle gehören zu den größten Gesundheitsgefahren für Kinder. Doch die meisten Unfälle ließen sich mit einfachen Mitteln vermeiden. Das sind die wichtigsten Sicherheitsvorkehrungen:

SICHERHEIT FÜR DAS BABY

> Lassen Sie Ihr Baby keine Sekunde alleine auf dem Wickeltisch liegen. Legen Sie vor dem Wickeln alle benötigten Utensilien bereit. Und nehmen Sie das Baby mit, wenn Sie zum Beispiel das Telefon abnehmen möchten.
> Kontrollieren Sie regelmäßig die Halterungen von Baby-Tragetaschen beziehungsweise den Sitz des Tragetuchs.
> Stellen Sie Krüge, Schüsseln oder andere Gefäße mit heißen Flüssigkeiten in sicherem Abstand zum Baby auf den Tisch.
> Überprüfen Sie, ob Bücherregale und Garderobenständer in Ihrer Wohnung kippsicher sind.

> Benutzen Sie keine Tischtücher (Baby kann daran ziehen!).
> Lassen Sie keine verschluckbaren Kleinteile herumliegen (Spielzeuge der Geschwister, Perlen, Murmeln, Erdnüsse, Knopfbatterien).

SICHERHEIT FÜR KLEINKINDER

Wenn der Entdeckergeist erwacht und der Bewegungsradius des Kindes wächst, nehmen die Unfallgefahren zu. Sobald sich das Kind an einem Möbelstück hochziehen kann, gibt es meist kein Halten mehr: Alles wird beklettert und bestiegen. Und was nicht niet- und nagelfest ist, wird mit den Fingern auseinander- oder in den Mund genommen. Da kann es manchmal nötig sein, den Sprössling unfallsicher im Laufgitter oder anderswo zu „parken" – zum Beispiel, wenn Sie duschen oder telefonieren wollen. Aber auch in besonderen Gefahrensituationen (am Lagerfeuer, am Wasser, an der Straße) ist Ihr vorausschauender Blick jetzt gefragt. Lassen Sie Ihr Kind auch nicht unbeaufsichtigt mit scharfen Messern oder Scheren hantieren. Aber entfernen Sie auch nicht alles, was schneidet, aus seinem Umfeld. Sondern lassen Sie es – seinem Alter entsprechend – mit weniger gefährlichen Geräten üben, während Sie ihm zur Seite stehen.

SCHUTZ VOR VERBRENNUNGEN

> Stellen Sie das Warmwasser im Haushalt auf maximal 60 Grad ein.
> Sorgen Sie dafür, dass sich Ihr Kind nicht an der Wärmflasche, am Bügeleisen, an heißen Töpfen und Pfannen oder an Kerzen verbrennen kann.
> Stellen Sie Pfannen immer so auf den Herd, dass der Stiel nach hinten gerichtet ist.
> Versehen Sie Herd und Backofen mit einer Kindersicherung.

SCHUTZ VOR VERGIFTUNGEN

> Lagern Sie die Hausapotheke, Dünger, Putz- und Waschmittel sowie Kosmetika außer Sicht- und Reichweite Ihres Kindes.
> Bewahren Sie Chemikalien (Putzmittel etc.) immer in der Originalverpackung auf, füllen Sie sie nie in Getränkeflaschen oder Einmachgläser ab. Denn bei Verwechslung besteht die Gefahr einer Vergiftung oder einer Verätzung der Speiseröhre.
> Schließen Sie die Tür der Geschirrspülmaschine, damit das Kind keine Geschirrspülmittelreste in den Mund nimmt (Gefahr der Schaumbildung in der Lunge!).
> Sind Ihre Zimmer- und Balkonpflanzen ungiftig? Infos finden Sie z.B. unter www.giftnotruf.de oder www.giz-nord.de
> Bringen Sie Ihrem Kind bei, dass es Beeren und andere Pflanzenteile erst essen darf, nachdem Sie es ihm ausdrücklich erlaubt haben.

SCHUTZ VOR STÜRZEN

> Sichern Sie Treppen, Fenster und falls nötig Türen mit entsprechenden Vorrichtungen (Fenstersperre, Sicherheits-Fenstergriff, Türschutzgitter etc.).
> Bringen Sie an besonders scharfkantigen Möbeln einen Kantenschutz (Babyfachgeschäft, Drogeriemarkt) an oder improvisieren Sie: Kanten mit Filzstreifen oder Karton abdecken, Ecken mit (eingedrückten) Tischtennisbällen versehen usw.
> Hochbetten sparen Platz und sind bei Kindern heiß begehrt. Doch viele Kinderärzte raten davon ab, denn jedes Jahr stürzen in Deutschland mehrere Hundert kleine Kinder vom Hochbett. Die meisten verletzen sich dabei am Kopf. Wenn Sie nicht darauf verzichten wollen oder können: Lassen Sie Ihr Kind frühestens mit 6 Jahren oben schlafen.
> Im Haus sollte das Kind rutschfeste Socken oder Hausschuhe tragen.

SCHUTZ VOR ERTRINKEN

> Lassen Sie Ihr Kind keine Sekunde alleine in der Badewanne. Schon bei einem Wasserpegel von 5–10 cm kann ein Kleinkind ertrinken! Unter anderem wegen seines schweren Kopfes.
> Im Schwimmbad: das Kind immer beaufsichtigen – und Schwimmflügel anziehen.
> Wenn Ihr Sprössling im Schwimmbad plötzlich nicht mehr zu sehen ist: Zuerst im Wasser suchen! Denn jede Sekunde zählt.
> Kinder ab 4 oder 5 Jahren sollten schwimmen lernen.

SCHUTZ VOR STROMVERLETZUNGEN

> Benutzen Sie nur Elektrogeräte mit intakten Kabeln.
> Installieren Sie einen zentralen Fehlerstrom-Schutzschalter (FI-Schalter) beziehungsweise verwenden Sie mobile FI-Adapter. Oder verschließen Sie zumindest die Steckdosen mit Abdecksteckern.
> Lagern Sie Elektrogeräte (Föhn etc.) außer Reichweite Ihres Kindes.

SICHERHEIT FÜR SCHULKINDER

Bei Schulkindern rückt die Verkehrssicherheit ins Zentrum. Auch Sportunfälle sind in diesem Alter häufig. Sie als Eltern sind dabei die Vorbilder: Gurten Sie sich im Auto immer an, beachten Sie die Verkehrsregeln und fahren Sie Fahrrad mit Helm. Die wichtigsten Sicherheitstipps:

> Bei der Wahl des Schulwegs: Nicht den kürzesten Weg, sondern den sichersten aussuchen.

- Als Fußgänger oder auch wenn das Kind auf der Straße Rad fährt (ab 11. Lebensjahr Pflicht), sollte es eine orangene Regenjacke, eine Leuchtweste oder ein Dreieckband („Triangel") tragen, damit es nicht von Autofahrern übersehen wird. Es gibt auch aufbügelbare Leuchtsticker zu kaufen.
- Nehmen Sie sich Zeit, Ihr Kind auf den Straßenverkehr – als Fußgänger sowie als Radfahrer – vorzubereiten. Es muss das „Warten-Gucken-nochmal Gucken-Laufen" erst verinnerlichen und lernen, Gefahren zu erkennen, zum Beispiel die Geschwindigkeit eines nahenden Autos richtig abzuschätzen. Auch Verkehrsregeln wollen gelernt sein. Und schließlich ist viel Training nötig, um sich mit dem Rad sicher auf der Straße fortbewegen zu können.
- Das Fahrrad des Kindes muss gut ausgerüstet und gewartet sein (Licht, Bremsen).
- Bestehen Sie darauf, dass Ihr Kind einen Fahrradhelm trägt.
- Beim Skaten Ellenbogenschoner, Knieschoner, Handgelenkschoner und Helm nicht vergessen.
- Beim Schlittenfahren möglichst keine Kettenfahrten (mehrere Schlitten aneinander gebunden) machen und lieber nicht bäuchlings fahren.
- Beim Ballspielen vor dem Spiel aufwärmen!

INFO

- **www.erste-hilfe-fuer-kinder.de**
- **www.kindersicherheit.de**
  Bundesarbeitsgemeinschaft „Mehr Sicherheit für Kinder" e.V.
- **www.adfc.de** Allgemeiner Deutscher Fahrrad-Club e.V. mit vielen Informationen für mehr Sicherheit für Kinder im Straßenverkehr

CHECKLISTE: IHRE HAUSAPOTHEKE

Mit diesen Mitteln und Utensilien sind Sie gut für den Krankheitsfall Ihres Kindes gerüstet. Prüfen Sie in regelmäßigen Abständen die Ablaufdaten der Heilmittel und bewahren Sie die Hausapotheke kindersicher auf!

HAUSMITTEL

Salz	Für isotonische Kochsalzlösungen (Augenspülwasser, Nasenspülwasser) sowie für die Drittelsmischung.
Traubenzucker in Pulverform	Für die Herstellung einer Drittelsmischung bei Fieber, Durchfall, Erbrechen, Trinkverweigerung. Oder um Tee zu süßen, damit kranke Babys oder Kleinkinder genügend trinken.
Weizenkleie	Ein Kleiebad bietet schnelle Hilfe bei Juckreiz, trockener oder entzündeter Haut.
Zinkpaste	Die Notfallarznei für den wunden Popo.
Zwiebeln, Quark, Zitrone, Honig, Ingwer, Kartoffeln, Orangensaft	Für diverse innerliche Anwendungen und äußerlich als warmer oder kalter Wickel. Orangensaft für die Drittelsmischung.

PFLANZLICHE MITTEL

Ätherisches Lavendelöl	Zur Massage bei Kopfschmerzen, auf Kleider/Schuhe zur Zeckenabwehr, als Badezusatz bei Schlafproblemen (Seite 79 beachten!).
Heidelbeeren, getrocknete	Schnelle Hilfe bei Durchfall (Seite 268 beachten!).
Johanniskrautöl (selbstgemacht, siehe Seite 82)	Massageöl bei Blasenentzündung, Gelenk- und Muskelschmerzen, Mittelohrentzündung, Neugeborenengelbsucht, Prellungen, Schnupfen, Verstauchungen.

Kamillentee	Äußerlich bei Entzündungen der Haut und Schleimhaut und als Kopfdampfbad bei Erkältung. Innerlich entkrampfend und anti-entzündlich bei Magen-Darm-Problemen und zur Beruhigung.
Malventee (Käsepappel)	Bei trockenem Husten (Reizhusten), Halsweh, Schnupfen.
Melissentee	Innerlich oder äußerlich (Badezusatz): Bei Dreimonatskoliken, Unruhe, Schlafstörungen, beruhigt bei verschiedenen Unruhezuständen (zum Beispiel Juckreiz, Schmerzen, Bauchkrämpfe).
Preiselbeersaft	Hilft bei Blasenentzündung.
Ringelblumentinktur (selbstgemacht, siehe Seite 81)	Bei Aphthen, Mundsoor, Hand-Mund-Fuß-Krankheit, zur Wundspülung, zur Nabelpflege, bei Sonnenbrand, Warzen, Akne, Hals- oder Mandelentzündung.
Schlüsselblumentee	Bei produktivem Husten. Verflüssigt den Schleim und eignet sich bei Mittelohrentzündung, Nasennebenhöhlen-Entzündung, Halsweh, Heiserkeit. Außerdem bei Migräne und Kopfschmerzen sowie bei nervöser Unruhe.
Schwarztee	Ein Alleskönner: Äußerlich bei Windelsoor, Kontaktallergie, Neurodermitis, Sonnenbrand, als Augenkompresse bei Bindehautentzündung, Hausstaubmilben-Allergie und Heuschnupfen. Innerlich bei Durchfall. Bestandteil der Drittelsmischung.

HILFSMITTEL

Badethermometer	
Kühl-Pack	Eventuell selbstgemacht, siehe Seite 81.
Elastikbinden	Für Kompressionsverbände bei einer Blutung oder um ein Gelenk zu stützen.
Fieberthermometer (digital)	Siehe Seite 212.
Glukose-Elektrolyt-Lösung	Wichtiger Vorrat für das Baby.
Kompressen (steril, beschichtet)	Zum Abdecken von Schürfungen und anderen Wunden.
Pflaster	

Pflasterrolle, Verbandklammern, Sicherheitsnadeln	Für die Befestigung von Wickeln oder Verbänden.
Pinzette	
PVP-Jod, standardisiert	Zur Desinfektion.
Salzwasser-Nasenspray	Entweder fertig gekauft oder als leerer Nasenspray-behälter für selbst hergestellte isotonische Kochsalz-lösung. Bei Schnupfen, Heuschnupfen, Nasenneben-höhlen-Entzündung, Ohrenentzündung.
Schmerzmittel	Z. B. mit dem Wirkstoff Paracetamol.
Selbsthaftende Gazebinde (in verschiedenen Breiten)	Ideal, um eine sterile Kompresse am Knie, am Ellenbogen oder am Finger zu befestigen. Oder auch um einen Wickel zu fixieren.
Wärmflasche oder Kirschkernsäckchen	
Wickeltücher (Innen- und Außentuch)	Innentuch: Baumwolle, Außentuch: Baumwolle oder Wolle..

HOMÖOPATHISCHE KINDERAPOTHEKE

Wir haben für Sie eine homöopathische Hausapotheke für Kinder zusammen gestellt. Mit den darin enthaltenen acht Einzelmitteln können Sie einen Großteil der Beschwerden und Kinderkrankheiten in diesem Ratgeber abdecken. Apis D12, Aconitum D12, Belladonna D12 und die anderen Mittel werden Ihnen beim Nachschlagen oder Blättern im Buch immer wieder begegnen – sie sind breit einsetzbar und haben sich bei Kindern bewährt.

Aconitum (Blauer Eisenhut) D12
Angina, Angst, Blasenentzündung, Heiserkeit, Keuchhusten, Masern, Mittelohrentzündung, Mumps, Nasenbluten, Pfeiffersches Drüsenfieber, Pseudokrupp, Ringelröteln, Röteln, Windpocken, Zahnen

Apis (Honigbiene) D12
Blasenentzündung, Fieberblase, Gerstenkorn, Hausstaubmilben-Allergie, Insektengift-Allergie, Insektenstich, Kontaktallergie, Mittelohrentzündung, Mumps, Nagelbett-Entzündung, Nahrungsmittel-Allergie, Ringelröteln, Röteln, Scharlach, Sehnenscheiden-Entzündung, Sonnenbrand, Tierhaarallergie

Arnica (Arnika, Bergwohlverleih) D6
Gehirnerschütterung, Gelenk- und Muskelschmerzen, Muskelkater, Nasenbluten, Prellungen, Sonnenbrand, Verbrennungen, Verstauchungen, Wunden

Arsenicum album (Weißes Arsen) D12
Asthma, Durchfall, Fußpilz, Hausstaubmilben-Allerige, Heuschnupfen, Nahrungsmittel-Allergie, Tierhaarallergie

Belladonna (Belladonna) D12
Angst, Dreimonatskoliken, Heiserkeit, Kopfschmerzen, Masern, Migräne, Mumps, Nagelbett-Entzündung, Nasennebenhöhlen-Entzündung, Ringelröteln, Röteln, Scharlach, Sonnenbrand, Windpocken, Zahnen

Chamomilla (Echte Kamille) D6
Aphthen, Blähungen, Dreimonatskoliken, Mittelohrentzündung, Mundfäule, Schlafstörungen, Zahnen

Mercurius solubilis (Quecksilber) D12
Aphthen, Hand-Fuß-Mund-Krankheit, Mundfäule, Windel- und Mundsoor

Pulsatilla (Küchenschelle) D6
Bindehautentzündung, Blähungen, Depressive Verstimmung, Masern, Nasennebenhöhlen-Entzündung, Schnupfen, Zahnen

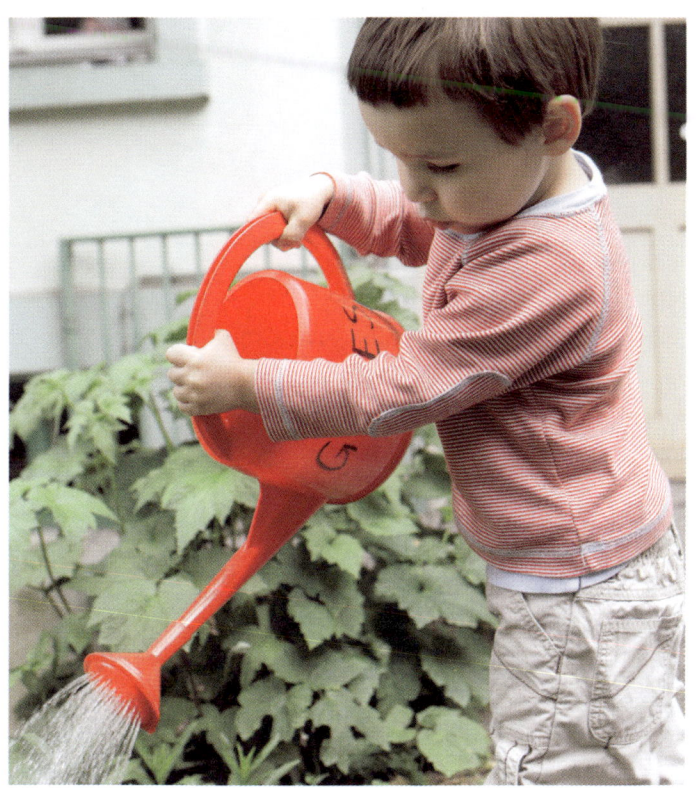

ANHANG

Liste der erwähnten Heilpflanzen	344
Adressen und Links	352
Literatur	353
Stichwortverzeichnis	355

Liste der erwähnten Heilpflanzen (inklusive Spagyrik)

Wie Sie spagyrische Essenzen bei Babys und Kindern richtig anwenden, steht auf Seite 93.

Heilpflanze	Lateinischer Name	Verwendete Pflanzenteile / Verwendete Pflanzenteile für die spagyrische Anwendung
Aloe vera (Echte Aloe)	Aloe barbadensis (Aloa vera)	Saft der Blätter
Angelikawurzel (Engelwurz)	Angelica archangelica	Wurzel
Anis	Pimpinella anisum	Früchte („Samen")
Arnika	Arnica montana	Blüten, Wurzel / g, b
Aronstab	Arum maculatum	g, b
Artischocke	Cynara scolymus	Blätter
Augentrost	Euphrasia officinalis	Kraut / g, b
Beinwell (Wallwurz)	Symphytum officinale	Wurzel
Bingelkraut	Mercurialis perennis	Kraut
Birke	Betula pendula, B. pubescens	Rinde
Bittersüß	Solanum dulcamara	Stängel
Borretsch	Borago officinalis	Öl aus Samen
Brennnessel	Urtica dioica, U. urens	Blätter / g, b
Brombeere	Rubus fruticosus	Blätter
Eberraute	Artemisia abrotanum	g, b
Efeu	Hedera helix	Blätter
Eiche	Quercus robur, Q. petraea	Rinde
Erdbeere (Walderdbeere)	Fragaria vesca	Blätter
Eukalyptus	Eucalyptus globulus	Blätter
Fenchel	Foeniculum vulgare	Früchte („Samen") / g, b + Früchte
Fichte	Picea abies	Nadeln
Galphimia	Thryallis glauca	oi, b
Gelbwurz, kanadische	Hydrastis canadensis	Wurzel
Goldmelisse	Monarda didyma	Blüten, Kraut

Legende: ä = äußerlich / i = innerlich / sp = spagyrische Anwendung / b = blühend / g = gesamte Pflanze

Innerliche, äußerliche oder spagyrische Anwendung	In diesem Ratgeber empfohlene Form der Anwendung
ä	Gel
ä	Salbe
i, ä, sp	Absud, ätherisches Öl, spagyrische Essenz
ä, sp	Salbe, Tinktur, spagyrische Essenz
sp	spagyrische Essenz
i	Aufguss
ä, sp	Aufguss, spagyrische Essenz
ä	Salbe
ä	Tinktur, Salbe
ä	Salbe
ä	Aufguss
i, ä	Öl, Ölkapseln
i, sp	Aufguss, spagyrische Essenz
i	Aufguss
sp	spagyrische Essenz
i	Hustensirup, Tinktur
ä	Absud
i	Aufguss
ä	Paste
i, ä, sp	Absud, ätherisches Öl, spagyrische Essenz
i	Hustensirup
sp	spagyrische Essenz
sp	spagyrische Essenz
i	Aufguss

oi = oberirdische Teile der Pflanze

Heilpflanze	Lateinischer Name	Verwendete Pflanzenteile / Verwendete Pflanzenteile für die spagyrische Anwendung
Goldrute	Solidago virgaurea	Kraut
Hafer	Avena sativa	Stroh, grünes Kraut
Hahnenfuß, knolliger	Ranunculus bulbosus	g, b
Hamamelis (Zaubernuss)	Hamamelis virginiana	Blätter, Rinde
Hauhechel, dorniger	Ononis spinosa	Wurzel, Kraut
Heidelbeere	Vaccinium myrtillus	Beere
Himbeere	Rubus idaeus	Blätter
Herzsame (Ballonrebe)	Cardiospermum	Blühendes Kraut / g, b
Holunder, schwarzer	Sambucus nigra	Blüten, Beeren / blühende Triebe
Ingwer	Zingiber officinale	Frischer oder getrockneter Wurzelstock
Isländisches Moos	Cetraria islandica	ganzer Thallus (Vegetationskörper)
Johanniskraut	Hypericum perforatum	Kraut / oi, b
Kamille, echte	Matricaria recutita	Blüten / g, b
Kapland-Pelargonie (Umckaloabo)	Pelargonium sidoides	Wurzel
Kapuzinerkresse	Tropaeolum majus	Blätter, Blüten / g, b
Kava Kava	Piper methysticum	Wurzel
Klatschmohn	Papaver rhoeas	g, b
Kümmel	Carum carvi	Früchte („Samen")
Lavendel	Lavandula angustifolia (L. officinalis)	Blüten
Lebensbaum	Thuja occidentalis	Frische Triebe
Leinsamen	Linum usitatissimum	Samen
Liebstöckel (Maggikraut)	Levisticum officinale	g, b
Linde	Tilia cordata, T. platyphyllus	Blüten
Lobelie	Lobelia inflata	oi, b

Legende: ä = äußerlich / i = innerlich / sp = spagyrische Anwendung / b = blühend / g = gesamte Pflanze

Innerliche, äußerliche oder spagyrische Anwendung	In diesem Ratgeber empfohlene Form der Anwendung
i	Aufguss
i, ä	Absud (Stroh), Aufguss (grünes Kraut)
sp	spagyrische Essenz
ä	Aufguss, Salbe
i	Aufguss
i	Absud, getrocknete Beeren
i	Aufguss
ä, sp	Salbe, spagyrische Essenz
i, sp	Aufguss, Saft, spagyrische Essenz
i	Absud, kandierte Wurzel, Kapseln
i	Aufguss, Bonbon
i, ä, sp	Aufguss, Öl, spagyrische Essenz
i, ä, sp	Aufguss, Zäpfchen, spagyrische Essenz
sp	spagyrische Essenz
i, sp	Tinktur, spagyrische Essenz
sp	spagyrische Essenz
sp	spagyrische Essenz
i, ä	Absud, ätherisches Öl, Zäpfchen
i, ä	Aufguss, ätherisches Öl
sp	spagyrische Essenz
ä	Kaltauszug
sp	spagyrische Essenz
i	Aufguss
sp	spagyrische Essenz

oi = oberirdische Teile der Pflanze

Heilpflanze	Lateinischer Name	Verwendete Pflanzenteile / Verwendete Pflanzenteile für die spagyrische Anwendung
Löwenzahn	Taraxacum officinale	Wurzel, Kraut
Mädesüß	Filipendula ulmaria	g, b
Majoran	Origanum majorana (= Majorana hortensis)	Kraut
Malve (Käsepappel)	Malva silvestris, M. neglecta	Blüten, Blätter
Meerträubel	Ephedra distachya	Kraut
Melisse	Melissa officinalis	Blätter
Mönchspfeffer (Keuschlamm)	Vitex agnus-castus	Früchte
Mutterkraut	Tanacetum parthenium	Blätter
Nachtkerze	Oenothera biennis	Öl aus Samen
Neembaum (Niembaum)	Azadirachta indica (= A. azadirachta)	Rinde, Blätter, Früchte, Samen
Okoubaka	Okoubaka aubrevillei	Rinde
Passionsblume	Passiflora incarnata	Kraut
Pfefferminze	Mentha piperita	Blätter
Propolis	Propolis (Bienenharz)	Harz
Ringelblume	Calendula officinalis	Blüten / g, b
Rose	Rosa centifolia	Blüten
Rosmarin	Rosmarinus officinalis	Blätter
Salbei	Salvia officinalis	Blätter / oi, b
Schafgarbe	Achillea millefolium	Blüten, Kraut
Schlehdorn (Schwarzdorn)	Prunus spinosa	Blüten
Schlüsselblume	Primula veris, P. elatior	Wurzel, Blüten
Schöllkraut	Chelidonium majus	Stängel / g, b
Schwalbenwurz	Vincetoxicum hirundinaria	g, b
Schwarzkümmel	Nigella sativa	Samen

Legende: ä = äußerlich / i = innerlich / sp = spagyrische Anwendung / b = blühend / g = gesamte Pflanze

Innerliche, äußerliche oder spagyrische Anwendung	In diesem Ratgeber empfohlene Form der Anwendung
i	Absud, Aufguss
sp	spagyrische Essenz
ä	Aufguss, Salbe
i, ä	Aufguss, Öl, Salbe
sp	spagyrische Essenz
i, ä	Aufguss, ätherisches Öl, Salbe
sp	spagyrische Essenz
i	Aufguss
i, ä	Öl, Ölkapseln
ä	Shampoo
sp	spagyrische Essenz
i	Aufguss
i, ä	Aufguss, ätherisches Öl
sp	spagyrische Essenz
i, ä, sp	Aufguss, Tinktur, Öl, Salbe, spagyrische Essenz
i	Aufguss
i, ä	Aufguss, Salbe
i, ä, sp	Aufguss, spagyrische Essenz
ä	Aufguss
i, ä	Aufguss, Öl
i	Aufguss
ä, sp	Stängelsaft, spagyrische Essenz
sp	spagyrische Essenz
i	getrocknete Samen, Öl, Kapseln

oi = oberirdische Teile der Pflanze

Heilpflanze	Lateinischer Name	Verwendete Pflanzenteile / Verwendete Pflanzenteile für die spagyrische Anwendung
Sonnenhut	Echinacea angustifolia, E. purpurea	Wurzel, Kraut
Spitzwegerich	Plantago lanceolata	Blätter
Stiefmütterchen (Ackerstiefmütterchen)	Viola tricolor	Kraut / g, b
Storchenschnabel (Ruprechtskraut)	Geranium robertianum	g, b
Teebaum	Melaleuca alternifolia	Blätter
Thymian	Thymus vulgaris	Kraut, Blätter, Blüten
Walnussbaum	Juglans regia	Blätter, Rinde, Früchte
Weihrauch	Olibanum (= Harz aus Boswellia sacra)	Harz
Zinnkraut (Ackerschachtelhalm)	Equisetum arvense	Kraut / g, junge Pflanze
Zistrose, Graubehaarte	Cistus incanus	Kraut
Zitronenmelisse	Melissa officinalis	oi, b
Zwiebel	Allium cepa	Zwiebel

Legende: ä = äußerlich / i = innerlich / sp = spagyrische Anwendung / b = blühend / g = gesamte Pflanze

Innerliche, äußerliche oder spagyrische Anwendung	In diesem Ratgeber empfohlene Form der Anwendung
i	Sirup, Tinktur
i, ä	Aufguss, Sirup, Salbe
ä, sp	Aufguss, spagyrische Essenz
sp	spagyrische Essenz
ä	ätherisches Öl
i, ä	Aufguss, Sirup
sp	spagyrische Essenz
sp	spagyrische Essenz
ä, sp	Aufguss, spagyrische Essenz
i, ä	Aufguss
sp	spagyrische Essenz
i, ä	frische Zwiebel, Hustensirup

oi = oberirdische Teile der Pflanze

Adressen und Links

www.familienbildung.de
Bundesarbeitsgemeinschaft
Familienbildung und Beratung e.V.
Hamburger Straße 137, 25337 Elmshorn
Tel. 04121/461380
Informationen zu Elternkursen bundesweit,
online Eltern-Beratung

www.bdh.de
Deutscher HebammenVerband e.V.
Gartenstraße 26
76133 Karlsruhe
Tel. 0721/981890
Information, Beratung, sowie Adressen von
Hebammen und Geburtshäusern

www.vkhd.de
Verband Klassischer Homöopathen
Deutschlands e.V.
Wagnerstraße 20
89077 Ulm
Tel. 0731/4077220
Informationen, Therapeutensuche

www.kinderaerzte-im-netz.de
Berufsverband der Kinder- und Jugendärzte
Informationen zu den Themen Impfen und
Vorsorgeuntersuchungen, Krankheiten,
Notdienste, Ärzte- und Klinikverzeichnis

www.kinderschutz-zentren.org
Bundesarbeitsgemeinschaft der
Kinderschutz-Zentren e.V.
Bonner Str. 145
50968 Köln
Tel. 0221/569753
Beratung für Eltern, Hilfe für Kinder,
Adressen von Kinderschutz-Zentren
bundesweit

www.bakuk.de
Bundesarbeitsgemeinschaft Kind und
Krankenhaus e.V.
Zusammenschluss von Berufsverbänden,
Elterninitiativen u.a., die sich gemeinsam
für die Rechte von Kindern und Jugendlichen
in der Krankenhausversorgung einsetzen
Tel. 0541/70006940

www.kneippbund.de
Kneippbund e.V.
Adolf-Scholz-Allee 6-8
86825 Bad Wörishofen
Tel. 08247/30020
Dachverband der rund 600 Kneipp-Vereine in
Deutschland mit vielen Informationen und
Adressen von Schulen, Kindergärten,
Senioreneinrichtungen, Campingplätzen u.a.
mit Kneipp-Gütesiegel

www.dge.de
Deutsche Gesellschaft für Ernährung e.V.
Godesberger Alle 18
53175 Bonn
Tel. 0228/3776600
Informationen zu gesunder Ernährung

www.onmeda.de
Informationsportal rund um Medizin und
Gesundheit mit vielen Informationen zu
Kinderkrankheiten und deren Behandlung,
Ängsten bei Kindern, Schlafstörungen und
mehr.

Literatur

Bopp, Annette; Krohmer, Birgit:
Der Baby-Guide fürs erste Jahr. Pflege –
Entwicklung – Gesundheit – Alltag
Kösel, München 2010

Frommherz, Andrea: Kinderwerkstatt
Zauberkräuter. Mit Kindern die Geheimnisse
und Heilkräfte der Pflanzen entdecken
AT, Baden/München 2010

Furman, Ben: Ich schaffs! Spielerisch und
praktisch Lösungen mit Kindern finden
Carl Auer, Heidelberg 2012

Furman, Ben: Gut gemacht! Das „Ich schaffs!"-
Programm für Eltern und andere Erzieher
Carl Auer, Heidelberg 2012

Jachens, Lüder: Hautkrankheiten
ganzheitlich heilen. Ein Ratgeber aus
anthroposophischer Sicht
Aethera, Stuttgart 2009

Largo, Remo H.: Babyjahre. Entwicklung und
Erziehung in den ersten vier Jahren
Piper, München 2010

Largo, Remo H.: Kinderjahre. Die Individualität
des Kindes als erzieherische Herausforderung
Piper, München 2000

Michaelis, Richard: Die ersten fünf Jahre.
Wie sich Ihr Kind entwickelt
Trias, Stuttgart 2012

ANHANG

Renz-Polster, Herbert; Menche, Nicole; Schäffler, Arne: Gesundheit für Kinder. Kinderkrankheiten verhüten, erkennen, behandeln
Kösel, München 2013

Schilcher, Heinz; Dorsch, Walter: Phytotherapie in der Kinderheilkunde. Ein Handbuch für Ärzte und Apotheker
Wissenschaftliche Verlagsgesellschaft, Stuttgart 2006

Thüler, Maya: Wohltuende Wickel
Verlag Maya Thüler, Worb (Schweiz) 2003

Vermeulen, Frans: Kindertypen in der Homöopathie
Sonntag, Stuttgart 2007

Weitere Ratgeber von BILD am SONNTAG

Ruth Jahn: Natürlich gesund mit Hausmitteln – So behandeln Sie Beschwerden rezeptfrei und ohne Nebenwirkungen
Ratgeber Edition der BILD am SONNTAG (2013)

Guy Bodenmann, Christine Klingler: Ohne Stress leben – Die besten Strategien zur Stressbewältigung
Ratgeber Edition der BILD am SONNTAG (2013)

Marianne Botta: Krebs vorbeugen und therapieren: Wie Ernährung helfen kann
So essen Sie, was Körper und Seele gut tut.
Ratgeber Edition der BILD am SONNTAG (2013)

STICHWORTVERZEICHNIS

anthro. = anthroposophische Anwendung, hom. = homöopathische Anwendung,
sp. = spagyrische Anwendung

A

Abhärtung .... 45 f., 58, 66
Absud 76
Abwehr .... 14, 44 ff., 64, 66, 169, 178, 224, 236
  siehe auch Immunsystem
– Baby 25
– Fieber 210
– stärken 18
Acidum nitricum *hom.* 182
Ackerschachtelhalm
  siehe Zinnkraut
Aconitum *hom.* 129, 174, 194, 196, 197, 203, 218, 249, 289, 291, 293, 300, 304, 341
ADHS/ADS .... 244 ff.
Akne .... 59, 220 ff., 242
  siehe auch Neugeborenenakne
Allergien ..... 33, 35, 46, 48 f., 79, 89, 136, 138 ff., 158
– und Aphthen 176
– und Bindehaut-
  entzündung 178
– und Erbrechen 271
– und Impfen 49
– und Mittelohrentzündung .. 201
– und Nasennebenhöhlen-
  Entzündung 198
– Symptome 17
Allium cepa *hom.* 143, 206
Aloe vera 220
– Gel 147, 152, 223, 318
Aluminium................... 49
Anaphylaxie 145, 148

Angina 192, 195
  siehe auch Mandelentzündung
– und Mittelohrentzündung .. 201
– und Scharlach .... 301 ff.
Angst.... 27, 98 f., 244, 247 ff., 263
Anis 77, 172
– Milch 264
– tee 114, 168, 264, 266, 275, 289
Ansteigendes
– Armbad....... 64, 163, 248, 296
– Bad 63, 211
– Fußbad 58, 64, 163, 167, 192, 202, 206, 217, 256, 275
Anthroposophische
  Medizin 88
Antimonit-Rosen-
  Gel *anthro.* 177
Apathie .. 18, 166, 291 f., 294, 307
– Baby 110, 117, 125
– und Impfen 49
Apfel 148, 160, 226, 234
Apfelessig .... 220 f., 225
Aphthen 176
– und Mundfäule 294
Apis *hom.* .... 140, 147, 150, 182 f., 191, 203, 218, 226, 231 f., 294, 300 f., 322, 341
Apis-Belladonna-Mercurio-
  Globuli *anthro.* 177, 194
Argentum nitricum
– *hom.* 257, 261, 265
Arnika
– *hom.* .... 187, 189, 197, 232, 319 f., 327

– -lösung 318
– -Pulswickel 248, 271
– -salbe 189, 320, 327
– *sp.* 191, 321, 324, 330
– -tinktur 71, 73, 187, 189, 190, 225, 248, 271, 318, 320, 327
Arnika-Brennnessel-Gel
– *anthro.* 226, 232
Aronstab *sp.*............. 177, 194
Arsenicum album
– *hom.* 140, 143, 150, 164, 223, 268, 341
Arthritis 188
Artischocke 119, 272, 276
Aspiration 314, 324
Asthma .... 24, 26 f., 33, 46, 58, 65 f., 96, 138, 141 ff., 162 ff., 244
– und Allergie .... 138, 145, 148, 156, 158 ff.
– und Neurodermitis 151
Atemaussetzer 51, 113, 170, 174, 260, 288
Atemgeräusche,
  pfeifende 170
Atemnot........... 17, 113, 136, 141, 157, 162, 166, 170, 173 ff., 195, 213, 289 f., 302, 324 ff.
– und Allergie 145, 148, 150
– und Insektenstich 227
Ätherisches Öl 16, 62, 79
Ätzstoff *hom.*
  siehe Causticum *hom.*

Stichwortverzeichnis **355**

Aufguss 76
Augenblutung 288
Augentrost 73
– hom. siehe Euphrasia
– sp. 144, 184, 207
– -tee 71, 73, 139, 142,
179 f., 183
Aura 255
Auslöser
– Asthma . . . . 163 f., 169
– Aphthen 176
– Herpes . . . . 295 f.
– Migräne . . . . 255 f., 258
Austernschale
– anthro. 215, 249, 261
– hom.
siehe Calcium carbonicum hom.
Austrocknung 17, 25, 66,
112, 172, 178, 269 ff., 287, 292,
295, 307
– Baby 110, 208, 213, 307
Autismus 49
Autogenes Training 98, 154,
165, 247, 251, 254,
258, 262, 273
Autoimmunerkrankung . . . 49, 89,
149, 192, 301

B

Baby 25, 108
– Allergie 158
– Arzt 110
– Badezusätze 241
– Haut 240
– Sicherheit 334
– Wickel 70
Baldrian 257
– sp. 262
– -tee 248
Basilikum 265
Bauchmassage 106, 114,
264, 275

Bauchmigräne 255, 271
Bauchschmerzen . . . . . 117, 264 ff.
– Angina 192
– Allergie 148
– Blasenentzündung 217
– Migräne 255
– psychosomatische 27,
247 (Sorgenbauchweh)
– und Erbrechen 271
Bauchspeicheldrüsen-
Entzündung 292
Beatmung . . . . 313 ff.
Beinwell siehe auch Wallwurz
– -salbe 190, 320, 327
– sp. 321, 327, 330
Belladonna hom. 115, 129,
196, 199 f., 231 f., 249, 257,
291, 293, 300 f., 304, 341
Belladonna-Chamomilla-
Globuli anthro. 129
Berberis-Quarz-Globuli
– anthro. 140, 144
Bergwohlverleih hom.
siehe Arnika hom.
Bernsteinkette 130
Bettnässen 214
Bettruhe 22, 292
Bewegung . . . . . 32, 39 ff., 165, 222,
253, 262, 266, 277
Bewusstlosigkeit . . . 111, 136, 157,
233, 313 f., 318 ff.
– und Allergie 141, 145, 150
– und Gehirnerschütterung . . . 318
Bienenkittharz sp. 92
Bienenwachskompresse 74,
167, 170
Bilirubin . . . . 118 f.
Bindehautentzündung 138,
178 f., 192
– und Masern . . . . 290 f.
– und Tierhaarallergie 156

Bingelkraut
– -salbe 231, 330
– -tinktur 329
Birkenrindensalbe 151, 223
Bisswunde 329
Bittersüß
– hom. siehe Dulcamara hom.
– -Stängel 151
– -tee 71
Blähungen 104, 264
– Baby . . . . 113 ff.
Blasenentzündung 217
Blasenschwäche 214, 216
Blässe 17, 233, 307, 313
– und Erbrechen 271
– und Insektenstich 227
Blauer Eisenhut hom.
siehe Aconitum hom.
Blei 33
Blinddarmentzündung . . 266, 277
Blut 332
– im Erbrochenen (Baby) 125
– im Stuhl 150, 266, 270, 274
Blutarmut 124
Blutdruckabfall 145
Bluterguss 320, 327
Blutung, innere 326
Blutvergiftung 231, 331
Blutverlust . . . . 313, 319, 328 ff.
Bohnenkraut 265
Borax hom. 126
Bordetella pertussis 288
Borretschöl 122, 139, 142,
149, 152
Botulinum-Bakterien 308
Brechdurchfall 267
Brechnuss hom.
siehe Nux vomica hom.
Brechwurzel hom.
siehe Ipecacuanha hom.
Brennnessel
– sp. 147
– -tee 218, 221

Brombeerblättertee 267
Brombeeren 218
Bronchi-Plantago-Globuli
– anthro. 168, 172
Bronchiolitis ... 112, 167, 170, 173
Bronchitis 58, 66, 167, 173
– obstruktive ..... 26, 163, 167 ff.
– und Schnupfen 205
Bryonia alba hom. 276
Buttermilch 232

C

Calcium carbonicum hom. 153
Calendula 62, 221
– -salbe 73, 275, 293
– -tinktur 193, 226, 230, 298, 303
  siehe auch Ringelblumentinktur
Candida albicans 125
Cantharis hom. 182, 232, 322
Cantharis-Globuli anthro. 219
Carbo vegetabilis hom. 164, 196, 226, 265
Causticum hom. 235
Chamomilla
– hom. 115, 129, 177, 203, 261, 265, 341
– -tropfen anthro. 115
– -zäpfchen anthro. 130
Chromat 146
Cocculus hom. 273
Cola 269, 272
Colocynthis hom. 115, 218
Coxsackie-A-Virus 286
Cranberrysaft 217
Cuprum met hom. 164

D

Dampfbad
  siehe Inhalieren
Darmeinlauf .... 59, 66, 211, 213 (Baby), 267, 271 f., 275, 309

Darmverschluss 117, 266, 270, 274, 277
Dellwarzen 234, 236
Depression .... 27, 244, 251 ff.
Depressive
  Verstimmung .... 87, 251 ff.
Diabetes 32, 39, 49, 89, 214, 216
Dill 265
Diphtherie .... 47 ff., 49 ff., 174
Dornwarzen 234
Dosierung 16
– homöopathische Globuli 86
– spagyrische Essenzen 93
– Tee (äußerliche
  Anwendung) 78
– Tinkturen 78
Dreimonatskoliken .... 113 ff.
Dreitagefieber .... 26, 284 ff.
Drittelsmischung ...... 211, 269, 272 f., 280, 308 (Rezept)
Drosera hom. 172, 289
DTP-Impfung .... 49 f.
Dulcamara hom. 218
Durchfall .... 136, 247, 267 ff.
– Baby 110
– blutiger 150
– und Allergie ... 145, 148 ff., 158
– und Ernährung 280
– und Halsweh 192
– und Trinken .... 306 ff.
– und Zahnen 129
Durchschlafen 102, 244

E

E-Nummern 37
Eberraute sp. 115
Echinacea
  siehe Roter Sonnenhut
Echte Kamille hom.
  siehe Chamomilla hom.
Efeu 78, 168
– -sirup 163, 171
– -tinktur 163

Eichenrinde .. 63 (Anleitung Bad), 147, 152, 221, 223, 230, 303
Einnässen .... 214 ff.
Einschlafen .... 102, 244 (ADHS), 259 f.
  siehe auch Durchschlafen
Eisenphosphat hom.
  siehe Ferrum phos.
Ekzem 138, 159
– atopisches .... 150 f.
– Badetemperatur 62
– und Tierhaarallergie 156
Endotoxine 46, 160
Engelwurzsalbe 73, 293, 300
Entspannung .... 27, 45, 96 f., 154, 165, 182, 216, 246 f., 251, 254, 258, 262, 273, 319
Entwicklung (des Kindes) 14, 25, 32, 39, 52, 104, 247
Entwicklungsstörungen ... 32, 52, 214, 260
Epiglottitis 51, 175, 192
Epstein-Barr-Virus 296
Erbrechen .... 270 f., 307 ff.
– Baby 110, 124, 274
– nüchtern 259
– und Allergie 145, 148, 158
– und Bauchmigräne 255
– und Durchfall .... 267 ff.
– und Gehirnerschütterung .. 318
– und Migräne 255
– und Vergiftung 323
Erdbeerblättertee 267
Ernährung ... 32, 34 ff., 45, 52, 261
– Baby 35
– und ADHS 246
– und Akne 222
– und Allergie 159
Erste Hilfe 312
Erythema infectiosum
  siehe Ringelröteln
essigsaure Tonerde ...... 71, 147, 189 f., 225, 232, 320, 327

Essstörungen 33
Eukalyptus-Paste 73, 193, 217
Eupatorium *hom.* 188
Euphrasia *hom.* 140, 144, 179
Eustachische Röhre 59, 202

F

Fehlgeburt . . . . 47 f., 297
Fenchel 129, 264
– -öl 114
– *sp.* 115
– -tee 112, 114, 168, 173,
 179, 207, 211, 264, 266, 269,
 274 f., 277, 308 f.
Ferrum phos *hom.* 172, 300
Fieber 210
– Baby 110, 125
– Fieberhöhe 18
– und Angina 192
– und warme Wickel 73
Fieberblasen 181, 295
Fieberkrampf . . . . 136, 212 f., 284 f.
– und Dreitagefieber 284
– und Impfen 49
Fingerbad 230
Flachwarzen 234
Flohsamen 276
Flugwarzen 234
Fluor 39
Flüssigkeit 36, 200, 233,
 286, 307
– Baby 110
– Mangel 188
– und Fieber 211
– und Kopfweh 258
– Verlust 267, 271, 273
Fontanelle,
 eingesunkene 307
Fremdkörper 315, 328
– im Auge 178, 180
– im Ohr . . . . 325 f.

– in der Nase . . . . 325 f.
– verschluckt 324
FSME 48, 236
– und Impfen 47, 237
Furunkel 222
Fußbad . . . . 61 f., 130,
 217, 298, 303
 siehe auch wechselwarmes
 und ansteigendes Fußbad
Fußmassage 106, 217
Fußpilz . . . . 223 f.

G

Gallentee 119
Galphimia *sp.* 164
Gebärmutterhalskrebs
 (Impfung) 47
Gehirnentzündung 48, 256,
 290, 292, 296
Gehirnerkrankung 256
Gehirnerschütterung 259, 271,
 318 f., 333
Gelber Jasmin hom.
 siehe *Gelsemium hom.*
Gelbsucht . . . . 82, 118 ff.
Gelbwurz,
 kanadische *sp.* 200, 204
Gelenke 186
– geschwollen . . . . 327 f.
– Schmerzen 186, 285, 296
– steife 188
Gelsemium *hom.* . . . 249, 257, 291
Gerstenkorn . . . . 183 f.
Gesichtsschmerzen 201, 209
Gewichtsverlust (Baby) 213
Gewürznelke 257
Giftsumach hom.
 siehe *Rhus tox hom.*
Gliederschmerzen 167
Globuli
– homöopathische . . . . 86 ff.

Glukose-Elektrolyt-
 Lösung 112, 233, 269,
 274, 280, 308 f.
Goldmelisse 114, 124, 257,
 265, 272, 276
Goldrutenkraut 218
Graphites *hom.* 147
Grippe (Impfen) 47
grüner Tee 232, 267
Gurgeln . . . . 60 f., 177, 193
Gurkensaft 232
Gürtelrose 303

H

Haemophilus
 influenzae b . . . . . . 47, 50 f., 175
 siehe auch *Epiglottitis*
Haferkrauttee 252, 261
Haferstrohbad 63, 151, 217,
 248, 260
Hagebutten 77, 218
Hahnemanns Tinctura hom.
 siehe *Causticum hom.*
Halsentzündung 174, 192
– und Ernährung 279
– und Masern 290
Hamamelis 73, 151,
 179, 183
– *hom.* 330
– -salbe 187, 189, 270,
 275, 329
– -tee 62, 71, 73, 155
– -tinktur 123
Hand-Fuß-Mund-
 Krankheit 80, 176, 192,
 285 ff., 300
Harnwege . . . . 214 ff.
Hauhechel 218
Hausstaubmilben
– Allergie . . . . 138 ff., 158 ff.
– und Asthma 162
– und Neurodermitis . . . . 150 ff.

358 Stichwortverzeichnis

Haustier 156, 161
Haut .... 220 ff.
  blasse 307
  – Neugeborene 17, 120
Hautausschlag 53, 136,
    286, 296
  – hellrot 140, 299
  – schmetterlingsförmig 285,
    297
  – und Allergie 158
  – und Dreitagefieber 284
  – und Kinderkrankheiten 285
  – und Masern 291
  – und Scharlach 301
Hautkrebs 231, 242
Hautpilz 223
Hautschuppung (Baby) 120
Heidelbeertee 268
Heilerde
  – -maske 221
  – kalt .... 71, 189 f., 193,
    196, 232, 293, 327
  – warm 73, 187, 189, 193, 293
Heilkräuter 76
  – Tee 76
  – gegen Übelkeit 272
  – Wickel kalt 71
  – Wickel warm 73
Heilpflanzen, giftige 92
Heiserkeit 196
  – und Nasennebenhöhlen-
    Entzündung 198
Hepar sulfuris *hom.* 172, 174,
    196, 222, 231, 330
Hepatitis B (Impfen) 47
Herpes
  siehe Mundfäule
Herz-Kreislauf-
  Erkrankung 32, 39
Herzdruckmassage 313
Herzfehler 299

Herzklopfen 247
Herzsame 151
  – sp. 147, 153, 235
Heuschnupfen .. 26, 46, 141 ff., 159
Hib 47, 50, 175
Hibiskusblüten 77
Himbeerblättertee 267
Himbeeren 218, 275
Himbeerzunge 285, 301
Hirnhaut-
  entzündung .... 47 (Impfen),
    51, 202, 237, 292, 296
Hirnverletzung (Baby) 117
Hirsemehl 277
Histamin ... 143, 149 (Intoleranz)
Hitzschlag 233
Hodenentzündung 292
Höllenstein *hom.*
  siehe *Argentum nitricum hom.*
Holunder *hom.*
  siehe *Sambucus hom.*
Holunderbeersaft 168, 171,
    206, 211
Holunderblütentee 112, 169,
    173, 194, 206 f., 211, 308 f.
Holzkohle *hom.*
  siehe *Carbo vegetabilis hom.*
Homöopathie .... 84 ff.
Honig 35, 77, 142, 152,
    176, 181, 287, 308
  – -milch 171, 194, 261
Honigbiene *hom.*
  siehe *Apis hom.*
Hunger
  – und Migräne 256, 258
  – und Übelkeit 272
Husten .... 170 ff.
  – Baby 112, 125
  – -blocker 169
  – -sirup 171
  – -tee 77
  – und Halsweh 192
Hypericum *hom.* 319, 330

I/J

Ignatia *hom.* 253, 261
Ignatiusbohne *hom.*
  siehe *Ignatia hom.*
Ikterus ..... 118 (Neugeborenes),
    296
Immunität 285, 291, 293,
    298 f., 303
Immunstärkung,
  pflanzliche 46
Immunsystem .... 17, 44 ff.,
    148, 164, 182
  – geschwächtes 224, 295
  – und Allergie 158, 160
  – und Ernährung 279
  – und Impfen .... 47 ff.
Impfen .... 46 ff.
  – Keuchhusten 288
  – Mumps .... 292 f.
  – Röteln 299
  – Scharlach 301
  – Windpocken 303
Infektanfälligkeit 44
Ingwer .... 257, 265, 272 f.
Inhalieren .... 58 f., 163, 167,
    171, 193, 199, 205
Inkubationszeit
  – Dreitagefieber 284
  – Hand-Fuß-Mund-Krankheit .. 286
  – Keuchhusten 288
  – Masern 291
  – Mumps 293
  – Pfeiffersches Drüsenfieber .. 296
  – Ringelröteln 297
  – Röteln 299
  – Scharlach 301
  – Windpocken 303
Insektengift-Allergie .... 145 f.
Insektenstiche 225
Inulin 37
Ipecacuanha *hom.* 172, 273,
    289

Isländisch Moos 60, 171, 193, 196
Joghurt . . . . 37, 139, 142, 152, 164, 232 f., 275, 279
– -Maske 221
Johannisbeeren 143, 218, 273
Johanniskraut 257
– hom.
   siehe Hypericum hom.
– -öl . . . . 82, 105, 119, 129, 187, 203, 206, 208, 217, 245 f., 319 f.
– sp. 215
– -tee 252
Jojobaöl 241
Juckreiz . . . . 63, 298, 302 f.
– und Allergie . . . . 145 ff.
– und Insektenstich 225

K
Kadmium 33
Kalium bichromicum hom. . . . 200
Kaliumbichromat hom.
   siehe Kalium bichromicum hom.
Kalkschwefelleber hom.
   siehe Hepar sulfuris hom.
Kaltes Armbad 46, 65, 257
Kamille 60, 73, 129, 193, 196, 199, 203, 221, 248, 261, 265, 272, 298, 303
– hom. . . . 115, 177, 203, 261, 265
– sp. 130
– -tee . . . . 16, 62, 67, 71, 167, 171, 177, 179, 181, 193, 195, 205, 207, 211, 221, 230, 232, 264, 267, 269, 274 ff., 286, 305, 309
– und Allergie 17, 67
Kapland-Pelargonie 172, 200, 287, 300
Kapuzinerkresse 46, 178, 194, 199, 206, 218
Karies . . . . 36 ff.

Kartoffelwickel 74, 167, 170, 189, 193, 217, 293, 300
Käsepappel
   siehe Malve
Kava Kava sp. 92, 215, 249
Kehlkopfdeckel-
   Entzündung . . . . 47 (Impfen), 51, 192
   siehe auch Epiglottitis
Kehlkopfentzündung 174
   siehe auch Pseudokrupp
Kermesbeere hom.
   siehe Phytolacca hom.
Keuchhusten . . . . 113, 170, 173 f., 288 ff.
– und Impfen . . . . 47 ff.
– und Mittelohrentzündung . . 201
Kieselsäure hom. siehe Silicea hom.
Kinderarzt 22, 52
Kinderhaut 240
Kinderkrankheiten . . 27, 88, 284 ff.
Kinderlähmung . . . . 46 ff.
Kirschholz 129
KIrschkernkissen 73
Kirschstiele-Tee 171
Klatschmohn sp. 172, 262
Kneippsche
   Wassertherapie 45, 68
Knoblauch 234
Knochenentzündung 202
Knolliger Hahnenfuß sp. 128
Kochsalzlösung,
   isotonische . . . . . . 59 ff., 67, 139, 142, 163, 179, 193, 205 ff., 329 ff.
Kockelsamen hom.
   siehe Cocculus hom.
Kohl 225
– und Stillen 117
– Wickel 74, 187, 190, 203
Koliken . . . . 104, 113 ff.
Koloquinte hom.
   siehe Colocynthis hom.
Komplexmittel,
   homöopathisches 90

Komplikationen
– Angina 192
– Keuchhusten 288
– Masern 290
– Mittelohrentzündung . . . . 201 f.
– Mumps 292
– Pfeiffersches
   Drüsenfieber 296
– Röteln 299
– Scharlach 301
Kompressen siehe Wickel
Konjunktivitis
   siehe Bindehautentzündung
Kontaktallergie 146
– ätherische Öle 79
Konzentration 40, 66, 96, 247
Kopfdampfbad siehe Inhalieren
Kopfläuse . . . . 227 f.
Kopfmassage 122
Kopfpilz 224
Kopfschmerzen . . . . . . 64 ff., 255 ff.
– und Angina 192
– Angst 247, 251
– und Gehirnerschütterung . . 318
– und Mumps 294
– und Nasennebenhöhlen-
   Entzündung 198
– psychosomatische 27, 244
– Sonnenstich 233
– und Zeckenstich 239
Kopfverletzungen (Baby) 319
Koriander 265
Krampfanfall . . . 110, 136, 233, 319
   siehe auch Fieberkrämpfe
– und Kopfweh 259
Krämpfe . . . . 72, 94 (Baby), 292
Krankheit, chronische 24, 76, 87, 96, 138
– und Impfen 49
Krebs . . . . 32 f., 90
Kreuzallergie 149, 160
Küchenschelle hom.
   siehe Pulsatilla hom.
Küchenzwiebel hom.
   siehe Allium cepa hom.

Kühl-Pack . . . . 71 f.,
  81 (selbst machen), 189,
  257, 320, 327, 332
Kuhmilch
– und Allergie 148
– und Neurodermitis 150
Kümmel
– -Milch 264
– -öl 114, 124, 264, 275
– -tee 114, 264, 266, 275
– -Zäpfchen anthro. 115, 265
Kupfer hom.
  siehe Cuprum met hom.
Kürbiskerne 265
Kutschersitz 166

L
Lähmung
– und Kopfweh 259
– und Zeckenstich 239
Laktose-Intoleranz 149
Lavendel 73, 257
– -blütentee 147, 152, 260,
  267, 298, 304
– -öl 62, 169, 172, 195, 201,
  207, 212, 237, 248, 256, 260
Lebensbaum
– hom.
  siehe Thuja hom.
– sp. 235
Lebensmittelallergie 159
Lebertee 119
Leberwickel 118, 296
Ledum palustre hom. 226
Leinsamen
– -kompresse 183, 199
– -wickel 74, 167, 170, 300
Leistenbruch 288
Liebstöckel sp. 204
Lindenblütentee . . . 112, 168, 173,
  194, 206 f., 211, 308 f.
Lippenbremse 165
Lippenherpes
  siehe Fieberblasen

Lobelie sp. 164
Löwenzahn
– -Milch 226
– -tee . . . . 221 f., 276
Lungenentzündung 49, 51,
  169 f., 173, 288, 290
Lyme-Borreliose . . . . 236 ff.
Lymphknoten
  (geschwollen) 192, 203, 285,
  294 ff., 299 f., 331

M
Mädesüß sp. 191
Magen-Darm-Grippe 267,
  270 ff.
Magen-Darm-Störungen 220
Magenpförtner 124
– -verengung 271, 274
Magnesium 139, 143, 261
Magnesium phosphoricum
  hom. 188
Magnesiumphosphat hom.
  siehe Magnesium phosphoricum
  hom.
Majoran 60
– -salbe . . . . . 82 (selbst machen),
  205, 329
– -tee 205
Malve 60, 193
– -öl 105, 187, 208
– -tee 62, 121, 155,
  171, 177, 195, 206, 289
Mandelentzündung . . . . 192 f.,
  196, 296
  siehe auch Angina
– und Scharlach . . . . 301 f.
Mandelöl 78, 105, 114, 121,
  124, 241, 264, 270, 275
Masern 192, 195, 290
– und Bindehautentzündung . 178
– und Dreitagefieber 284
– und Impfen 47

– und Mittelohrentzündung . . 201
– und Schnupfen 205
Massage . . . . 26, 29, 104 ff., 114,
  119 (Baby), 124, 188, 208,
  217, 256
Massageöl 82, 105
Mastoiditis
  siehe Knochenentzündung
Meerrettich-Honig 206
Meerträubel sp. 144, 164
Melanin 242
Melisse 60, 226, 257, 264
– -bad 114
– -öl 114, 124, 264, 275
– -salbe 181
– -tee 62, 114, 124, 147, 152,
  177, 252, 257, 261, 266,
  275 f., 286, 298, 304
Meningokokken 47
Mercurius solubilis hom. 126,
  177, 287, 341
Migräne . . . . 65, 255 ff.
Milch . . . . 34 f.
– -allergie 121
– -produkte 139
– -unverträglichkeit 114
Milchsäurebakterien . . 37, 142, 164
Milchschorf 121
Milchzucker 128, 277
Milien 120
Milzriss 297
Mineralsalze 267, 271, 308
  siehe auch Salze
Missbildung (Ungeborenes) . . . 48
Mistel 90
Mittelohrentzündung 55,
  61, 201 ff., 288, 290
– und Angina 192
– und Scharlach 301
MMR . . . . 49, 291 f.
Möhrensuppe 269, 280
Molkebad . . . . . . 62, 223 (Fußbad),
  241, 298, 303
Mönchspfeffer sp. 222

Stichwortverzeichnis 361

Mononukleose
  siehe Pfeiffersches Drüsenfieber
Multiple Sklerose 49
Mumps .... 47 ff. (Impfen),
  192, 195, 292 ff.
Mundfäule 176, 294, 300
– und Fieberblasen 181
Mundgeruch 126, 177,
  192, 294, 301
Mundsoor .... 125 ff.
Muskelkater .... 188 f.
Muskelkrampf .... 186 ff.
Muskelschmerzen .... 186 ff.
Mutterkrauttee 257
Muttermilch 25, 35, 113, 121,
  128, 160, 180, 207, 266
– -bad 155, 241
Myrtilin 268

N

Nabel
– -entzündung 122
– -granulom 123
– -pflege .... 122 f.
Nachtkerzenöl 122, 139,
  142, 149, 151 f.
Nachtschreck 263
Nacken, steifer 136, 213,
  239, 259, 292, 294
Nagelbett-Entzündung ..... 230 f.
Nägelkauen 96, 230
Nahrungsmittel
– -Allergie .... 24, 148 ff., 160,
  246 (ADHS), 267
– -Intoleranz 149
– -Unverträglichkeit 149, 220,
  247 (ADHS) 267
Narben .... 302 f., 329
Nasenbluten .... 197 f.
Nasendusche 61, 138
Nasennebenhöhlen-
  Entzündung 61, 72, 196,
  198 f., 208

– und Allergie 144
– und Angina 192
– und Scharlach 301
– und Schnupfen .... 205 f.
Nasenpolypen
– und Mittelohrentzündung .. 201
– und Nasennebenhöhlen-
  Entzündung 198
Nasenspray 61, 138, 142, 205
Nasentropfen 200
Natrium muriaticum hom. 252
Natriumchlorid hom.
  siehe Natrium muriaticum hom.
Nebenwirkungen ... 16, 54, 77, 92
– Efeu 168
– Impfen .... 48 f.
Neembaumöl 228
Nervosität 66, 265
Nesselfieber ... 145, 148, 156, 159
Nestschutz 25, 48
Neugeborenenakne 120
Neurodermitis 24, 87, 96,
  121 f., 146, 148, 150 ff., 159,
  234, 236, 244, 305
– Badetemperatur 62
– und Fieberblasen 181
Nickelallergie 146
Nieren-Blasen-Tee 218
Nierenbecken-Entzündung ... 217
Nieren
– -entzündung .... 192 (Angina),
  301 (Scharlach)
– -erkrankungen 36, 296
– -fehlbildung 217
– -steine 36
Niesen ...... 138, 140 f., 144, 158
Nissen .... 227 ff.
Noro-Viren .... 270 f.
Nux vomica hom. 150, 272

O

Ohnmacht .... 145 f. (Allergie)
  siehe auch Bewusstlosigkeit

Ohrenschmerzen 103, 202,
  292, 294 (Mumps)
  siehe auch Mittelohrentzündung
Okoubaka sp. 268
Olivenöl .. 105, 115, 119, 124, 205,
  213, 228, 241, 261, 264, 270, 275
Oolongtee 267
Orangenblütentee 77, 147,
  152, 248, 260, 298, 304
Organismus, kindlicher ...... 14 ff.
Organversagen 321

P

Parotitis epidemica
  siehe Mumps
Passionsblumentee 147, 152,
  261, 298, 304
Passivrauchen 33, 127,
  159 (Allergie), 174
Pavor nocturnus
  siehe Nachtschreck
Peeling 222
Perubalsam 146
Petersilie 225
Pfefferminz 60, 77, 151,
  256, 264, 272
– -öl .... 79 (Baby), 256
– -tee 71, 124, 211, 232,
  257, 276, 286, 298
Pfeiffersches
  Drüsenfieber ... 192, 195, 295 ff.
Photoallergisches
  Kontaktekzem 147, 157
Phytolacca hom. 194
Platzwunde 328
Plötzlicher
  Säuglingstod .. 33, 125, 127, 208
Pneumokokken 47
Pollinose
  siehe Heuschnupfen
Polyarthritis 49
  siehe auch Arthritis
Polymorphe Lichtdermatose
  siehe Sonnenallergie

Potenzierung 84, 86
Präbiotika 37
Preiselbeersaft 217
Prellung . . . . 71, 81 f., 320 ff.
Probiotika 37, 139, 142, 164, 276
Progressive
 Muskelrelaxation . . . . . 99 f., 165, 247, 251, 258 f., 262
Propolis *sp.* 128
Prüfungsangst . . . . 247, 249 f., 260
Pseudokrupp . . 26, 170, 174 ff., 196
Psyche 45, 63
– Beschwerden . . . . 244 ff.
Psychosomatische
 Beschwerden . . . . . 27, 96, 244 ff.
Pubertät . . . . 187 f., 220
– und Haut. 242
– und Kopfschmerzen 256
Pulsatilla *hom.* 129, 179, 199, 206, 252, 265, 291, 341
Pupillen, verschieden groß . . 319 f.
Pyrolusstenose 124

Q/R

Quarkwickel 16, 71, 189, 193, 232, 286, 293, 298, 303
Quecksilber *hom.*
 siehe Mercurius solubilis *hom.*
Refluxkrankheit . . . . 124 f., 201 (Mittelohrentzündung), 271
Reiseübelkeit . . . . 271 ff.
Reißblei *hom.*
 siehe Graphites *hom.*
Reisschleimsuppe 269
Rettichsirup 83, 171
Rettungsdienst 331
Rhabarber 181
Rheumatisches Fieber 192, 195, 301
Rhizinusöl 234
Rhus tox *hom.* 189, 191, 294, 302, 304, 322, 327

Ringelblume 60, 62, 73, 82, 129, 183
– *anthro.* 326
– -creme 125
– -öl 82, 122, 129, 326
– -salbe 187, 189, 223, 270, 329
– *sp.* 204
– -tee . . . . 71, 114, 120 f., 125, 126, 177, 179, 183, 232, 267
– -tinktur . . . . . 60, 71, 73, 81, 123, 126, 177, 221, 232, 234, 286 f., 298, 303, 329
Ringelröteln . . . . . 285, 287, 297 ff.
Rittersporn *hom.*
 siehe Staphysagria *hom.*
Rituale . . . . 155, 262 (Baby)
Rosen
– -blüten 252, 261
– -öl 119
Rosmarin 257, 265
– *anthro.* 126, 268
Röteln 47, 299
– und Dreitagefieber . . . . 284 ff.
– und Impfen . . . . 47 ff.
– und Mittelohrentzündung . . 201
Rötung (ganzer Körper) 141, 145, 150
Roter Sonnenhut 46
Rubella
 siehe Röteln
Rücken 39, 41, 217
Ruta *hom.* 321

S

Salbei 60, 129, 181, 193, 196
– -blatt 193, 225
– -öl 223
– *sp.* 126, 177, 194, 196
– -tee 62, 126, 164, 177, 181, 221, 230, 286
Salbenwickel 73
Salpetersäure *hom.*
 siehe Acidum nitricum *hom.*

Salz 35, 269, 272, 308
 siehe auch Mineralsalze
– -verlust 267, 271, 273, 307
Salzwasser . . . . . . 60 (konzentriert), 138, 167, 171, 193, 230, 267, 272, 275, 309
Sambucus *hom.* 207
Sanddornöl 151
Sauberkeitsentwicklung 216
Sauerkraut 139, 142, 152, 164, 276
Säuglings-Ekzem
 siehe Milchschorf
Sauna 46, 66, 163, 167, 201, 252, 260
Schachtelhalm *anthro.* 219
Schäden, bleibende 48
– Gehirnerschütterung 318
– Herz 297
– Impfen . . . . 50 f.
– Röteln 299
– Zeckenstich 236
Schafgarbe 73, 296
– *anthro.* 219
– -tee 118, 217, 267, 275
– und Allergie 17
Scharlach . . . . . 27, 192, 195, 301 ff.
– und Mittelohrentzündung . . 201
– und Schnupfen 205
Schimmelpilz 160, 165
– -allergie 143
– und Asthma 162, 164
– und Neurodermitis 151
Schlafen . . . . 18, 45, 52, 64, 102 ff., 190, 259 ff.
– und Migräne 256, 258
Schlafapnoe 260
Schläfrigkeit 307, 318
Schlafstörungen . . 66, 244, 247 ff., 254, 259
– und ADHS 247
– und depressive
 Verstimmung 254

Schlafterror
 siehe Nachtschreck
Schlafwandeln 259
Schlehdornblüten
– -öl 105, 208
– -tee 112, 169, 173, 194,
 206, 211, 308 f.
Schlehenblütenöl 187
Schlemmkreide 181
Schluckschmerzen .... 192, 324 ff.
Schlüsselblume 196, 257
– -tee 168, 171, 199, 289
Schnarchen 201, 260, 263
Schnittwunde 328
Schnupfen .... 205 ff.
– und Allergie 158, 201
– und Halsweh 192
– und Masern 290
– und Mittelohrentzündung .. 201
– und Nasenbluten .... 197 ff.
Schock .... 49, 145 (Allergie), 313
 siehe auch Anaphylaxie
Schöllkraut 92, 235
– sp. 115, 235
Schonung 22, 200, 212,
 290, 292, 299
Schule, Probleme 27, 52, 103,
 244, 251 f., 259
Schürfungen .... 328 ff.
Schütteln (Baby) 117
Schwalbenwurz sp. 182, 268,
 287, 300
Schwangerschaft
– und Allergie 159
– und Ringelröteln .... 297 f.
– und Röteln 48, 299
Schwarzer Holunder sp. 207
Schwarzkümmelöl 139, 142,
 149, 152
schwarzer Tee 62, 71, 73, 126,
 139, 142, 147, 154, 156,
 179, 232, 267, 280, 308
Schwefel hom.
 siehe Sulfur hom.

Schwefelblüte hom.
 siehe Sulfur hom.
Schwellung
– Gelenk 320
– Gesicht 145, 146
– Haut 145
– Kopf 319
– Lippen 17
– Lymphknoten 192, 285,
 294 ff., 299, 331
– Mund 148
Schwerhörigkeit ... 202, 292, 299
Schwindel 17, 166, 247
– und Allergie 145
– und Erbrechen 271
– und Insektenstich 227
– und Kopfschmerzen 255
– und Migräne 255
Sehnenscheiden-
 Entzündung .... 190 f.
Sehstörung (Migräne) 255
Seitenlage .... 313 ff.
Selbstbewusstsein 34, 39,
 96, 154, 216, 244
Selbstheilungskräfte 200
Selbsttötungsgedanken 251,
 254
Sensibilitätsstörung 255
Silbernitrat hom.
 siehe Argentum nitricum
Silicea
– anthro. 200, 203
– hom. 153
Silikonöl 228
Sinusitis
 siehe Nasennebenhöhlen-
 Entzündung
Sole-Zahnpasta 177, 181
Sonnenallergie 147, 157
Sonnenblumenkerne 265
Sonnenbrand .... 232 ff., 321
Sonnenbrille 180, 242
Sonnencreme 242
Sonnenlicht 77, 119, 180
Sonnenschutz 242, 329

Sonnenstich 233, 271
Sonnentau hom.
 siehe Drosera hom.
Spagyrik .... 92 ff.
– Baby 94
– Essenzen 93
– und Kinderkrankheiten 287,
 300
Spanische Fliege hom.
 siehe Cantharis hom.
Spannungs-
 kopfschmerzen 255, 258
Spitzwegerich
– -blatt 226
– -salbe 73, 167, 170, 173
– -sirup 171
– -tee 163, 171
Sport .... 40 f., 165, 182, 186, 190,
 253, 258, 262, 266, 277
Splitter .... 230, 328 f.
Spucken 123, 266
Staphysagria hom. 184
Starrkrampf ..... 46, 50 (Impfen),
 330
Stephanskorn hom.
 siehe Staphysagria hom.
Stiefmütterchen
– -sp. 153, 222
– -tee .... 62, 71, 121 ff.,
 147, 151, 155, 221
Stillen ... 32, 35, 112 f., 116 ff., 124,
 126 f., 155, 159, 173, 213, 274, 277
Stimmritzenkrampf 79
Stomatitis aphthosa
 siehe Mundfäule
Storchenschnabel sp. 130,
 287, 300
Streptokokken 37
– und Angina 192
– und Scharlach 301
Stress 138, 142, 151, 154,
 159, 163, 181 f., 220, 244,
 254 ff., 264, 267, 295

Sulfur *hom.* 147, 224, 276, 304
Sumpfporst *hom.*
   siehe Ledum palustre *hom.*

T
Tagesablauf 253
– Baby 115f., 262
Tannenspitzensirup 171
Tee
– äußerliche Anwendungen ... 78
– Grundrezept 76
– -kur 76, 246, 252, 261
– -mischungen 77
Teebaumöl 220, 223
Teilbad 61ff., 78
Teilnahmslosigkeit ... 110 (Baby), 307
   siehe auch Apathie
Testosteron 220
Thrombozytopenie 48
Thuja *hom.* 235
Thymian 60, 73, 193, 265
– -bad 288
– -sirup 171
– -tee 62, 163, 167f., 170f., 173, 177, 181, 199, 206, 211, 217f., 221, 223, 286, 289
Tierhaare
– -allergie 156
– und Asthma 165
Tinkturen 16, 78
Tollkirsche *hom.*
   siehe Belladonna *hom.*
Toxisches Erythem 120
Trennung der Eltern ...... 34, 103, 214, 244, 248ff., 251f.
Trennungsangst 247ff., 250
Trigger siehe Auslöser
Trinken 306
– und Kopfweh 258
– und Vergiftung 323
Trinktechnik (Baby) 116
Trommelfell, geplatztes .... 202f.

U
Übelkeit 17
– und Allergie 148
– und Gehirnerschütterung .. 318
– und Kopfschmerzen 255
– und Migräne 255
Überdosierung 16
Übergewicht 32, 39
Unfälle 26, 310ff., 318
– verhüten .... 334ff.
Ungeborenes
– und Ringelröteln 297
– und Röteln 299
Urin .... 213 (Baby), 214, 307
UV-Filter, chemische 242
UV-Schutz 242
UV-Strahlung 180, 182, 231, 240, 242

V/W
Varizellen
   siehe Windpocken
Veilchenwurzel 129
Veratrum album *hom.* 268
Verbrennung .... 71, 73, 136, 231, 321ff.
– Baby 64, 110
– verhüten 335
Verdauungstrakt .... 264ff.
Vergiftung 137, 323, 331, 335
Verhaltensauffälligkeiten .. 16, 52, 244, 260, 318
Verschlucken eines
   Fremdkörpers ...... 110 (Baby), 136, 173, 195, 324ff.
Verstauchungen .... 327ff.
Verstopfung 66, 274
Vitamin C 45, 139, 143, 273
Vitamin D 242
Vollbad ...... 62ff. (ansteigendes)
Vorsorge-
   untersuchungen 32, 52
Wachstumsschmerzen ..... 186ff.
Wadenwickel .... 72, 211, 213 (Baby), 257

Wallwurzsalbe 190
   siehe auch Beinwellsalbe
Walnussbaum *sp.* 184, 222
Wanderröte 236
Warme Bäder .... 61f.
Warme Wickel .... 77f.
Warzen .... 234ff.
Wasserhanf *hom.*
   siehe Eupatorium *hom.*
Wechselwarmes Fußbad 46, 64, 201, 224, 252, 256, 260
Weihrauch *sp.* 196
Weinraute *hom.*
   siehe Ruta *hom.*
Weißer Germer *hom.*
   siehe Veratrum album
Weißes Arsen *hom.*
   siehe Arsenicum album
Weizenkleiebad 63, 152, 221, 241, 298, 303
Wickel .... 68f.
– kalte 70
– warme 72
– -zusätze ... 68, 70, 167, 170, 189
Wiederbelebung .... 312f.
Windeldermatitis 125
Windelekzem
   siehe Windeldermatitis
Windelsoor 125
Windpocken .... 26, 47 (Impfen), 285, 302ff.
Wirbelsäule, verletzte ... 314, 318
Wirkung, unerwünschte ..... 17, 79 (Tinkturen), 86
Wunde .... 328ff.
– am Kopf 319
– offene 69
Wutanfälle 245

Y/Z
Yoga 96, 100, 154, 247, 251, 254, 259, 262

Zähne . . . . 38 f.
Zähneknirschen 96
Zahnen . . . . 128 f.
– und Spagyrik 94
Zahnverletzungen . . . . 331 ff.
Zaubernuss
  siehe Hamamelis
Zaunrübe hom.
  siehe Bryonia alba hom.
Zeckenstich . . . . 236 ff.
Zimt 257
Zinkoxid 270
zinkoxidhaltige Creme 125
Zink-Ringelblume 298, 303
Zinksalbe 125, 181, 298, 303
Zinnkraut 147, 151
– *sp.* 215
– -tee 62, 181, 217, 221, 223

Zistrose 46, 60, 151, 193
Zitronen 45, 234
– -schale 272
– -socken 72, 211
– -wasser 72, 211, 286,
                                    298, 303
Zitronenscheibenwickel 80
– kalt 71, 189, 193, 293
– warm 74, 167, 189, 193
Zitronen-Zwiebel-Sirup . . 83, 171
Zitronenmelisse *sp.* 182
Zittern
– und Allergie 145
– und Insektenstich 227
Zöliakie 149
Zucker 35, 171
Zugsalbe . . . . 230 f., 329

Zusätze
– Bad . . . . 61 f., 147
– Gurgeln 60
– Inhalieren 60
– Wickel . . . . . . 68, 167, 170, 189 f.,
           217, 220 f., 241, 267, 320, 327
Zusatzstoffe 37,
                    49 (in Impfstoffen)
Zwiebel 60, 70, 199, 205, 234
– -Kompresse 256
– -Pflaster 225
– und Stillen 117
– -wickel . . . . 74, 167, 170 f.,
                                193, 203, 293
Zwiebel-Honig-Paste 230
Zwiebelsäckchen 205, 207
Zystitis
  siehe Blasenentzündung